개정 2판

재미있게 배우는

의학용어

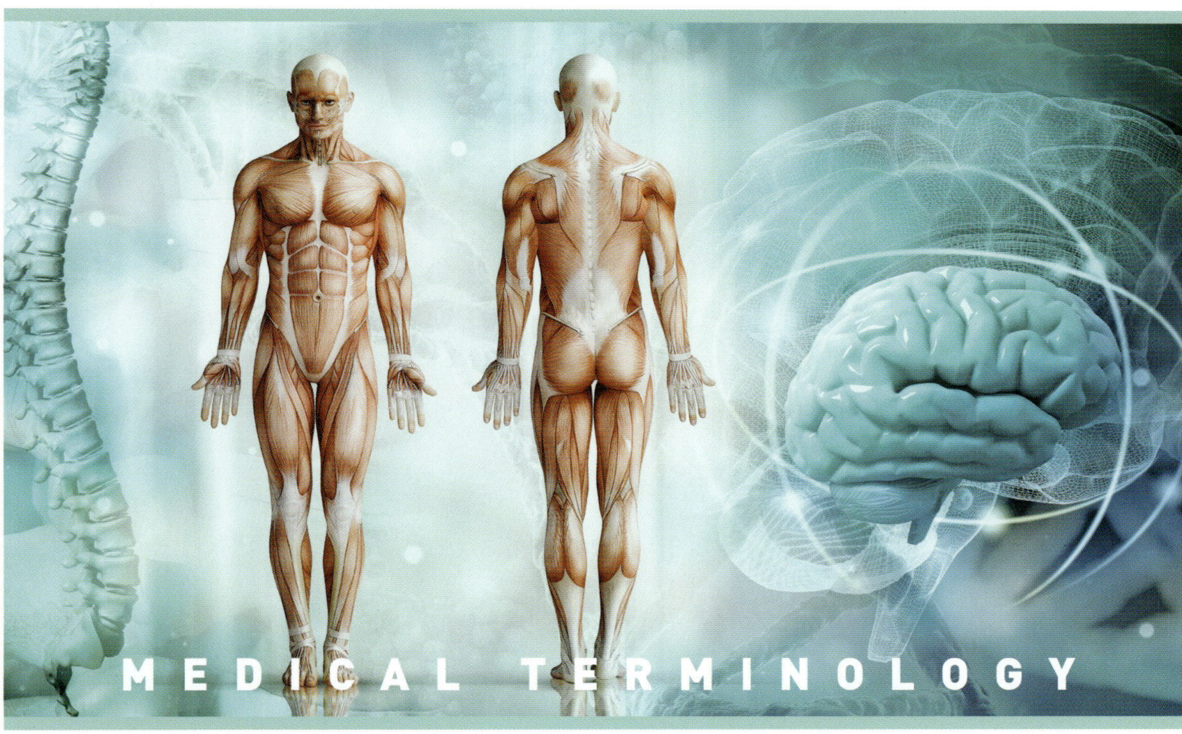

Pacific Books

집 ◦ 필 ◦ 진

대표저자

- 김현지(대전과학기술대학교)
- 임은정(대전과학기술대학교)

편집위원

- 강성금(김해대학교)
- 고가연(강릉영동대학교)
- 김선미(혜전대학교)
- 김인경(송곡대학교)
- 김현정(신성대학교)
- 노지영(대전과학기술대학교)
- 방미란(경동대학교)
- 우희영(삼육보건대학교)
- 이은희(동남보건대학교)
- 임용광(송호대학교)
- 정진화(세명대학교)

(가나다 순)

I/N/T/R/O/D/U/C/T/I/O/N

머리말

子曰,
"知之者는 不如好之者요,
好之者는 不如樂之者라."

[논어(論語)》 中 옹야편(雍也篇)]

공자께서 말씀하시길,
"알기만 하는 사람은 좋아하는 사람만 못하고, 좋아하는 사람은 즐기는 사람만 못하다."

무엇인가를 아는 것도 좋고, 좋아하는 것도 좋지만, 즐기는 것이 가장 중요하다는 말을 담고 있습니다. 여러분들에게 공부란 반드시 해야만 하는 현실적 과업일 것입니다. 꼭 해야만 하는 학습자의 위치라면 지금 하고 있는 것을 단순히 아는 데 그치지 말고, 좋아하고 나아가 즐기는 마음으로 임하게 된다면 분명 결과는 기대 이상이 될 거라 확신합니다.

이 책은 저자들이 다년간의 의학용어 수업 경험을 바탕으로 학습자들에게 도움이 되는 교재를 만들고 싶은 마음을 담았습니다. 영어 단어를 외우는 것 같은 지루함을 좀 더 덜어내고, 기억은 오래갈 수 있도록 노력하였습니다.

본 교재의 특징은 첫째, 보건의료 전문가로서 익혀야 할 기본적인 용어를 주로 담았으며 설명과 함께 그림과 사진을 삽입하여 학습자의 이해와 암기를 도왔습니다. 둘째, 단원마다 간략한 연습문제와 임상 사례 문제를 제시하여 실무 적용에 활용 할 수 있도록 구성하였습니다. 셋째, 'Healing Time'으로 잠시나마 휴식과 재미를 가질 수 있도록 하였습니다.

나름대로 학생들에게 유용한 책을 만들고자 생각하고 고민하고 노력하였으나, 분명 아쉬운 부분도 있으리라 생각됩니다. 여러 동료, 선배, 후학 여러분의 진심 어린 충고와 조언을 바라며 의학용어의 기초를 세우는데 튼튼한 기둥이 되는 교재가 되길 바랍니다.

2022년 7월

저자일동

MEDICAL TERMINOLOGY

CONTENTS

CONTENTS

CONTENTS

CONTENTS

CONTENTS

CONTENTS

CONTENTS

01

C.H.A.P.T.E.R

의학용어의 기본 구조

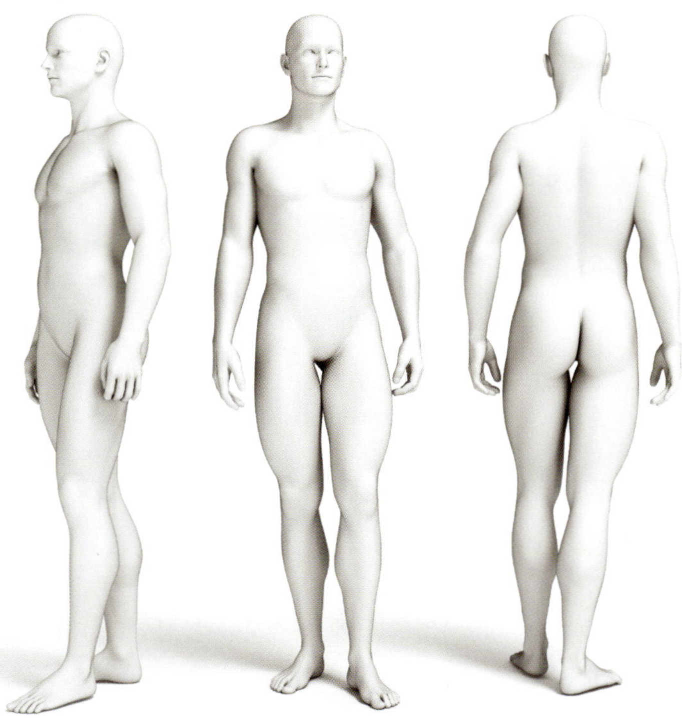

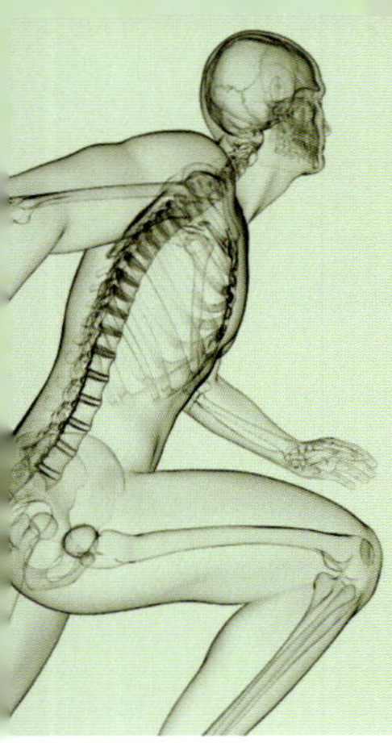

MEDICAL TERMINOLOGY

01 CHAPTER

의학용어의 기본 구조
Basic Word Structure

1 의학용어의 구성 요소

의학용어는 한 가지 요소로 이루어진 것도 있지만 대부분의 의학용어는 두 개 또는 그 이상의 요소로 이루어져 있다.

2 의학용어의 기본구조(Basic Word Structure)

1) **어근(root)** : 의학용어의 기본이 되는 요소
   예 어근 : nephr(kidney : 콩팥, 신장)

2) **접두사(prefix)** : 의학용어의 첫 요소
   예 접두사 : hydro-(water : 물)

3) **접미사(suffix)** : 의학용어의 마지막 요소
   예 접미사 : -osis(abnormal condition, morbid process : 이상한 건강상태, 병적상태)

위의 세 요소를 합한 용어 : hydronephrosis(물콩팥증, 수신증)

3 연결형(Combining Forms)

1) 연결형(Combining forms)은 어근에 연결모음을 붙인 형태를 말한다.
   예 arthr/o(joint) 관절

2) 어근과 연결모음은 사선(/)으로 분리한다. 이 방법이 연결형을 나타내는 보편적인 방법이다. 의학용어에서 어근을 단독으로 사용할 때는 대부분 연결형으로 표현한다.

4 연결모음(Combining Vowel) : 연결모음은 대부분 "O"를 사용한다.

1) 연결모음은 접미사가 자음으로 시작할 때 사용된다.

어근 + 접미사

예 cardi(heart, 심장) + -logy(study, 학문) = cardiology

2) 연결모음은 접미사가 모음으로 시작할 때는 사용되지 않는다.

어근 + 접미사

예 gastr(stomach, 위) + -itis(inflammation, 염증) = gastritis

3) 2개 또는 2개 이상의 어근이 결합되었을 경우에는 연결형 모음이 사용된다.

어근 + 어근 + 접미사

예 gastr(stomach, 위) + enter(small intestine, 소장) + -itis = gastroenteritis

MEMO

I 접두사(Prefixes)

1 일반 접두사

접두사(prefix)	의미(meaning)	예(example)
a(n)-	no; not 부정; 없음	apnea 무호흡
ante-	before ~전에	antenatal 출생전과 관련된
anti-	against ~에 대항하여	antibiotic 항생제
ambi-	both 양측의	ambidexter 양손잡이
brady-	slow 느린	bradycardia 서맥
dys-	bad; difficult; painful; abnormal 나쁜; 어려운; 통증이 있는; 비정상적인	dysuria 배뇨곤란
endo-	within ~안에	endoscopy 내시경검사
epi-	above ~위에; ~위의	epigastric 상복부의
eu-	good, normal 좋은, 정상	eupnea 정상호흡
ex-, extra-	out ~바깥의	excision 절제
hyper-	over, excessive~위에; 초과하여	hypertension 고혈압
hypo-	under, deficient ~아래; 모자란	hypogastric 하복부의
in-, intra-, inter/o	in ~안에; ~안으로	incision 절개 intravenous 정맥내의
infra-	~아래에	infrarenal 신장아래의
inter-	~사이에(between)	intercostal 갈비뼈사이의
micro	small 작은	microsurgery 미세수술(현미수술)
megal/o	great 큰	Splenomegaly 비장비대
neo-	new 새로운	neoplasm 신생물
oligo-	few, small 적은	oliguria 핍뇨
pan-	all 전체	pancytopenia 범혈구감소증
peri-, circum	around 주위의	pericardial 심장막의 circumocular 눈 주위의
poly-	many, much 많은	polyuria 다뇨
post-, retro	after ~후에	postpartum 분만후의
pre- pro-	before ~전의	prognosis 예후
pseud/o	false 가성의	pseudocyesis 가상임신

접두사(prefix)	의미(meaning)	예(example)
semi-, hemi-	half 1/2, 반	semicoma 반혼수 hemiplegia 반신마비
sub-	~아래의	subcutaneous 피부아래의
supra-, super-	above ~위	superior 위의
tachy-	rapid 빠른	tachycardia 빈맥
trans-	관통하여; 가로질러	transverse plane 수평면
ultra	~를 넘어서서	ultrasonography 초음파

2 숫자를 나타내는 접두사

접두사(prefix)	의미(meaning)	예(example)
uni, mono	one; 1	monocyte 단핵구
bi, di, diplo	two; 2	bilateral 양측의 diplopia 복시
tri	three; 3	triceps brachii muscle 위팔세갈래근
quadri, tetra	four; 4	quadriceps femoris muscle 넙다리네갈래근 tetraplegia 사지마비

3 색깔을 나타내는 접두사

접두사(prefix)	의미(meaning)	예(example)
cyan/o	blue; 파란	cyanosis 청색증
chlor/o	green; 녹색의	chloroma 녹색종
erythr/o	red; 빨간	erythrocyte 적혈구
leuk/o, alba, albin/o	white; 흰	leukocyte 백혈구
melan/o	black; 검정의	melena 흑색변
poli/o	gray; 회색의	poliomyelitis 회백수염
purpur/o	purple; 보라의, 자주색의	purpura 자반증
xanth/o	yellow; 황색의	xanthoma 황색종

4 같은 뜻을 가진 접두사의 요약

의미(meaning)	접두사(prefix)
above(~위에)	epi-; hyper-
before(~전에)	ante-; pre-; pro-
below(~아래에)	hypo-; infra-; sub-
within(~안에)	endo-; intra-

5 반대 뜻을 가진 접두사의 요약

의미(meaning)	접두사(prefix)
excessive(과도한) deficient(부족한)	hyper- hypo-
after(~후에) before(~전에)	post- ante-; pre-; pro-
above(~위에) below(~아래에)	epi-; hyper- hypo-; infra-; sub-
in; into(~안에) out(~바깥에)	in- ex-

MEMO

1

다음의 뜻을 가진 접두사를 고르시오.

① against ② above ③ bad; difficult
④ acros ⑤ after

1) trans- ( ) 2) epi, hyper- ( )
3) dys- ( ) 4) anti- ( )
5) post- ( )

2

다음의 뜻에 맞는 접두사를 쓰시오.

1) new; 새로운 ( ) 2) rapid; 빠른 ( )
3) two; 2 ( ) 4) red; 빨간 ( )
5) black; 검정의 ( ) 6) blue; 파란 ( )
7) all; 전체 ( )

3

숫자를 나타내는 접두사를 활용한 사지마비의 용어는 무엇인가요?

① diplopia ② monocyte ③ bilateral
④ tetraplegia ⑤ hemiplegia

4

색깔을 나타내는 접두사를 활용한 흑색변의 용어는 무엇인가요?

① cyanosis ② chloroma ③ melena
④ purpura ⑤ xanthoma

Answer |

1. 1) ④, 2) ②, 3) ③, 4) ①, 5) ⑤ **2.** 1) neo, 2) tachy, 3) bi, 4) erythr/o, 5) melan/o, 6) cyan/o, 7) pan **3.** ④ **4.** ③

Ⅱ 접미사(Suffixes)

1 일반 접미사

접미사(suffix)	의미(meaning)	예(example)
-algia	pain 통증	neuralgia 신경통
-cele	hernia 탈출	meningocele 수막류
-centesis	puncture 천자	thoracocentesis 흉강천자
-cyte	cell 세포	erythrocyte 적혈구
-dipsia	thirst 갈증	polydipsia 다갈
-ectasis	dilatation 확장증	bronchiectasis 기관지확장증
-ectomy	excision 외과적인 제거; 절제	hysterectomy 자궁적출술
-esthesia	sensation 감각	anesthesia 마취
-gnosis	knowledge 지식	diagnosis 진단 prognosis 예후
-gram	record 기록; 적음	mammogram(유방촬영사진) 방사선을 이용하여 촬영한 기록(영상)
-graph	기록하는데 사용하는 기계	electrocardiograph 심전도기
-graphy	기록하는 과정 : 영상을 제작하는 과정	computed tomography(CT) 컴퓨터단층촬영술 mammography 유방촬영술
-itis	inflammation 염증	tonsillitis 편도선염
-kinesia; kinesis	movement 운동	dyskinesia 근육 운동 장애
-lithiasis	ston 결석	nephrolithiasis 콩팥돌증
-logy	study 학문	cardiology 심장학
-logist	specialist 전문가; 연구하는 사람	ophthalmologist 안과전문의
-malacia	softening 연화증	osteomalacia 골연화증
-megaly	enlargement 거대증	acromegaly 말단비대증
-oma	tumor 종양; 덩어리	adenoma 샘종양
-osis	abnormal condition 비정상적인 상태	nephrosis 콩팥증
-partum	birth, labor 분만, 출산	postpartum 분만후의
-pathy	disease 병, 병변	nephropathy 신장병
-penia	deficiency 결핍, 감소	leukocytopenia 백혈구감소증

접미사(suffix)	의미(meaning)	예(example)
-pepsia	digest 소화	dyspepsia 소화불량
-phagia	eat 먹다	polyphagia 다식
-phasia	speech 언어	dysphasia 언어장애
-phobia	fear 공포	photophobia 광선공포증
-plasty	surgical reconstruction 외과적 재건	rhinoplasty 코성형술
-plegia	paralysis 마비	hemiplegia 편마비, 반신마비
-pnea	breath 호흡	apnea 무호흡
-rrhage; rrhagia	출혈	hemorrhage 출혈
-rrhaphy	suture 봉합(꿰매는 것)	colporrhaphy 질벽 봉합
-rrhea	flow, discharge 유출, 액체가 흐르는 현상	otorrhea 귓물(이루)
-rrhexis	rupture 파열	enterorrhexis 장파열
-scope	체강이나 장기의 안을 관찰하는 기계	microscope 현미경
-scopy	체강과 장기의 내부를 관찰하는 과정(육안적인 검사)	endoscopy 내시경검사
-sclerosis	hardening 경화증	arteriosclerosis 동맥경화증
-stenosis	narrowing 좁아지는 것	arteriostenosis 동맥협착
-stomy	구멍을 만드는 수술	colostomy 잘록창자창냄술
-tomy	incision 자르는 것; 절개	tracheotomy 기관절개술
-trophy	growth 성장; 영양상태	atrophy 위축 hypertrophy 비대
-uria	urine condition 소변상태	oliguria 핍뇨
-al; -ar, -ic; -ous	~에 관련된	cutaneous 피부에 관련된

요약

-gram = 기록

-graph = 기록용 기계

-graphy = 기록하는 과정

-tomy = 절단하는 수술

incision = 절개를 뜻함

-scope = 기계

-scopy = 검사과정

-stomy = 외과적으로 새로운 구멍을 만드는 수술

-ectomy = 외과적 절제

excision = 절제를 뜻함

EXERCISES

1

다음의 뜻을 가진 접미사를 고르시오.

① -oma ② -itis ③ -algia
④ -pathy ⑤ -cyte

1) inflammation ( ) 2) disease ( )
3) cell ( ) 4) tumor ( )
5) pain ( )

2

다음의 뜻에 맞는 접미사를 쓰시오.

1) suture 봉합(꿰매는 것) ( )
2) fear 공포 ( )
3) incision 자르는 것; 절개 ( )
4) narrowing 좁아지는 것 ( )
5) enlargement 거대증 ( )
6) eat 먹다 ( )

3

염증을 표현하는 접미사를 활용한 편도선염의 용어는 무엇인가요?

① cystitis ② tonsillitis ③ nephrolithiasis
④ osteomalacia ⑤ nephrosis

4

체강과 장기 내부를 관찰하는 검사를 표현하는 접미사를 활용한 내시경검사 용어는 무엇인가요?

① endoscopy ② microscope ③ colonoscopy
④ gastroenteritis ⑤ myringoplasty

Answer |

1. 1) ②, 2) ④, 3) ⑤, 4) ①, 5) ③ **2.** 1) –rrhaphy, 2) –phobia, 3) –tomy, 4) –stenosis, 5) –megaly, 6) –phagia **3.** ② **4.** ①

MEDICAL
TERMINOLOGY

02

C.H.A.P.T.E.R

뼈대계통 & 관절계통

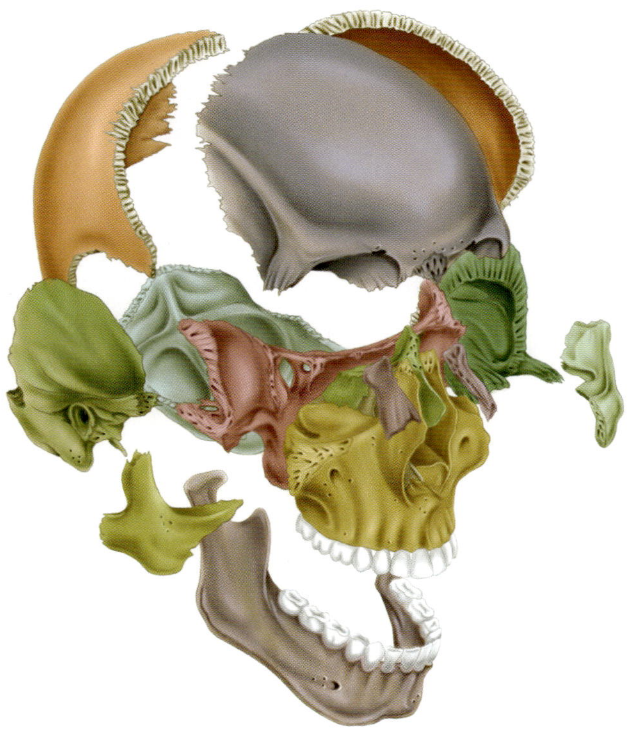

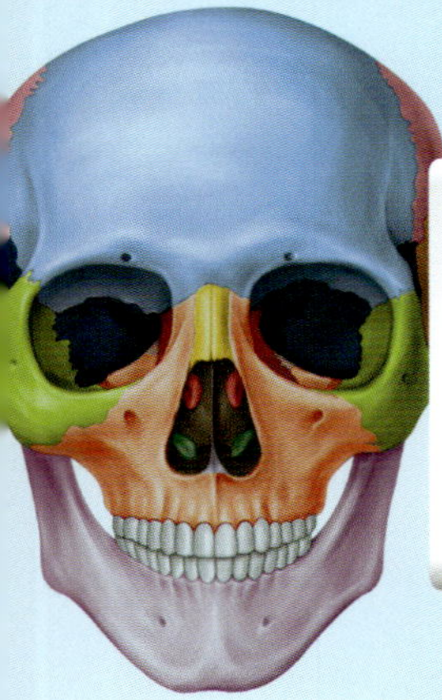

MEDICAL TERMINOLOGY

02 CHAPTER

뼈대계통 & 관절계통
Skeletal system & Articular system

1 해부학적 용어(Anatomical terms)

1) 머리뼈(Cranial bones)

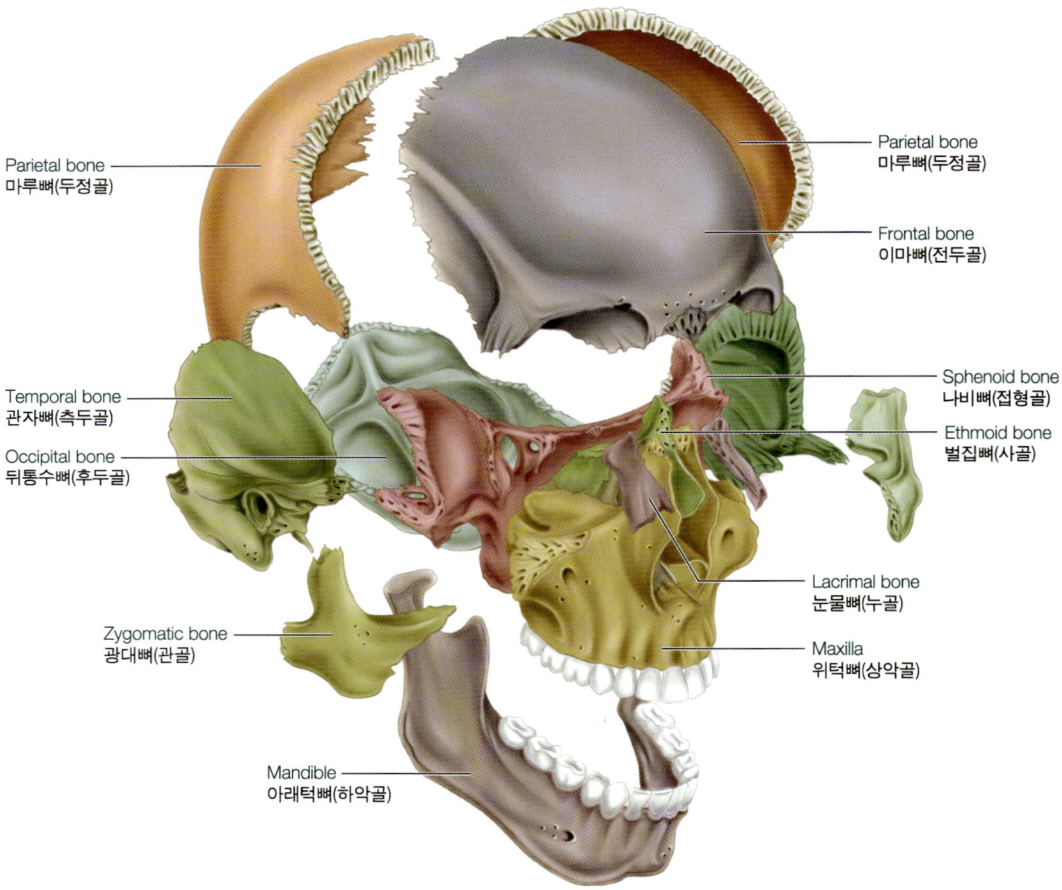

그림 2-1 머리뼈(Cranial bones)

용어	의미	설명
ethmoid bone	벌집뼈	• 1개로 구성 • 눈확의 일부, 뇌머리뼈의 앞쪽 중앙, 코안의 천장 및 코중격의 위쪽 형성, 벌집뼈미로는 코안의 위코선반, 중간코선반 구성
frontal bone	이마뼈	• 1개로 구성 • 이마 및 눈확의 천장을 이루는 뼈. 앞쪽 뼈 속에는 한 쌍의 빈 공간 이마굴(전두동)이 있음
occipital bone	뒤통수뼈	• 1개로 구성 • 뒤쪽아래 가쪽, 큰구멍이 있으며 척수와 연결
parietal bone	마루뼈	• 2개로 구성 • 머리뼈덮개 위가쪽에 위치
sphenoid bone	나비뼈	• 1개로 구성 • 머리뼈공간 바닥의 중앙 부위, 뇌머리뼈와 얼굴뼈를 연결하는 다리 역할, 한 쌍의 빈 공간인 나비굴(접형골동)이 있음
temporal bone	관자뼈	• 2개로 구성 • 머리의 가쪽 아래, 아래턱뼈와 관절을 이룸

MEMO

2) 얼굴뼈(Facial bones)

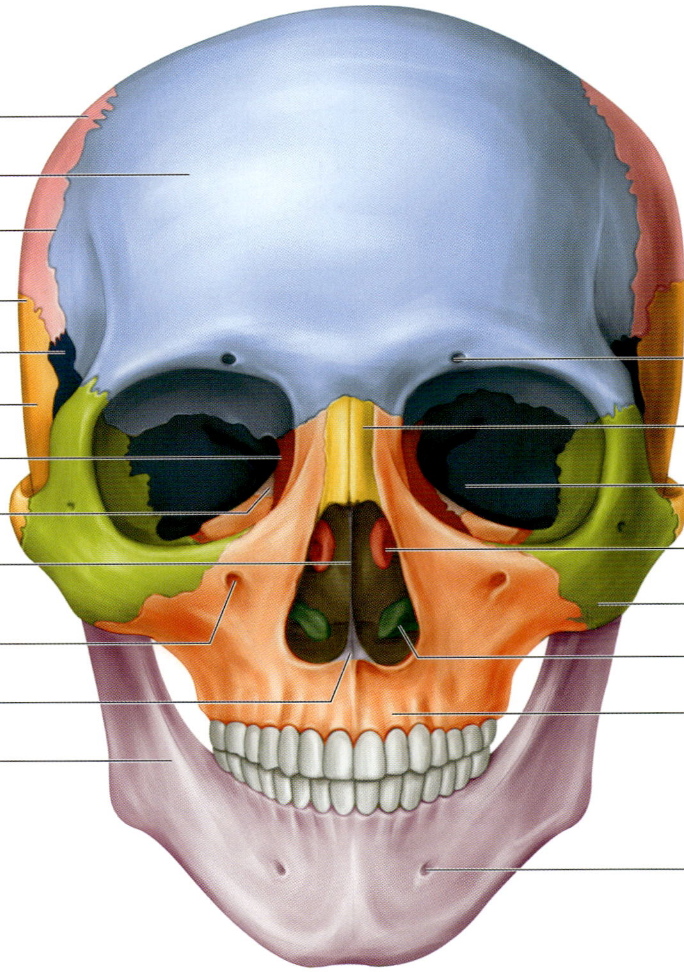

그림 2-2 얼굴뼈(Facial bones)

용어	의미	설명
lacrimal bone	눈물뼈	• 오른쪽 왼쪽 2개로 구성 • 눈확의 안쪽앞쪽, 이마뼈, 위턱뼈, 벌집뼈와 관절
mandibular bone	아래턱뼈	• 1개로 구성 • 얼굴의 아래턱을 형성
maxillary bone	위턱뼈	• 오른쪽 왼쪽 2개로 구성 • 얼굴의 위턱을 형성
vomer	보습뼈	• 1개로 구성 • 코중격부분(코중격은 코안을 좌우 분리시키는 벽), 위턱뼈, 입천장뼈, 벌집뼈와 관절
zygomatic bone	광대뼈	• 오른쪽 왼쪽 2개로 구성 • 눈확의 가쪽과 광대부위 형성, 관자뼈와 연결

3) 척추(Vertebral Column)

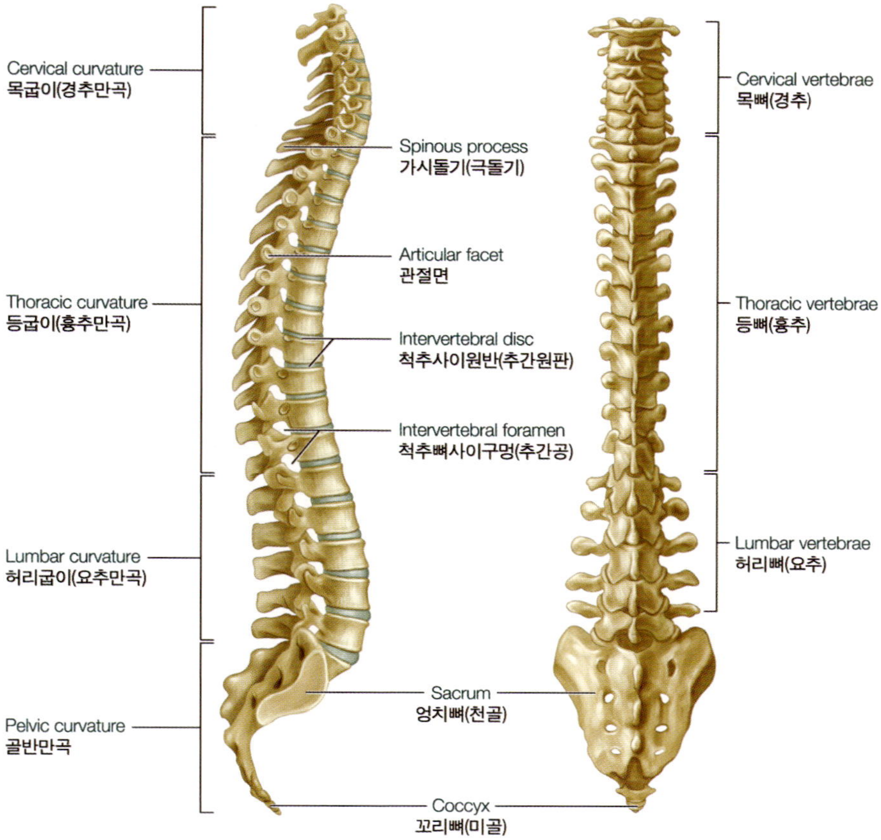

그림 2-3 척추(Vertebral column)

용어	의미	설명
cervical vertebrae	목뼈(C_1~C_7)	• 7개로 구성 • 목뼈로 목에 위치, 척추뼈들 중 가장 작음
thoracic vertebrae	등뼈(T_1~T_{12})	• 12개로 구성 • 등 윗부분 위치하며 목뼈보다 크고 허리뼈보다 작으며 갈비뼈와 관절
lumbar vertebrae	허리뼈(L_1~L_5)	• 5개로 구성 • 척추에서 가장 많은 체중을 지탱하며 가장 큼
sacrum	엉치뼈	• 5개의 엉치뼈가 융합 • 윗부분 5번 허리뼈, 가쪽 볼기뼈, 아래 꼬리뼈와 관절
coccyx	꼬리뼈	• 불완전한 3~5개의 꼬리뼈가 분리되어 있거나 1개로 융합 • 척추의 가장 끝, 엉치뼈와 관절
intervertebral disk	척추 사이원반	• 척주 사이에 있는 섬유성 연골판

4) 가슴, 팔, 손, 골반, 다리, 발(Bones of thorax, Arm, Hand, Pelvis, Leg and foot)

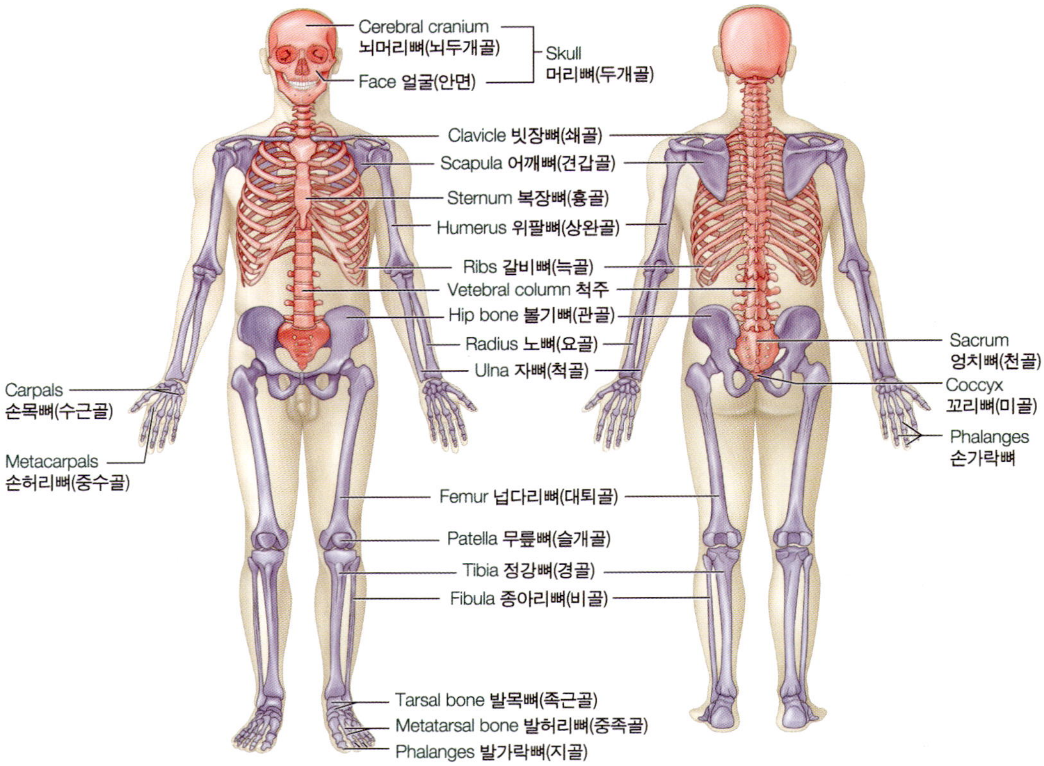

그림 2-4 인체의 몸통(체간)과 팔다리 뼈대(체지골격)

용어	의미	설명
clavicle	빗장뼈	• 오른쪽 왼쪽 2개로 구성 • 목아래쪽에 위치하며 복장뼈, 어깨뼈와 관절을 이룸
scapula	어깨뼈	• 오른쪽 왼쪽 2개로 구성 • 역삼각형 모양으로 가슴우리 뒷벽 제2～제7 늑골 사이에 존재 • 위팔뼈, 빗장뼈와 관절을 이룸
sternum	복장뼈	• 1개로 구성 • 납작한 칼모양의 뼈로 가슴우리를 형성하며 늑골이 붙는 곳
ribs	갈비뼈	• 12개로 구성 • 복장뼈, 등뼈와 관절을 이룸
humerus	위팔뼈	• 오른쪽 왼쪽 2개로 구성 • 위팔뼈 머리는 어깨뼈와 관절을 이루고 먼쪽끝은 자뼈, 노뼈와 관절을 이룸

용어	의미	설명
radius	노뼈	• 한팔에 2개로 구성 • 아래팔 바깥쪽에 위치하며 노뼈 하단 1/3 부근 골절을 콜리스골절(Colles' fracture)이라 함
ulna	자뼈	• 한쪽에 2개로 구성 • 아래팔의 안쪽에 위치하고 가늘고 긴 형태
carpals	손목뼈	• 한쪽 손에 8개씩 구성 • 작은 손목뼈로 구성
metacarpals	손허리뼈	• 한쪽에 5개씩 구성 • 작고 긴뼈들로 손의 뼈틀 구조를 형성
phalanges	손가락뼈	• 엄지손가락 2개 2～5번째 손가락 3개씩 구성 • 작고 긴뼈들로 손가락의 뼈대를 만듦
hip bone	볼기뼈	• 3부분으로 구성(ilium 엉덩뼈, ischium 궁둥뼈, pubis 두덩뼈) • 출생 후 하나로 융합되어 형성
femur	넙다리뼈	• 오른쪽 왼쪽 2개로 구성 • 인체 뼈 중에서 가장 크고 긴뼈로 볼기뼈의 관절구와 관절을 이룸 • 넙다리뼈목은 길고 넙다리뼈몸통과 이루는 각도가 커서 골절발생이 쉬움
patella	무릎뼈	• 오른쪽 왼쪽 2개로 구성 • 큰 종자뼈로 무릎앞쪽의 피부 가까이에 위치하므로 쉽게 만져지며 종종 탈구가 발생
tibia	정강이뼈	• 오른쪽 왼쪽 2개로 구성 • 무겁고 긴뼈로 종아리의 안쪽에 존재 • 정강뼈의 앞모서리는 날카롭고 피하에 있어 쉽게 만져지며 흔히 타박상을 입는 곳
fibula	종아리뼈	• 오른쪽 왼쪽 2개로 구성 • 매우 가느다란 뼈로 정강뼈와 관절하며 발목관절 형성
tarsals	발목뼈	• 한쪽 발에 7개씩 구성 • 발목뼈는 5개의 앞쪽 무리와 2개의 뒤쪽 무리로 목말뼈(talus)는 발목 관절에 있어 정강뼈의 무게를 지탱 • 발꿈치뼈(calcaneus)는 가장 큰 뼈로 발뒤꿈치를 형성
metatarsals	발허리뼈	• 한쪽 발 5개씩 구성 • 작고 긴뼈로 발의 뼈대를 형성
phalanges	발가락뼈	• 한쪽 발 14개씩 구성 • 짧은 뼈로 발가락의 뼈대를 형성

CHAPTER 2

5) 관절(Artriculation or joint)

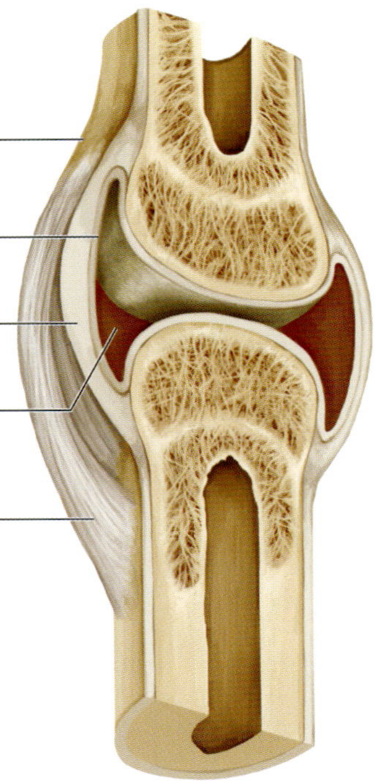

그림 2-5 윤활(활막성) 관절

용어	의미	설명
Articular cartilage	관절연골	• 뼈 끝의 관절면을 덮고 있는 연골
Articular cavity	관절공간	• 관절주머니 내의 공간 • 관절연골에 영양분을 공급하는 윤활액이 들어 있음
Fibrous joint capsule	섬유관절주머니	• 관절의 바깥을 덮고 있음 • 안쪽 윤활막(synovial membrane)과 바깥쪽 섬유막(fibrous membrane)으로 구성되어 있음
Ligaments	인대	• 뼈와 뼈 사이 연결하는 섬유성 결체조직으로 관절의 안정성을 유지해주는 역할을 함

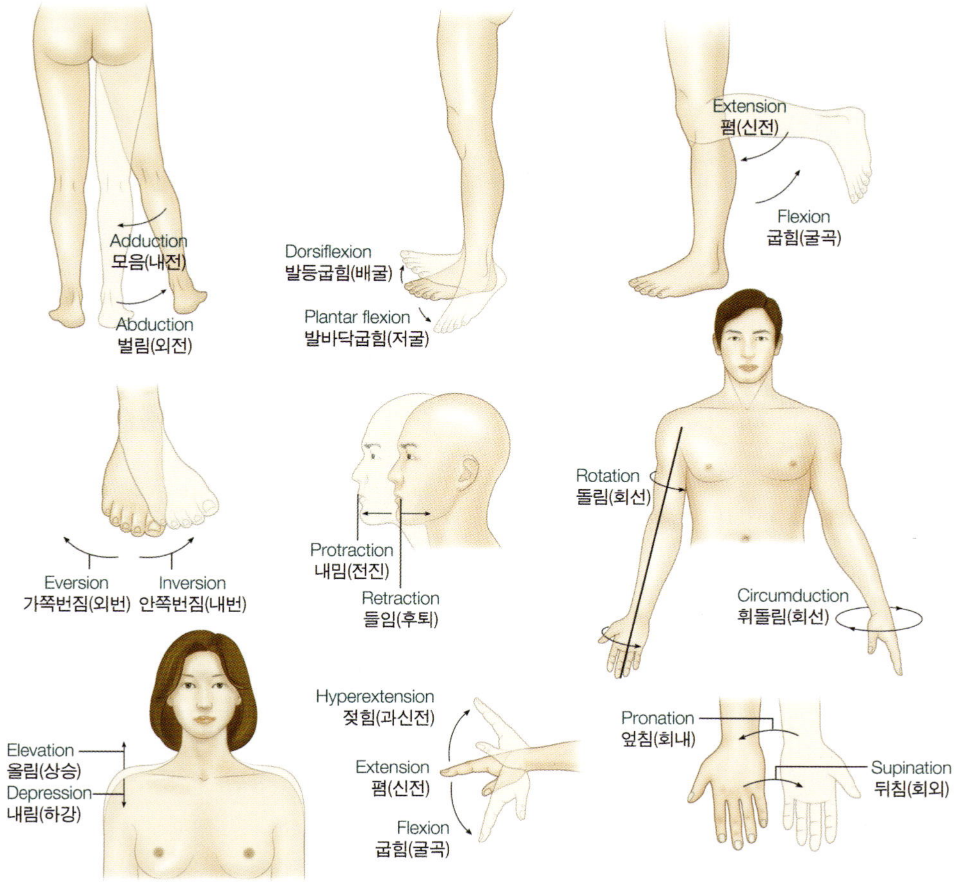

그림 2-6 윤활(활성막) 관절의 운동유형

용어	의미	설명
abduction	벌림(외전)	• 기준축에서 멀어져가는 운동
adduction	모음(내전)	• 기준축에 가까워지는 운동
extension	폄(신전)	• 신체부위간의 각도가 증가하는 관절운동으로 두 뼈가 멀어짐
flexion	굽힘(굴곡)	• 신체부위간의 각도가 감소하는 관절운동으로 두 뼈가 근접함
hyperextension	젖힘(과신전)	• 관절각이 180° 이상으로 신전된 상태
pronation	엎침(회내)	• 손등이 위쪽방향을 향하게 하는 운동
supination	뒤침(회외)	• 손바닥이 위쪽방향을 향하게 하는 운동
eversion	가쪽번짐(외번)	• 발바닥이 바깥쪽으로 향하게 발목을 움직이는 운동
inversion	안쪽번짐(내번)	• 발바닥이 안쪽으로 향하게 발목을 움직이는 운동
dorsiflexion	발등굽힘	• 발등과 다리사이 각도가 줄어드는 운동
plantar flexion	발바닥굽힘	• 발등과 다리사이 각도가 멀어지는 운동

2 의학용어(Medical terms)

1) 어근, 의미

어근(Root)	의미(meaning)
arthr/o	joint 관절
chondr/o	cartilage 연골
cost/o	rib 갈비뼈
myel/o	bone marrow 골수
ligament/o	ligament 인대
oste/o	bone 뼈
ortho-	straight 바르게 하다
ten/o; tendin/o	tendon 힘줄, 건

2) 증상 및 병리적 용어(Symptomatic & Pathologic terms)

용어	의미	설명
arthralgia	관절통	• 관절에서 느끼는 불편감, 통증
arthritis	관절염	• 관절 연골의 국소적인 퇴행성 변화, 연골 밑뼈의 비대, 주변 뼈 연골부의 과잉 뼈 형성, 관절의 변형을 특징 • 임상적으로는 반복적인 동통, 관절 강직감, 점진적인 운동 장애가 발생
arthropathy	관절질환	• 질병상태의 관절
chondromalacia	연골연화증	• 연골의 부드러워짐, 연골이 단단함을 잃고 약해지는 증상 • 특히 무릎관절 앞쪽에서 발생
Colles' fracture	콜리스골절	• 노뼈(radius) 아래쪽의 골절 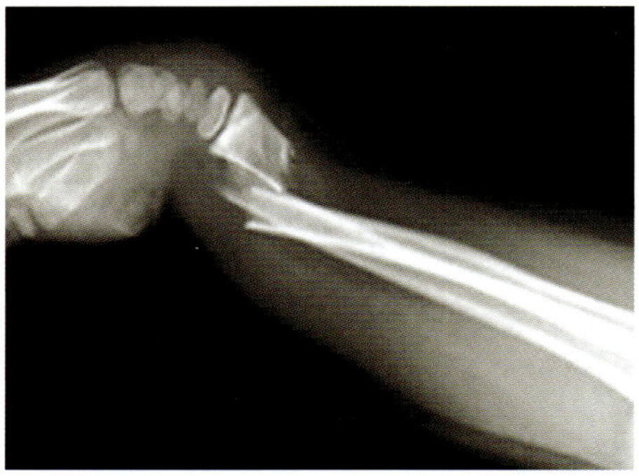
crepitation	염발음	• 골절된 뼈의 양 끝이 부딪히면서 나는 소리
delayed union	지연유합	• 골절이 일반적인 치유보다 느리게 치유되는 경우

용어	의미	설명
dislocation	탈구	• 관절로부터 정상적인 위치에서 뼈가 빠져나온 상태 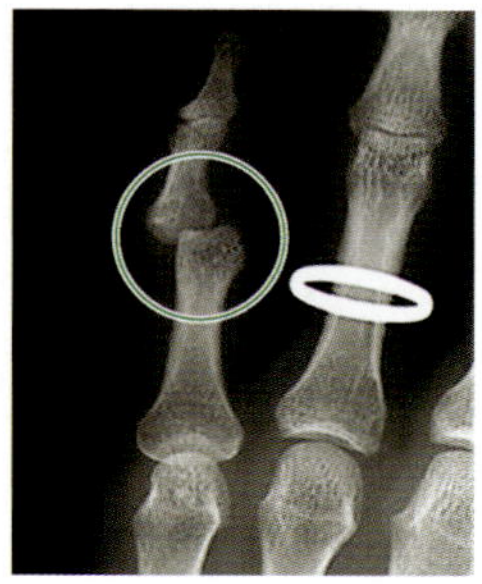
fracture	골절	• 외부의 강한 힘에 의해 뼈에 금이 가거나 부러진 상태 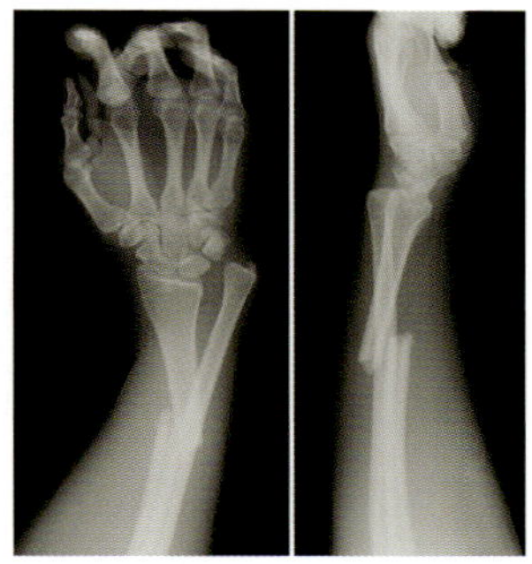
−close fracture	폐쇄골절	• 뼈가 부러지면서 외상이 없는 상태
−comminuted fracture	분쇄골절	• 뼈가 여러 조각의 골편으로 부서지면서 생긴 골절
−compression fracture	압박골절	• 압박에 의해 이루어진 골절
−impacted fracture	매복골절	• 골절된 한쪽 골편이 다른 쪽 뼈에 박힌 골절
−open fracture	개방골절	• 뼈가 부러지면서 외상이 있는 상태
gouty arthritis	통풍성관절염	• 요산이 축적되어 생기는 대사질환 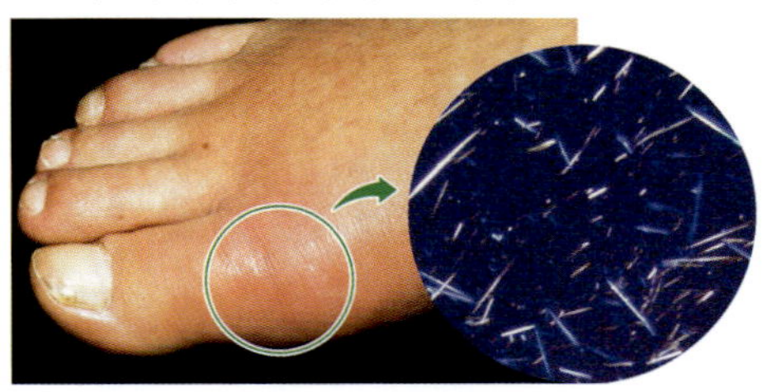
Herniated Intervertebral Disc(HIVD)	척추 사이원반 탈출증	• 추간원판의 수핵이 이탈됨 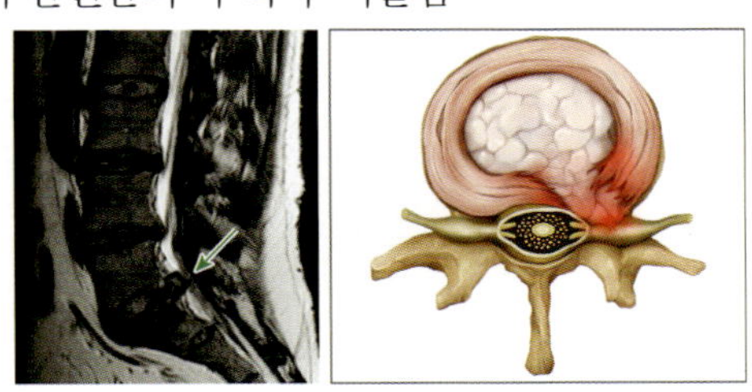

용어	의미	설명
kyphosis	척추후만증	• 척추의 모양이 흉부의 후만곡이 증가되어 있거나, 경부와 요부에서 후만 변형이 보이는 상태 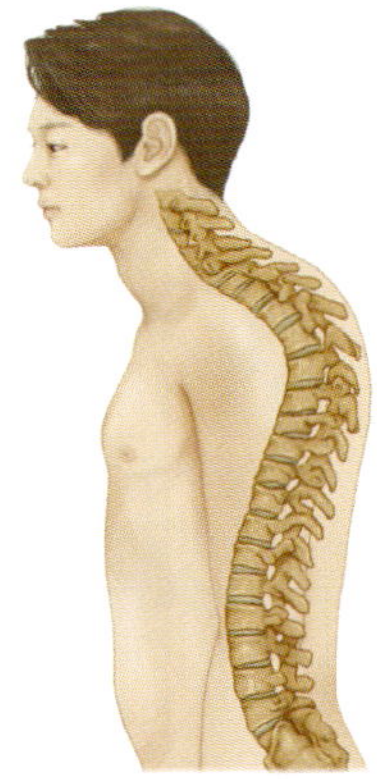
lordosis	척추전만증	• 척추가 앞쪽으로 과도하게 휘어진 상태 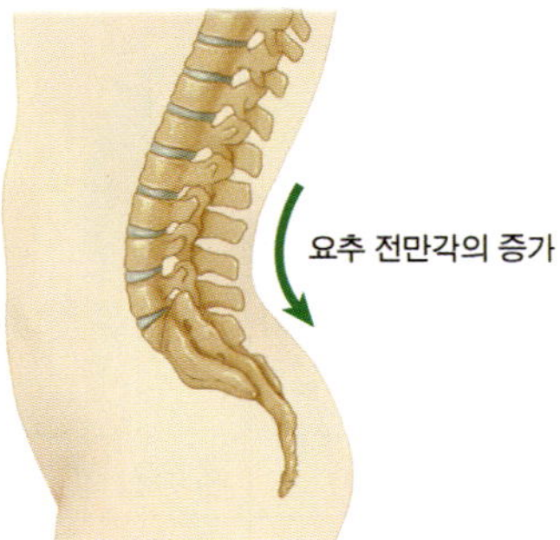
scoliosis	척추측만증	• 척추가 정면에서 보았을 때 옆으로 휘어진 상태 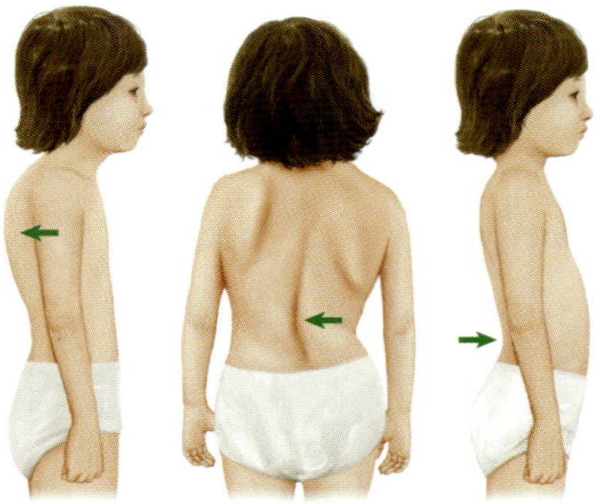
lumbago	요통	
multiple myeloma	다발성 골수종	• 형질세포의 악성종양으로 보통 골수에서 생겨남
orthopedics	정형외과학	• 자세나 운동 기관 계통의 변형과 기능을 고치기 위한 기계 기구의 도입과 사용, 수술 방법 따위를 연구하는 학문
ostalgia	골통	• 뼈의 통증
osteitis	골염, 뼈의 염증	• 뼈 조직에 생기는 염증

용어	의미	설명
osteoarthritis(OA)	뼈관절염	• 퇴행성 관절 질환으로 불리며, 연골의 손상이나 퇴행성 변화로 인해 관절을 이루는 뼈와 인대 등에 손상이 생겨 염증과 통증이 발생하는 질환 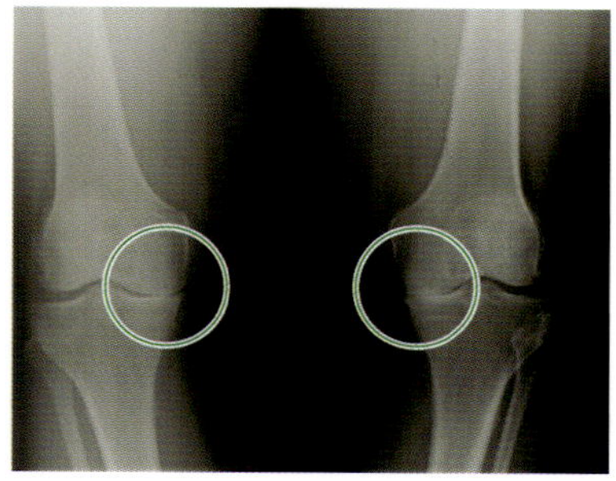 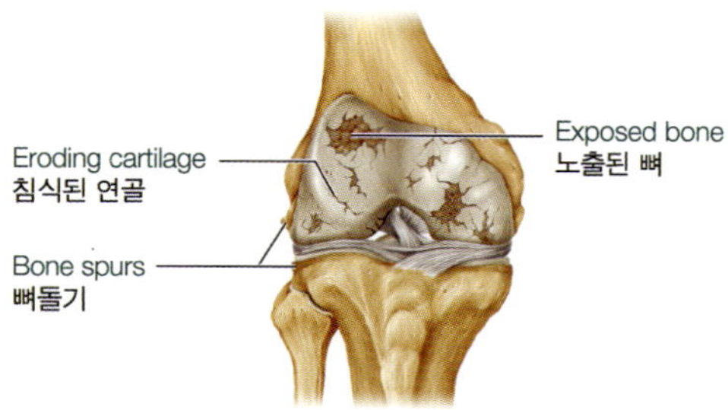 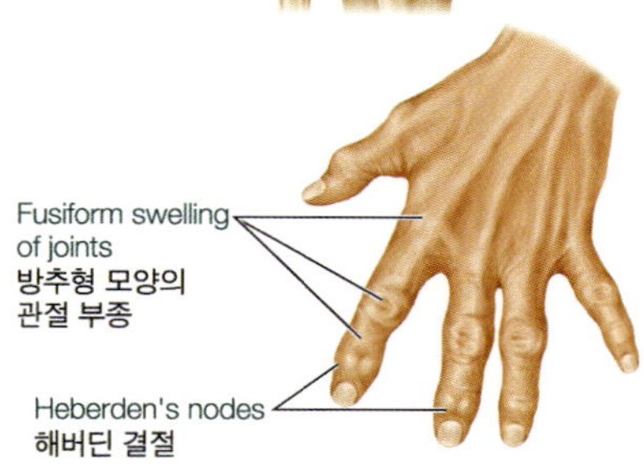
osteoma	골종	• 뼈의 종양
osteomalacia	골연화증	• 뼈가 부드러워지는 현상으로 정상적인 뼈에서 석회가 탈실되어 생기는 질환
osteomyelitis	골수염	• 뼈와 골수의 염증으로 피를 따라 돌던 균주가 뼈로 들어가서 뼈에 감염을 일으킴
osteoporosis	골다공증	• 뼈의 양이 감소하고 질적인 변화로 인해 뼈의 강도가 약해져서 골절이 일어날 가능성이 높은 상태 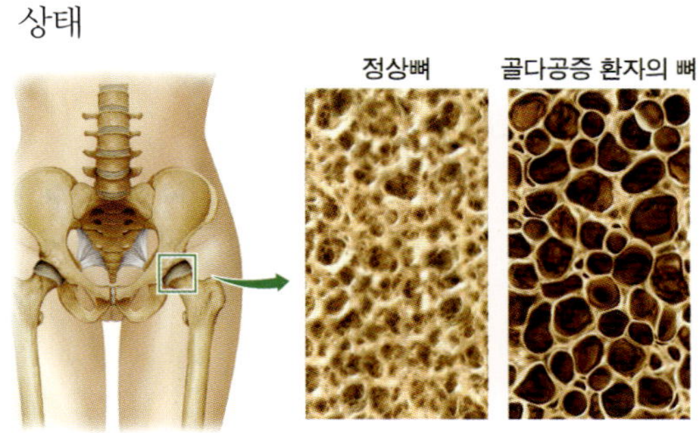

용어	의미	설명
osteosarcoma	악성 골종양, 골육종	• 뼈의 악성 종양 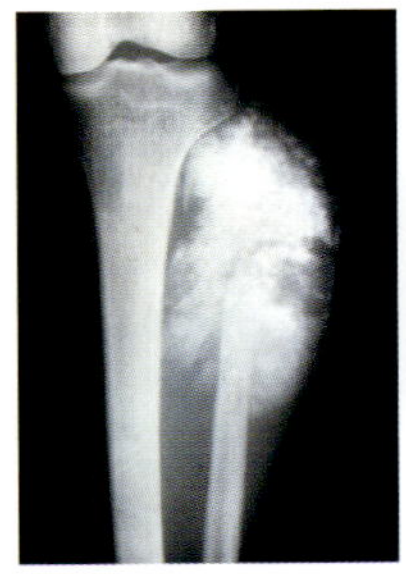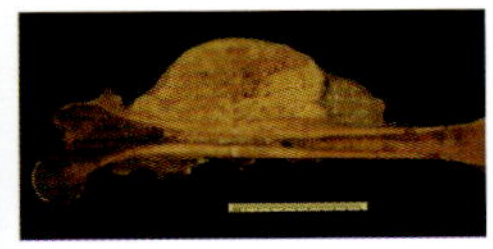
phantom limb pain	환상지통	• 절단되어 없어진 부분에 통증을 느끼는 상태
Pott's fracture	포트골절	• 종아리뼈(fibula) 하단의 골절
reduction	정복	• 골절된 뼈를 정상적 위치로 복구하는 것
Rheumatoid Arthritis(RA)	류마티스성 관절염	• 관절 주위를 둘러싸고 있는 활막이라는 조직의 염증 때문에 일어나는 질환 • 인체의 면역체계가 자신의 신체조직을 공격하는 자가면역질환의 일종 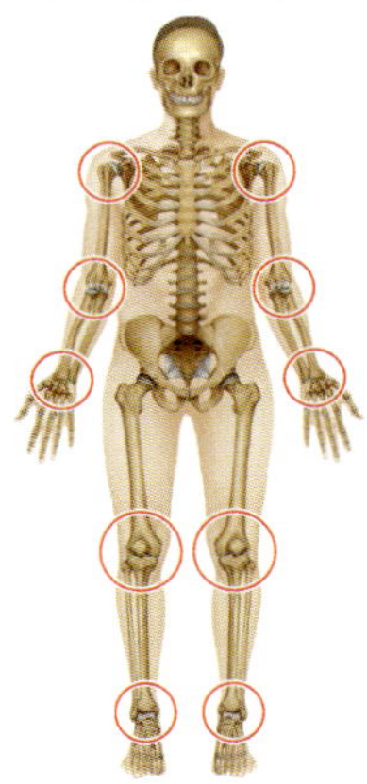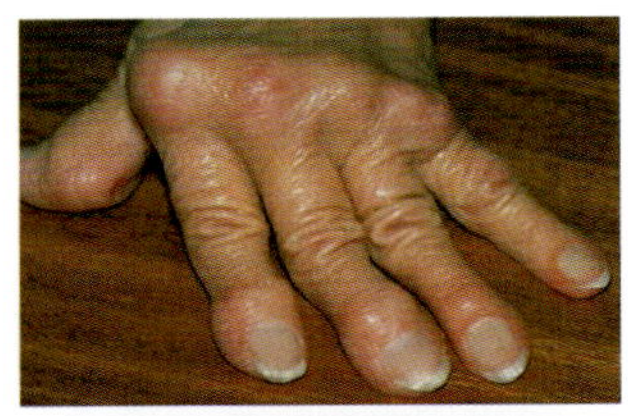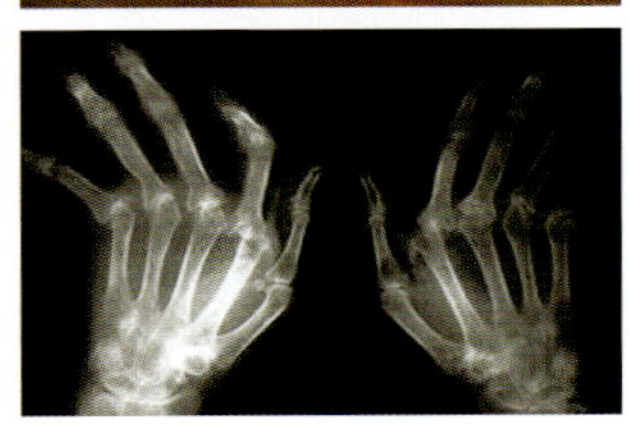
rickets	구루병	• 비타민 D의 결핍으로 골화작용에 이상이 생기는 질환 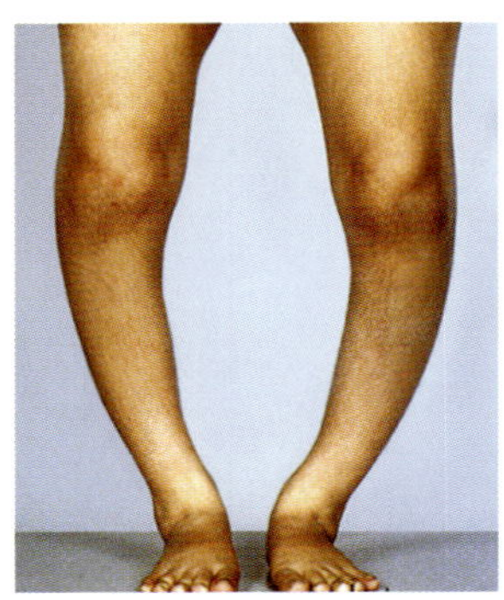
sprain	염좌, 삠	• 인대(Ligament)는 관절을 안정화하고 단단하게 하는 역할을 하며, 이러한 기능을 하는 인대가 사고나 외상 등에 의해 손상된 것

용어	의미	설명
strain	좌상	• 힘줄(건) 혹은 근육 자체가 과다하게 비틀어짐으로서 늘어지거나 찢어지는 것
subcostal	갈비뼈 밑의	• 갈비뼈의 아래를 의미
syndactylia	합지증	• 손가락이나 발가락이 붙은 상태 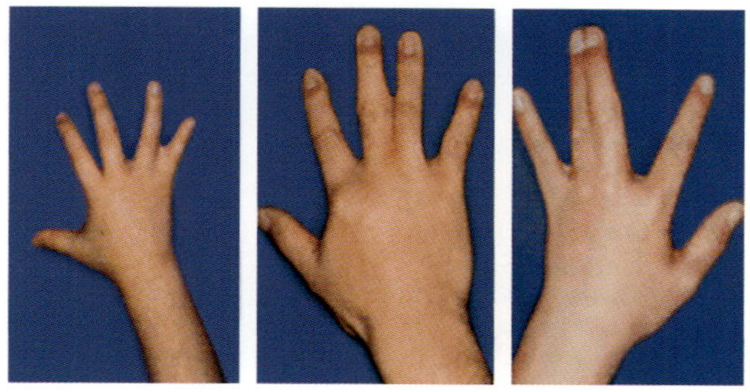
tenosynovitis	건초염	• 건과 힘줄을 싸고 있는 막에 생기는 염증 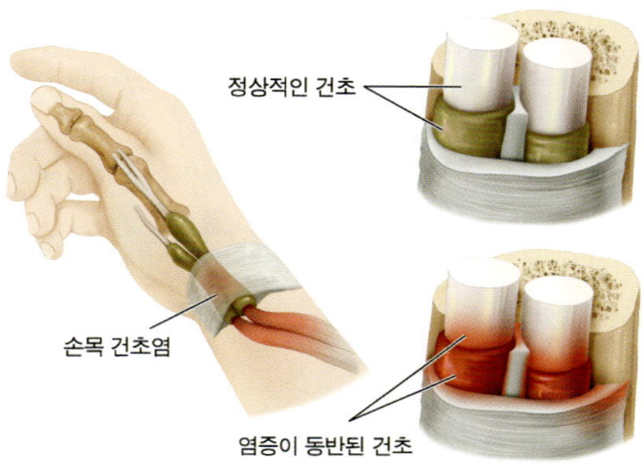

Exercises 다음의 용어들을 읽고 관련 있는 것끼리 연결하세요.

dislocation •	• 골다공증
fracture •	• 골관절염
osteoarthritis(OA) •	• 염좌
sprain •	• 골절
osteoporosis •	• 탈구

3) 치료 및 수술 용어(Treatment & Surgical terms)

용어	의미	설명
amputation	절단	• 치료목적으로 신체의 부분을 잘라내는 것
arthrectomy	관절절제술	• 관절주머니, 활막, 관절내인대, 관절연골을 모두 또는 부분적으로 절제하는 수술이며 관절의 만성염증에서 수행

용어	의미	설명
arthrodesis	관절고정술	• 장애관절의 운동을 정지시켜서 기능적으로 유리하게 하는 수술
arthroplasty	관절성형술	• 관절의 외과적 복구
chondrectomy	연골절제술	• 부적절한 연골 부분을 제거하는 수술
reduction	정복	• 골절된 뼈를 정상적 위치로 복구하는 것
synovectomy	활막절제술	• 활막의 염증성 증식에 따라 관절연골의 변성, 파괴, 더나아가 뼈에 대한 파급의 우려가 있는 경우, 활막면을 병소와 함께 제거하는 수술
Total knee replacement arthroplasty(TKRA)	무릎관절전치환성형술	• 무릎뼈 부위의 손상된 연골을 제거하고 인공관절을 원래 다리의 위치에 맞게 정돈 시킨 후 삽입 고정
total hip replacement arthroplasty(THRA)	고관절전치환성형술	• 관절구와 대퇴두부에 보철 및 인공 구조물을 설치하여 인공관절로 대치하는 수술법

4) 진단 검사(Laboratory & Special procedures)

용어	의미	설명
arthrocentesis	관절천자	• 관절액을 검사, 관절조영법 수행, 치료목적으로 약제를 관절내에 주입하기 위해 사용 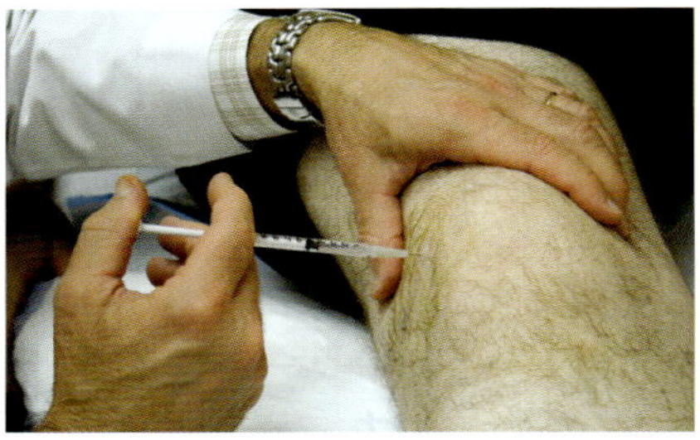
arthroscopy	관절경검사	• 관절경(arthroscope)을 사용해서 관절강을 시각적으로 검사하는 과정 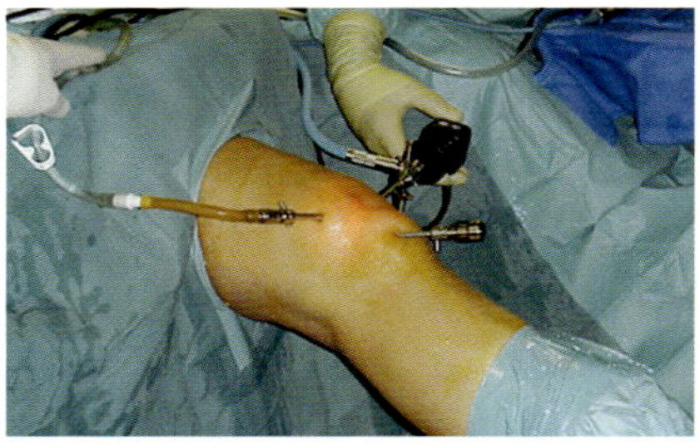

5) 약어(Abbreviations)

약어	원어	의미
Fx	fracture	골절
HNP	herniation of nucleus pulposus	수핵탈출
ortho	orthopedics	정형외과
OA	osteoarthritis	골(뼈)관절염
RA	rheumatoid arthritis	류마티스 관절염
ROM	range of motion	관절가동범위
TKRA	total knee replacement arthroplasty	무릎관절전치환성형술
THRA	total hip replacement arthroplasty	고관절전치환성형술

MEMO

EXERCISES

1

다음 그림을 보고 해부학적 명칭을 쓰시오.

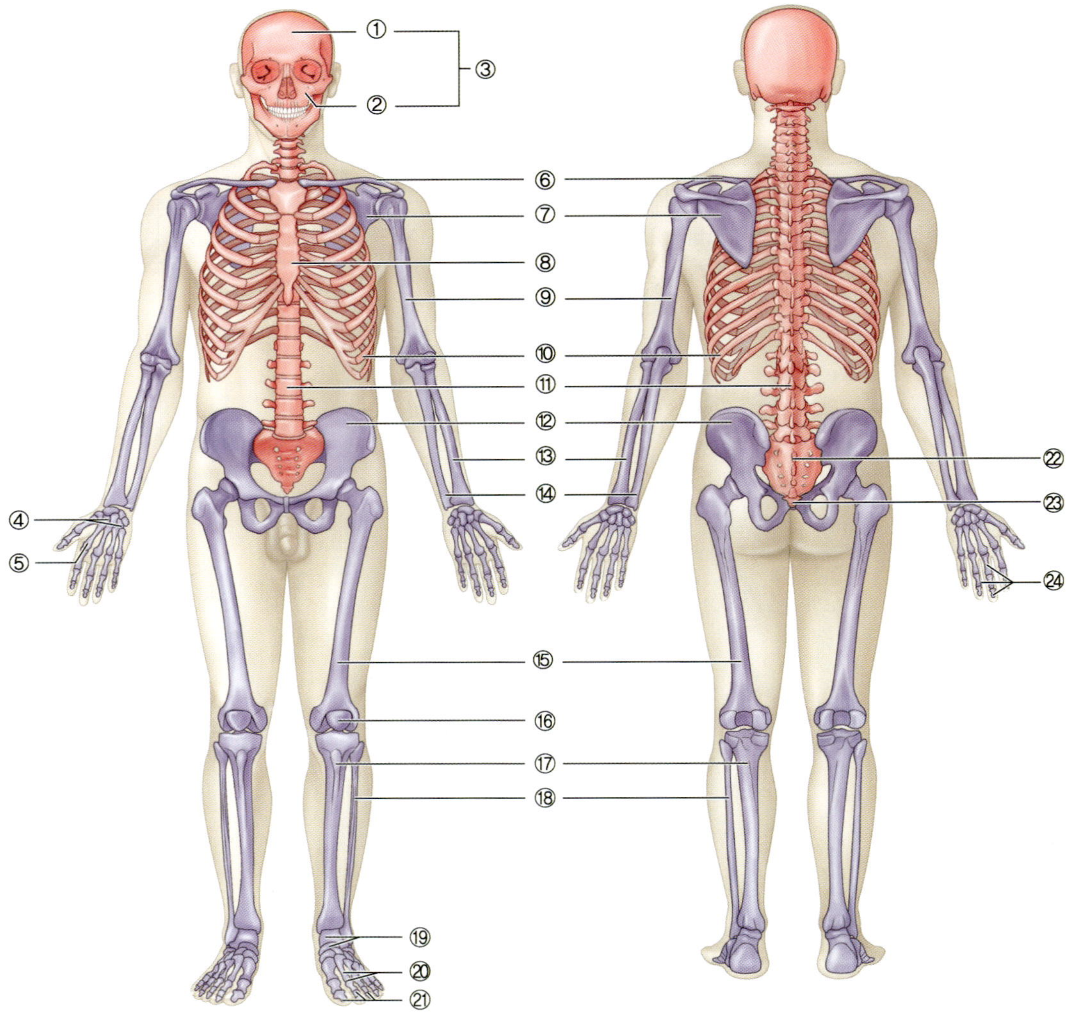

2

임상사례 (Clinical case)

38세 남자 환자로 스키를 타던 중 오른쪽 넙다리뼈 골절(　　①　　)로 심한 통증과 출혈(　　②　　)을 보였고, 발목쪽에는 염좌(　　③　　)로 약간의 부종(　　④　　)을 보이며 응급실에 이송되었다.

3

임상사례 (Clinical case)

평소 골다공증(　　①　　)을 가진 72세 여성으로, 버스에 내려 집으로 가던 중 계단을 헛디뎌 넘어졌다. 넘어지면서 왼쪽 손목으로 바닥을 짚었다. 심한 통증을 호소하며 응급실로 이송되었다. 방사선 촬영 결과 왼쪽 요골 하단의 골절(　　②　　)로 판명되었다.

4

신체의 어느 부위가 절단되어 없어진 부분에 통증을 느끼는 상태를 표현한 용어는 무엇인가요?

① syndactylia　② amputation　③ ostalgia
④ dislocation　⑤ phantom limb pain

5

연골이 단단함을 잃고 약해지는, 부드러워지는 증상을 표현한 용어는 무엇인가요?

① chondromalacia　② arthritis　③ kyphosis
④ sprain　⑤ osteomalacia

Answer |

1. 해부학용어 참조 **2.** ① femur fracture, ② hemorrhage, ③ sprain, ④ edema
3. ① osteoporosis, ② Colles' fracture **4.** ⑤ **5.** ①

후반전에 성공한 사람들

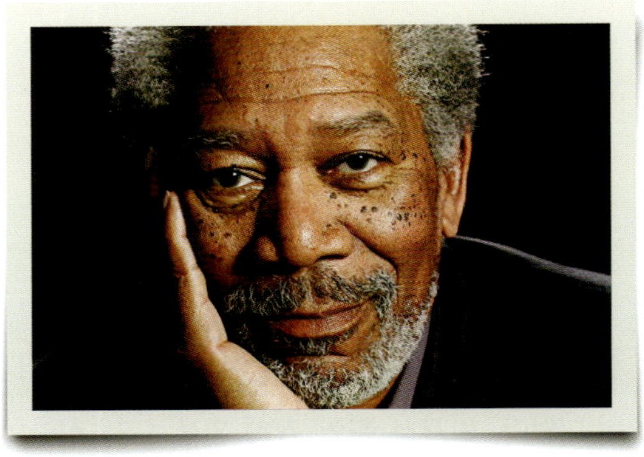

커넬 샌더스는 65세에 KFC의 첫 체인점을 열었다.

모건 프리먼은 30년간의 무명 시절을 딛고 58세에 오스카 상을 받았다.

밀크셰이크 믹서기 외판원이었던 리 에크록은 53세에 맥도날드를 창업했다.

전직 우주비행사 존 글렌이 두 번의 실패를 딛고 상원의원이 된 것은 53세 때였다.

권투 선수 조지 포먼은 45세 때 다시 세계 복싱헤비급 챔피언에 올랐다.

- 고두현의 《시 읽는 CEO》 중에서 -

최종 승부는 늘 후반전에 납니다.
너무 늦었다고 주저앉아 버리면 안됩니다.
이제는 시간이 없다고 포기해 버리면 더욱 안됩니다.
마음을 추스려서 새로운 각오로 다시 시작하면 길은 열립니다.
후반전에 성공한 사람이 진짜 성공한 사람입니다.

- 고도원의 《아침편지》 중에서 -

MEDICAL TERMINOLOGY

03

C.H.A.P.T.E.R

근육계통

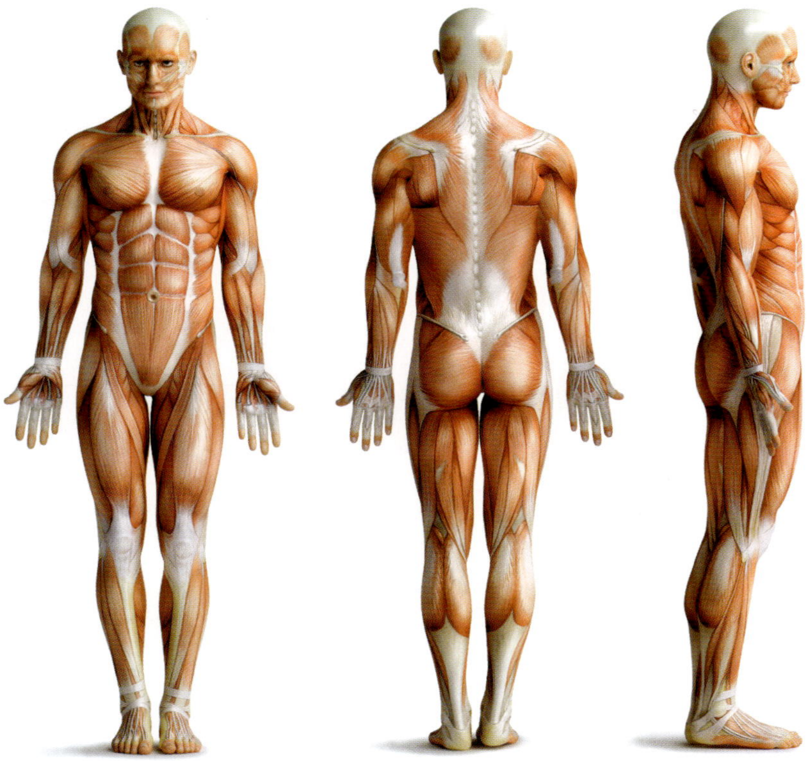

MEDICAL TERMINOLOGY

03 CHAPTER

근육계통
Muscular system

1 해부학적 용어(Anatomical terms)

1) 전신 근육(앞면, 뒷면 그림)

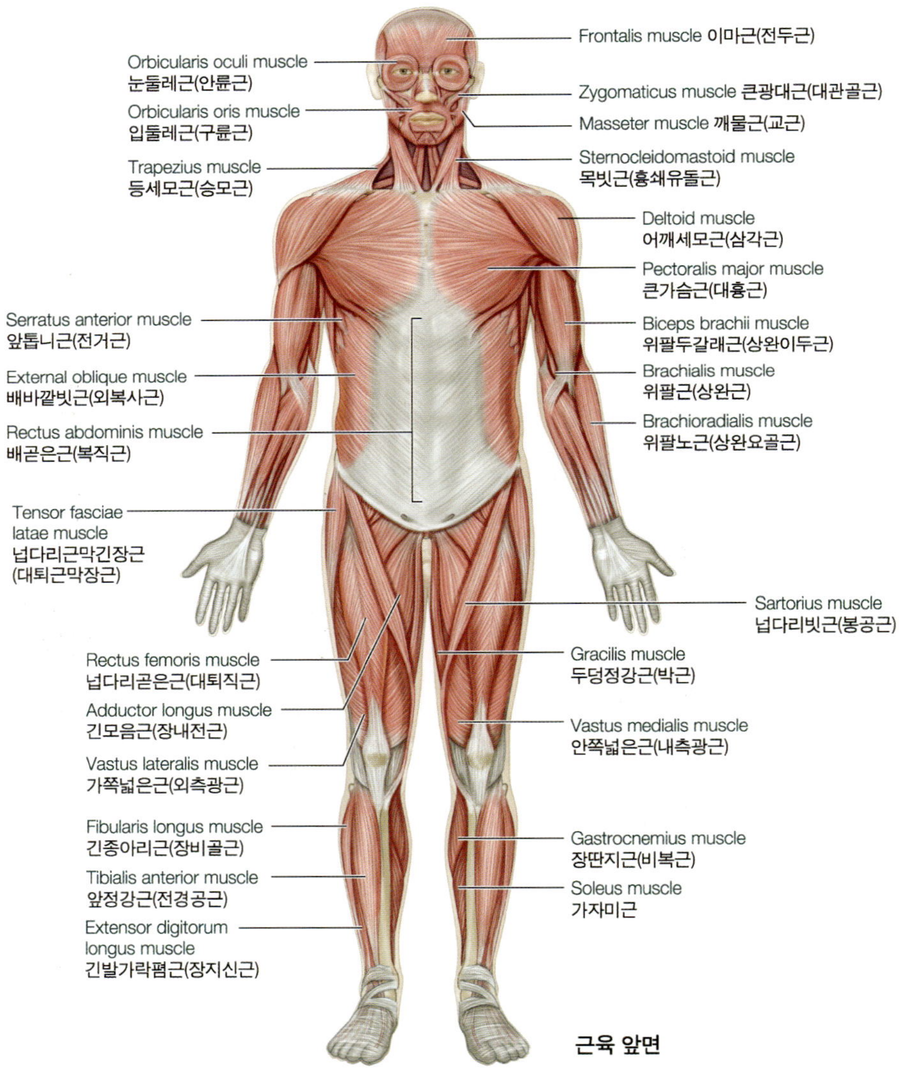

그림 3-1 전신근육(앞)

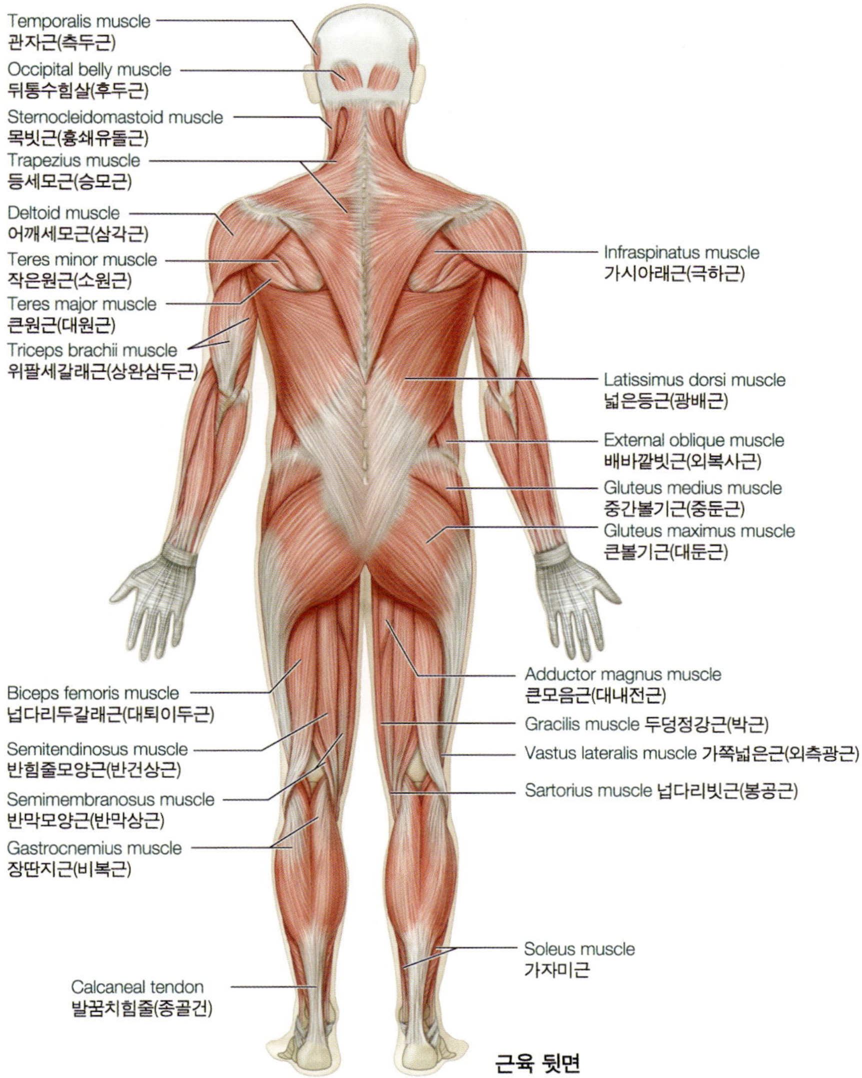

그림 3-2 전신근육(뒤)

2 의학용어(Medical terms)

1) 어근(Root), 의미(meaning)

어근(Root)	의미(meaning)
fasci/o	fascia 근막
my/o; muscul/o	muscle 근육
-taxia	order 명령
ton/o	tone; tension 긴장; 장력

2) 증상 및 병리적 용어(Symptomatic & Pathologic terms)

용어	의미	설명
atonic	무긴장성	• 정상적인 긴장이 결여된
bradykinesia	운동완만	• 운동이 느린 것, 육제적 반응이 둔한 것
dyskinesia	운동이상	• 단편적이고 불완전한 운동에 의한 수의운동 의 장애, 단편적이며 불완전한 운동
dystonia	근육긴장이상증	• 지속적인 근육 수축에 의해 신체의 일부가 꼬이거나 반복적인 운동이나 비정상적인 자세를 보이는 등의 증상
fasciitis	근막염	• 근막에 생기는 염증 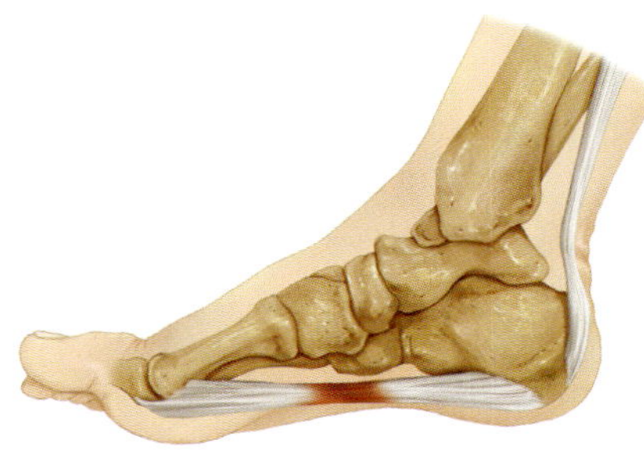 plantar fasciitis 족저근막염
hyperkinesis	운동과다	• 움직임이 과도한
Muscular Dystrophy(MD)	근위축증	• 사지의 근육이 거의 좌우대칭적으로 점점 위축되어 가는 것으로 척수에 있는 운동신경섬유 및 세포의 진행성 변성에 의한 것이지만 원인불명
myasthenia gravis	중증근무력증	• 신경흥분전달 장애에 기인하는 질환으로 얼굴, 턱, 안검의 근육이 극도로 쇠약해져 안검하수증, 저작, 연하에 어려움이 있음 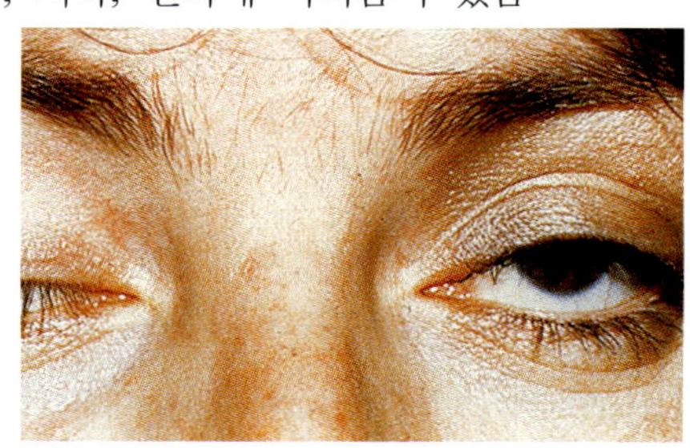
myalgia	근육통	• 근육에 생기는 통증을 의미, 가장 흔한 원인은 해당 근육의 과도한 사용

용어	의미	설명
myoma	근종	• 근육조직에서 발생하는 종양 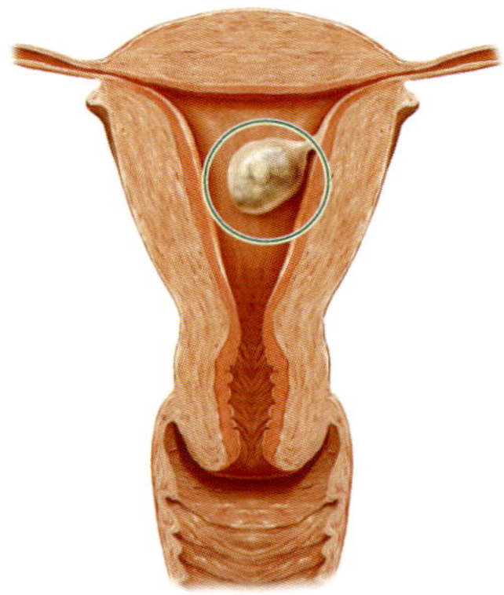 myoma uteri 자궁근종
myopathy	근육병증	• 근육이 점점 약해져 가는 유전 질환 • 점진적인 근력감소로 인한 보행능력의 상실과 호흡 근력의 약화, 심장 기능의 약화 등을 특징으로 하는 질환
tendinitis	힘줄염, 건염	• 건의 염증이며, 과민한 운동에 의하여 과도한 긴장, 견인이 가해져서 발생함 • 투수나 골키퍼의 어깨와 팔꿈치, 또는 농구 선수나 육상 선수의 무릎에 자주 생기는 건염

Exercises 다음의 용어들을 읽고 관련 있는 것끼리 연결하세요.

fasciitis •	• 건염, 힘줄염
Muscular Dystrophy •	• 근종
myasthenia gravis •	• 근막염
myoma •	• 근위축증
tendinitis •	• 중증 근무력증

3) 치료 및 수술 용어(Treatment & Surgical terms)

용어	의미	설명
tenodesis	힘줄(건)고정술	• 건의 끝을 뼈에 봉합하는 것 • 건을 사용해서 관절의 가동역을 줄이거나 일상생활동작 교정에 도움이 되는 수술
tenorrhaphy	힘줄(건)봉합술	• 힘줄 꿰맴술, 분리된 건을 봉합하여 통합함
tenotomy	힘줄(건)절개술	• 단축한 건을 잘라 구축, 변형을 교정하는 수술

CHAPTER 3

4) 진단 검사(Laboratory & Special procedures)

용어	의미	설명
electromyography(EMG)	근전도검사	• 말초신경, 근육의 상태를 알기 위하여 근육의 전기적 활성 상태를 검사하는 방법 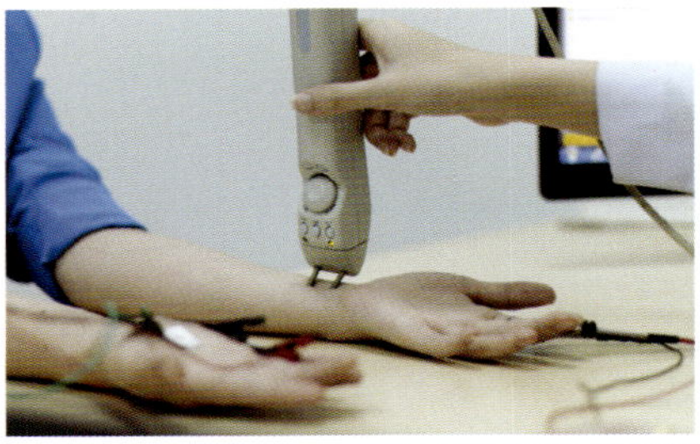
muscle biopsy	근육생검	• 신체 근육을 바늘 또는 수술에 의해 채취하고 병리조직학적으로 진단하는 방법 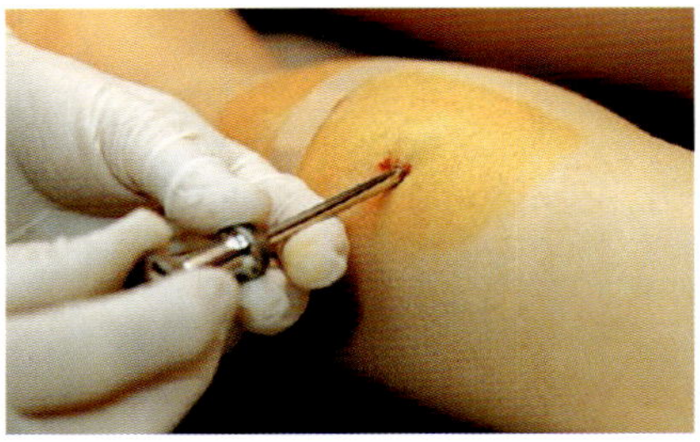

5) 약어(Abbreviations)

약어	원어	의미
EMG	electromyography	근전도검사
IM	intramuscular	근육내

MEMO

1

다음 그림을 보고 해부학적 명칭을 쓰시오

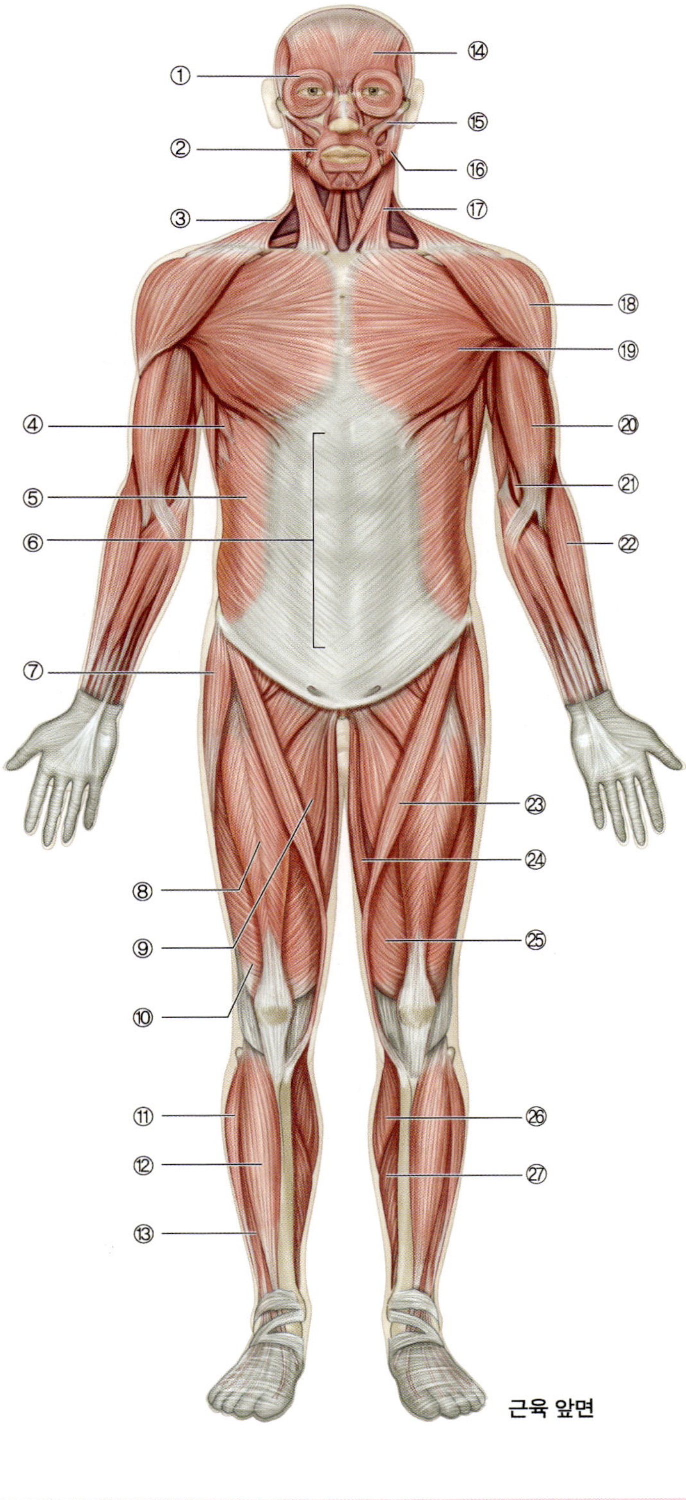

근육 앞면

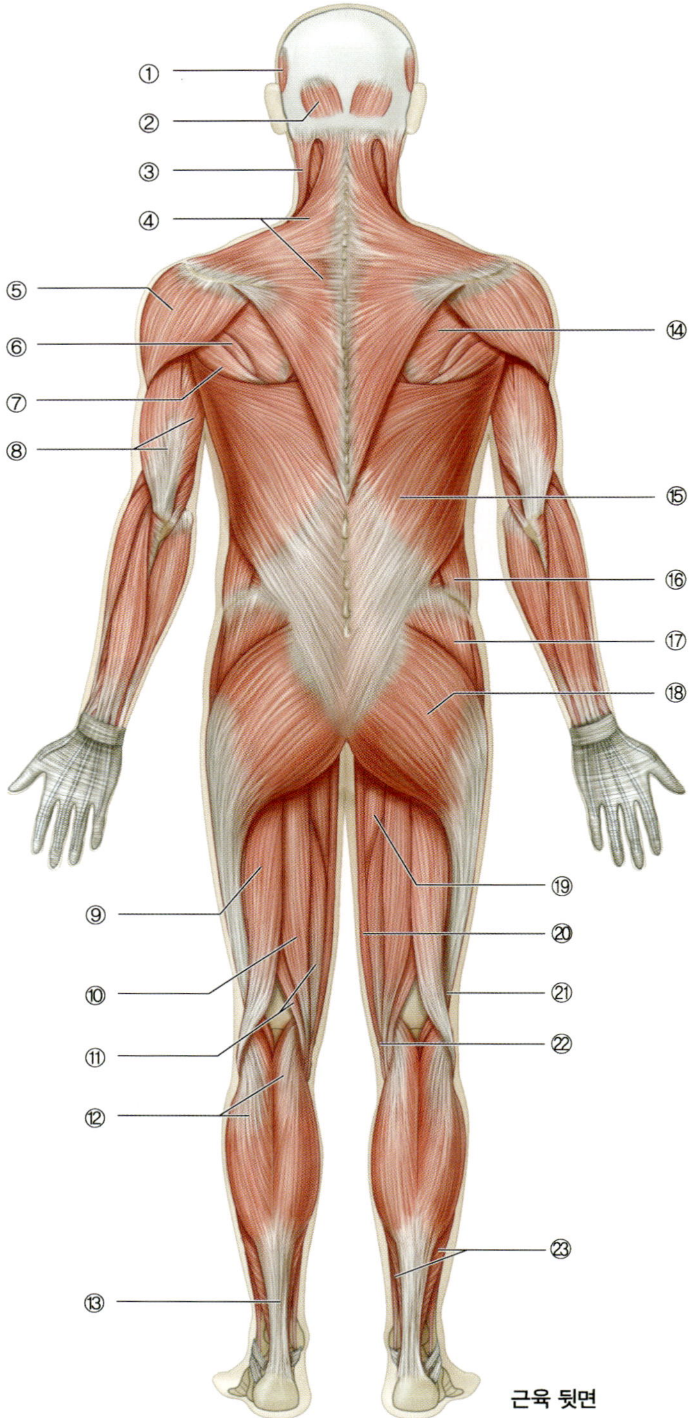

근육 뒷면

2

임상사례 (Clinical case)

36세 여자 환자로 막내 출산 후 10개월쯤 중증근무력증(①)으로 진단을 받은 후 연하곤란(②), 비음섞인 말, 얼굴과 입술, 혀 쪽으로 근육이 무력해졌다. 상태가 급격히 악화되어 중환자실(③)로 입원하였고, 호흡근 마비를 일으켜 호흡곤란(④)이 시작되어 기도삽관(⑤)을 시행하여 호흡을 돕도록 하였다.

3

임상사례 (Clinical case)

아기 낳고 100일쯤 된 30세 여자 환자로 출산 후부터 손목이 아프더니 요즘은 엄지손가락까지 땡기고 너무 아파 정형외과를 찾았다. 진단 결과 힘줄염(①)이었다. 약물과 물리치료(②)를 병행하기로 하였다.

4

근육조직에서 발생하는 종양을 표현한 용어는 무엇인가요?

① Osteosarcoma ② myoma ③ brain tumor
④ myopathy ⑤ dystonia

5

말초신경, 근육의 상태를 알아보기 위해 근육의 전기적 활성상태를 검사하는 진단검사 방법은 무엇인가요?

① Electrocardiography ② Electroencephalography
③ Arthroscope ④ Electromyography
⑤ Arthrography

Answer | 1. 해부학용어 참조 2. ① myasthenia gravis, ② dysphagia, ③ ICU(intensive care unit), ④ dyspnea, ⑤ intubation 3. ① tendinitis, ② physical theraphy 4. ② 5. ④

영화배우 탐 크루즈 열정과 노력

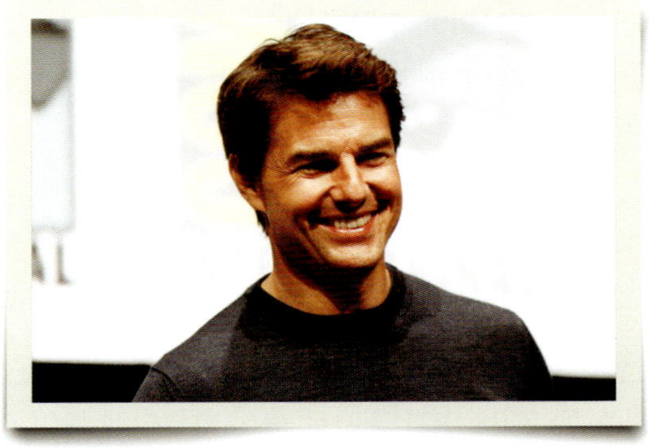

세계가 인정하는 잘 생긴 배우, 여자들이 사랑하는 배우 탐 크루즈.....

탐 크루즈는 7살 때 난독증 진단을 받았다고 합니다.

글을 쓰거나 읽는 것은 물론 발음조차 정확히 하지 못했다고 합니다.

중학교 때까지 난독증 때문에 책을 읽지 못하는 비참한 학생이었습니다.

어느 날, 선생님이 그에게 책을 읽게 했습니다.

탐 크루즈의 입에서는 말이 되지 않는 단어들만 나왔습니다.

그러나, 선생님은 따뜻하게 말했습니다.

"너는 목소리가 참 좋구나."

이 한마디가 톰 크루즈의 인생을 바꾸어 놓을만큼 큰 힘이되었다고 합니다.

멸시받던 아이는 용기를 내 책을 아예 외웠고, 명배우가 되기 위해 치열한 노력을 하였다고 합니다.

엄청난 연습과 끈기로 마침내 난독증을 극복하고 헐리우드 대표 배우로 인정받게 되었다고 합니다.

MEDICAL
TERMINOLOGY

04

C.H.A.P.T.E.R

신경계통

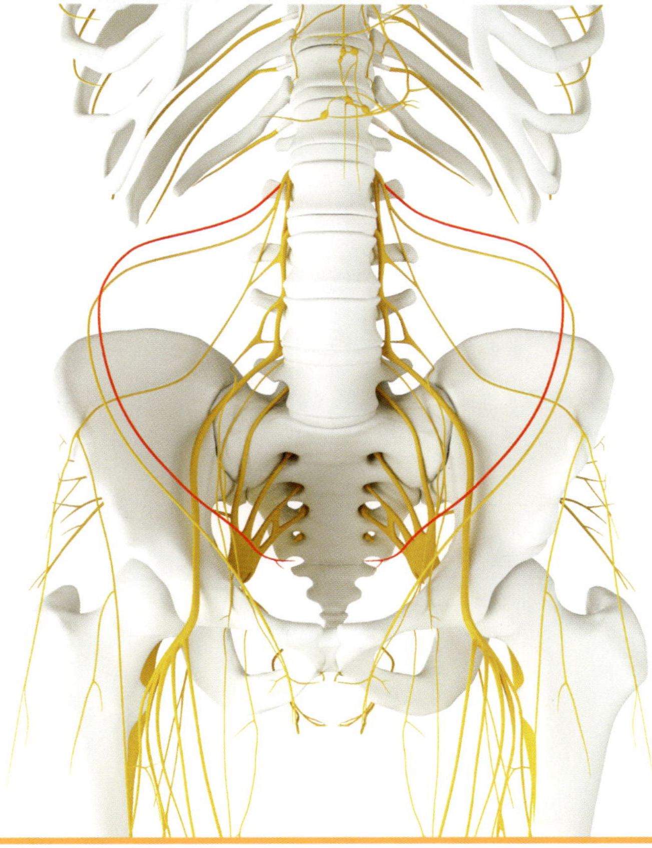

MEDICAL TERMINOLOGY

04 CHAPTER

신경계통
Nervous System

1 해부학적 용어(Anatomical terms)

1) 뇌(Brain)

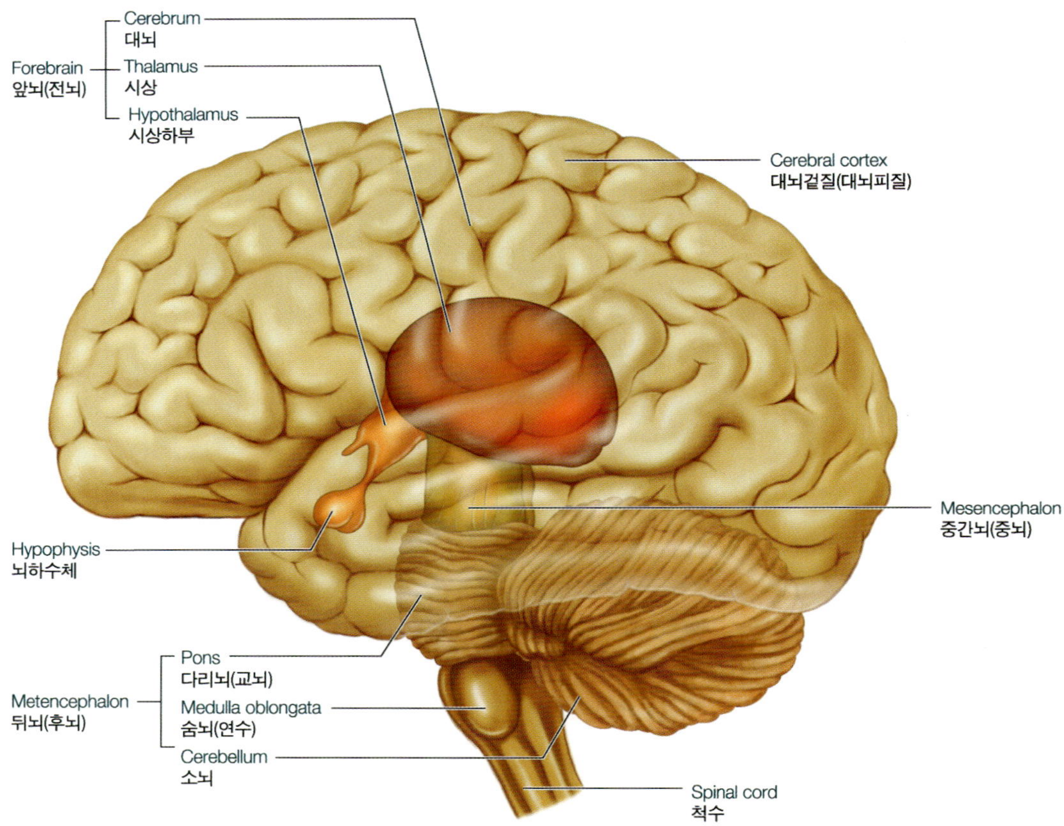

그림 4-1 뇌와 뇌줄기 외측면

용어	의미	설명
cerebellum	작은뇌, 소뇌	• 신체자세와 균형 유지(운동조절)
cerebrum	큰뇌, 대뇌	• 인지적과정과 감정조절(판단, 사고, 생각, 명령, 운동)
thalamus	시상	• 여러가지 신경들의 매개자역할, 후각을 제외한 모든 감각신경은 시상을 통해 대뇌로 연결
hypothalamus	시상하부	• 자율신경계와 호르몬 조절 중추, 항상성조절, 시상하부 일부는 뇌하수체 후엽으로 항이뇨호르몬, 옥시토신 분비
midbrain	중간뇌	• 다리뇌와 사이뇌 사이에 위치, 시각자극에 반응하여 안구와 머리운동 조절
medulla oblongata	숨뇌, 연수	• 척수와 뇌를 연결 • 생명반사중추 : 혈관의 운동, 심장박동, 호흡조절
pons	다리뇌, 교	• 숨뇌와 중간뇌 사이에 위치, 대뇌와 소뇌 서로 연결
meninges	수막	• dura mater(경막), arachnoid membrane(지주막), pia mater(연막)

MEMO

2) 척수(Spinal cord)

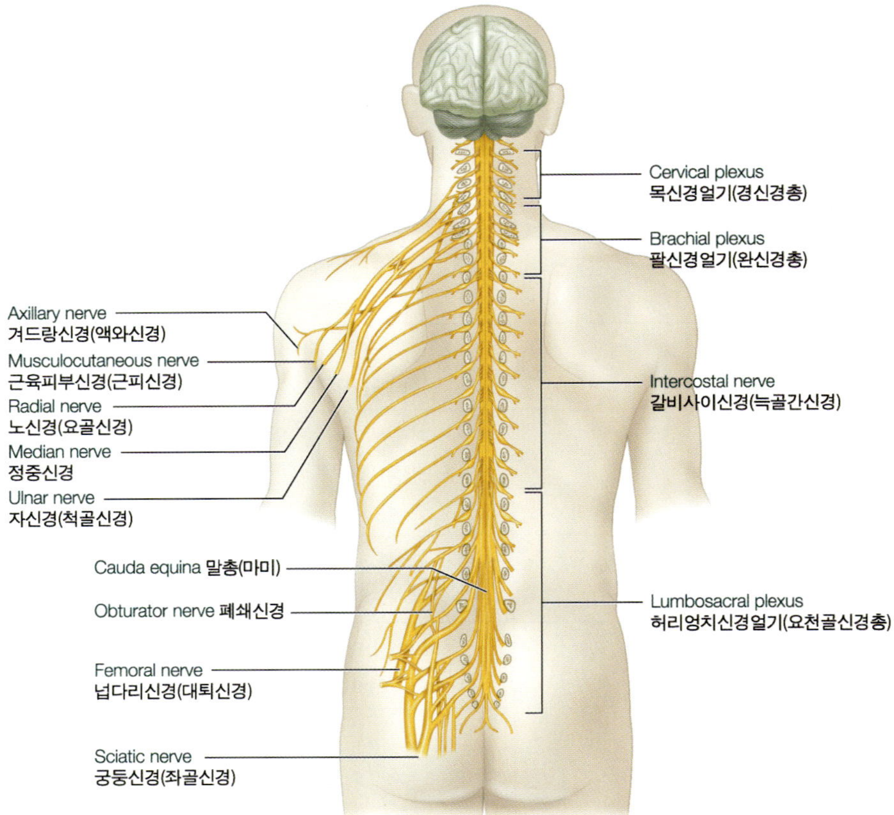

그림 4-2 척수신경의 분포

용어	의미	설명
cervical nerves	목신경	• 8쌍으로 구성 • 앞가지는 목신경얼기와 팔신경얼기를 구성, 뒤가지는 뒷머리, 목의 피부와 근육에 분포
thoracic nerves	가슴신경	• 12쌍으로 구성 • 앞가지는 가슴안과 배안의 피부와 근육 분포, 뒤가지는 등의 피부와 깊은 근육에 분포
lumbar nerves	허리신경	• 5쌍으로 구성 • 앞가지는 허리신경얼기와 엉치신경얼기를 구성, 뒤가지는 엉덩이, 넙다리의 피부와 깊은 근육에 분포
sacral nerves	엉치신경	• 5쌍으로 구성 • 앞가지는 엉치신경얼기 구성, 뒤가지는 엉덩이 안쪽의 피부와 깊은 근육에 분포
coccygeal nerve	꼬리신경	• 1쌍으로 구성

2 의학용어(Medical terms)

1) 어근(Root), 의미(meaning)

어근(Root)	의미(meaning)
cerebr/o; encephal/o	brain 뇌
hydro/o	water 물
mening/o; meningi/o	membrane; meninges, 뇌와 척수를 싸고 있는 막
myel/o	spinal cord 척수
neur/o	nerve 신경

2) 증상 및 병리적 용어(Symptomatic & Pathologic terms)

용어	의미	설명
Alzheimer Disease	알츠하이머 병	• 뇌의 진행성 퇴행성 질환, 뚜렷한 병리조직학적 변화를 동반하여 대뇌피질 전반에 걸친 위축을 특징으로 함 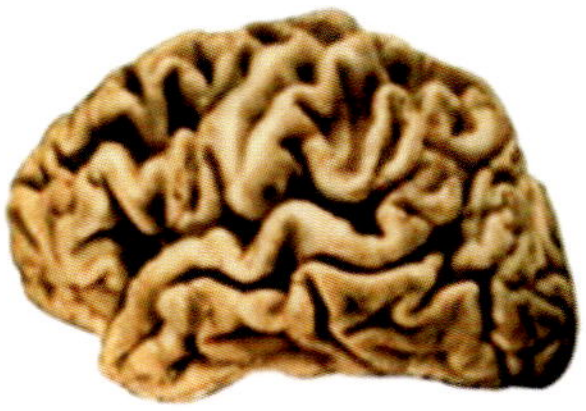 알츠하이머병 환자의 뇌 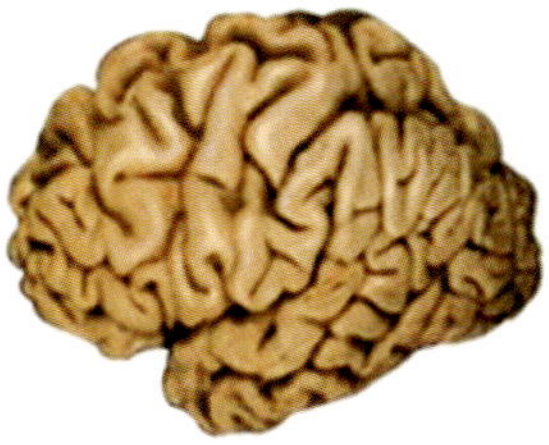 정상 노인의 뇌
anesthesia	마취	• 전신 혹은 특정부위를 의식, 감각, 운동 및 반사행동이 없는 상태로 유지시키는 진료 행위
aphasia	실어증	• 구음기관의 뚜렷한 기능 부전이나 의식의 혼탁 없이 언어 기능에 장애가 발생하는 증상으로 흔히 뇌의 병적인 변화로 인해 발생하는 언어장애
ataxia	운동실조	• 근육에 이상이 없는데도 불구하고, 복잡한 운동을 질서 있게 할 수 없는 상태 • 소뇌, 대뇌, 눈, 전정기관의 작용에 의해 조절되는데, 그중 어느 부위가 장애를 입으면 운동실조 증상이 나타남

용어	의미	설명
Bell's palsy	벨마비, 안면신경마비	• 뇌졸중이나 뇌종양과 같은 중추신경계의 이상으로 나타나는 중추성 마비와 제 7뇌신경인 안면신경의 마비로 나타나는 말초성 마비로 대별됨 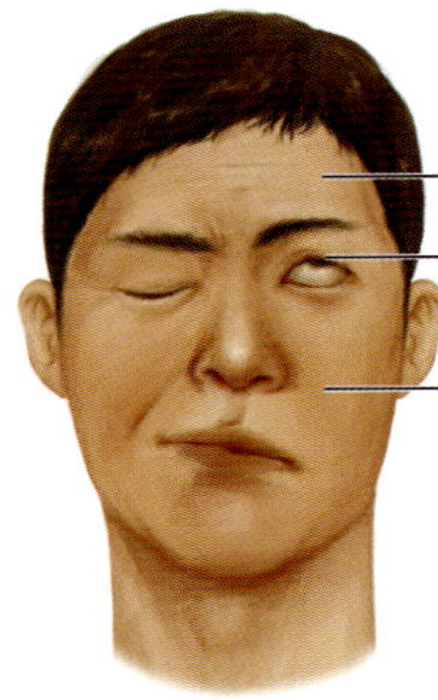
cerebral concussion	뇌진탕	• 외상에 의해 발생한 일시적인 의식 소실 • 머리 부분의 외상에 의해 발생하지만 뇌 실질에 이상이 발생하지는 않고 신경계의 일시적인 기능 소실에 의하여 일반적으로 후유증을 남기지 않는 의식 소실
cerebral contusion	뇌좌상	• 뇌의 타박상으로 인해 뇌실질에 기질적 손상을 입게 됨 • 외상이나 충격에 의해 뇌 실질에 출혈이 발생한 경우
cerebrospinal fluid(CSF)	뇌척수액	• 뇌의 제4뇌실, 지주막하강 및 척수중심관내에 함유된 수액
cerebrovascular disease	뇌혈관 질환	• 뇌혈관질환, 뇌혈관병
cerebrovascular accident (CVA), stroke	뇌졸중	• 뇌경색이나 뇌출혈로 인해 발생하는 질병
convulsion	경련	• 전신 또는 국소의 근육이 자신의 의사와는 관계없이 급격히 수축하는 현상
dementia	치매	• 여러가지 원인에 의한 뇌손상으로 기억력소실 등 여러 인지기능의 장애가 생겨 예전 수준의 일상생활을 유지할 수 없는 상태
dysphasia	언어장애	• 중추장애 때문에 언어를 바르게 배열하지 못함으로써 일어나는 증상
encephalitis	뇌염	• 뇌 실질의 염증성 질환을 총칭하는 말로서 뇌를 싸고 있는 뇌수막에 생기는 염증(뇌수막염)과는 다른 질환

용어	의미	설명
hemiplegia	반신마비, 편마비	• 편측(한쪽)의 상하지 또는 얼굴부분의 근력 저하가 나타난 상태를 의미
herpes zoster	대상포진	• 사람 몸의 등뼈 부근에 있는 신경절에 잠복상태로 있던 수두 바이러스가 다시 활성화되면서 발생하는 질병
hydrocephalus	수두증	• 뇌척수액이 과도하게 축적되는 것 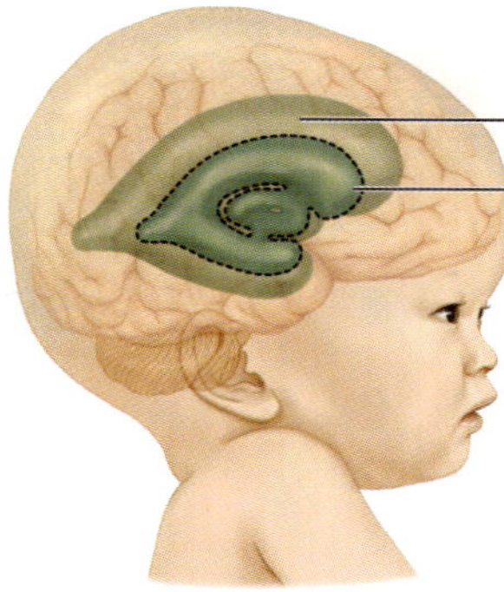
meningitis	뇌수막염	• 일반적으로 거미막과 연질막 사이에 존재하는 거미막 밑 공간에 염증이 발생하는 다양한 질환
meningocele	수막탈출(증), 수막류	• 두개골의 일부 또는 척추의 추궁에 유합부전이 있어서 그 결손부로부터 이탈된 수막 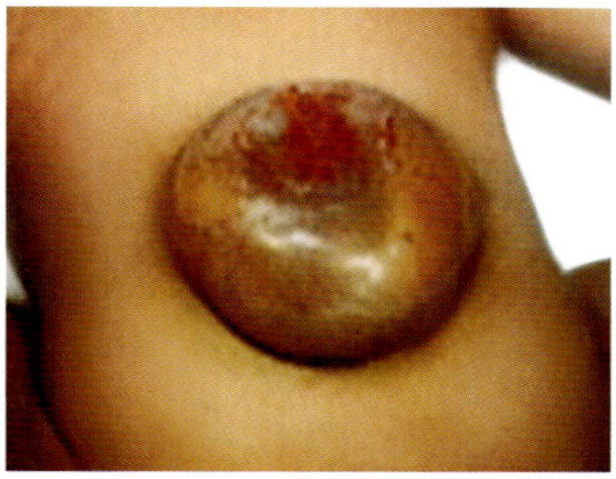
multiple sclerosis	다발성 경화증	• 중추신경계에 발생하는 탈수초성 질환의 한 종류로 임상적으로 재발과 완화를 반복하는 질환
neurology	신경학	• 신경계에서 발생하는 각종 질환에 대해 연구하고, 실제로 질환을 가지고 있는 환자에게 치료를 제공하는 것을 목적으로 하는 학문
paraplegia	양쪽 하반신 마비	• 척추의 질환이나 상해에 의한 양하지의 마비

용어	의미	설명
Parkinson's Disease	파킨슨 질병	• 대표적인 신경퇴행성 질환 • 뇌에 분포하는 도파민의 신경세포가 점차 소실되어 발생하며 안정떨림, 경직, 운동완만(운동느림) 및 자세 불안정성이 특징 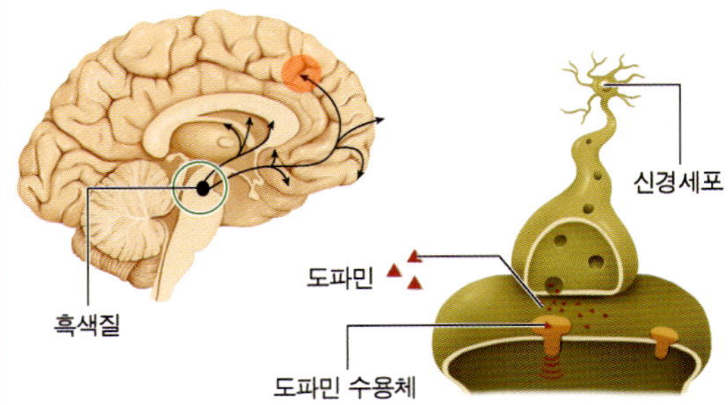 ※ 도파민의 분비가 감소하면 파킨슨병의 증상이 나타남 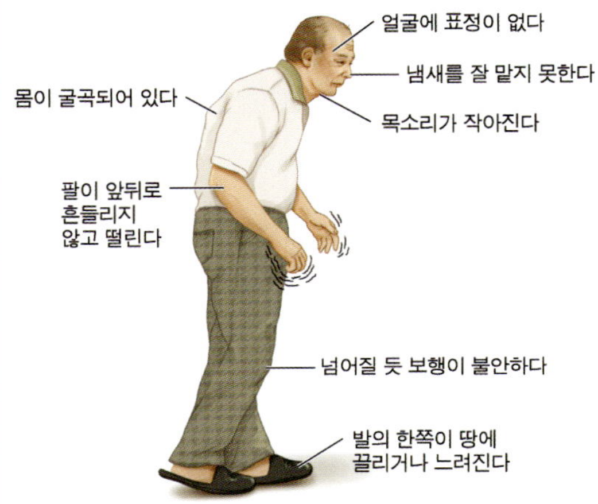
poliomyelitis	회백수염, 폴리오	• 폴리오(polio) 바이러스 감염 • 중추 신경계를 침범하여 급성 감염이 발생하고 그 결과 일시적 또는 영구적인 신체 마비와 변형이 초래되는 질환
seizure disorder	발작장애	• grand mal seizure 대발작 : 의식이 소실되고 온몸의 근육이 수축되며 긴장과 이완을 반복하는 간대기가 이어지는 발작이다. 발작 시에 의식 소실과 자율신경계 이상으로 침을 많이 흘리고 대소변을 보는 경우도 있음 • petit mal seizure 소발작 : 전조 증상 없이 의식이 잠깐 동안 소실되는 것, 반복적으로 하던 일을 갑자기 멈추는 것을 특징으로 함
epilepsy	간질	• 뇌에서 과도한 신경 흥분이 동시에 발생하기 때문에 나타나는 신경 질환. 발작 장애(seizure disorder)라고도 함

용어	의미	설명
spina bifida	척추갈림증	• 신경 발생 중 신경판이 관의 형태로 형성되는 발생과정에서 신경판의 양 끝이 가운데서 적절히 붙지 못하여 생기는 중심 봉합선 봉합장애로 생긴 척수 장애
syncope	실신	• 급작스런 뇌혈류 감소로 인하여 일시적으로 의식을 잃고 자세를 유지하지 못해 쓰러지는 증상
tetraplegia	사지마비	• 척수신경이 손상을 받아서 신경증세가 발생하여 양쪽 팔과 다리의 움직임이 약하거나 전혀 못 움직이는 상태
tremor	진전	• 손발, 두부, 안구 등의 정지 시에 볼 수 있는 불수의적 미동운동 일종의 운동신경 자극증상으로 의지와는 관계없이 나타나는 근육의 빠른 리듬 운동

Exercises 다음의 용어들을 읽고 관련 있는 것끼리 연결하세요.

anesthesia •	• 사지마비
stroke •	• 마취
paraplegia •	• 뇌졸중
syncope •	• 양쪽 하반신 마비
tetraplegia •	• 실신

3) 치료 및 수술 용어(Treatment & Surgical terms)

용어	의미	설명
craniotomy	개두술	• 두개를 절개하고 뇌를 드러내서 하는 수술
neurectomy	신경절제술	• 신경섬유를 그 주행경로에 있어서 절단하거나 일부를 절제하여 지배영역에게 무통상태를 초래하는 방법
neurolysis	신경박리술	• 신경주위 유착을 수술적으로 분리하는 것
neurorrhaphy	신경봉합술	• 외상 등에 의해 절단된 경우나 회복불능의 신경종을 절제한 경우 등에는 신경의 절단끝끼리 합쳐서 봉합
vagotomy	미주신경절단술	• 미주신경에 의해서 운반되는 충동(impulses)의 중단

4) 진단 검사(Laboratory & Special procedures)

용어	의미	설명
electroencephalography (EEG)	뇌파검사법	• 두피에 전극을 붙여 뇌의 전기적 활동을 기록하는 검사 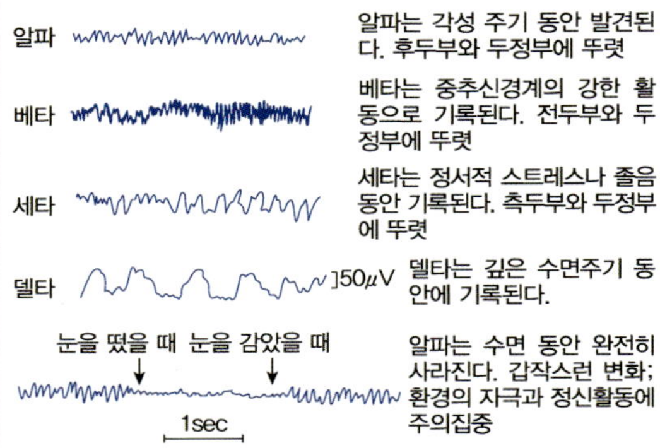
lumbar puncture	요추천자	• 신경계통 질환을 진단하는 데 필요한 척수액을 얻거나 약제를 척수강에 주입하기 위해 허리뼈 사이에서 긴 바늘을 거미막밑 공간으로 찔러 넣는 것 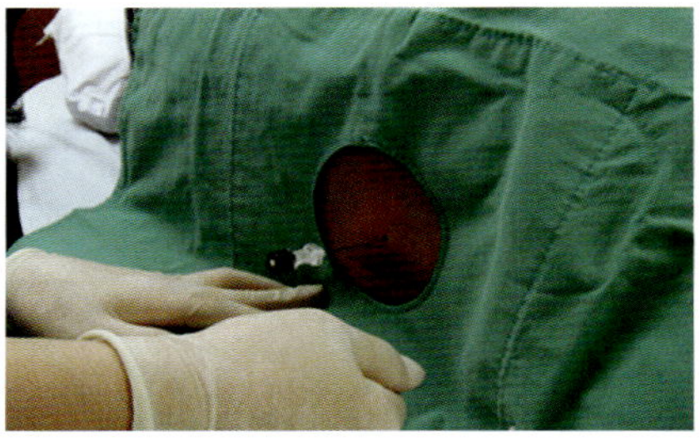
myelography	척수조영술	• 요추천자(lumbar puncture)를 통해 척추의 거미막하강 내에 조영제를 주입한 후 척추부위를 단순 X-선 촬영이나 CT 촬영을 하는 방법

5) 약어(Abbreviations)

약어	원어	의미
CNS	central nervous system	중추신경계
CSF	cerebrospinal fluid	뇌척수액
CVA	cerebrovascular accident	뇌졸중
EEG	electroencephalography	뇌파검사법
PNS	peripheral nervous system	말초신경계
TIA	transient ischemic attack	일과성뇌허혈발작

1

다음 그림을 보고 해부학적 명칭을 쓰시오.

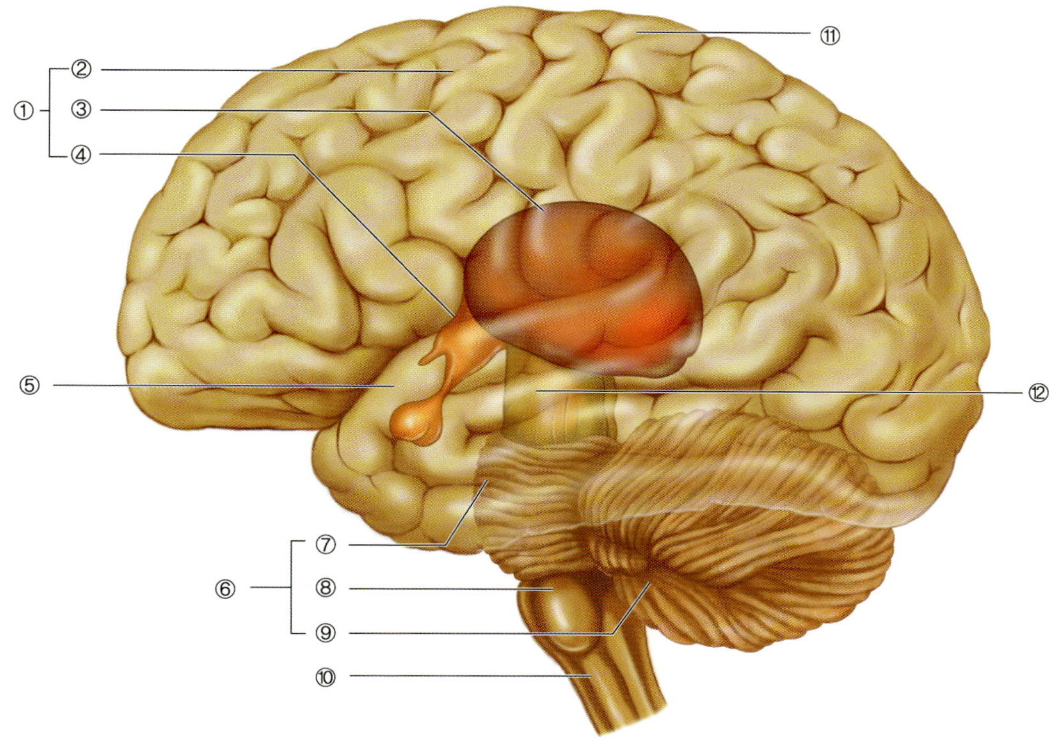

2

임상사례 (Clinical case)

58세 남자로 최근 들어 과다한 업무로 스트레스를 많이 받고 있었다. 갑작스런 좌측 편마비(①)와 실어증(②)으로 응급실로 입원하였다. 평소 고혈압(③)으로 약을 복용하고 있었고, 최근에는 일과성 뇌허혈 발작(④)으로 내원한 적이 있었다.

3

임상사례 (Clinical case)

7살 여자 아이로 유치원에서 놀던 중 갑자기 전신 경련(①)을 하며 의식을 잃고 실신(②)하였다. 병원에 후송하여 검사하던 중 뇌파검사(③)상 간질파를 발견하였고 간질(④)로 진단이 내려졌다.

4

뇌의 구조 중 자율신경계와 호르몬 조절 중추, 항상성조절 등의 역할을 하는 곳은 어디인가요?

① medulla oblongata ② pons ③ cerebrum
④ midbrain ⑤ hypothalamus

5

급작스런 뇌혈류 감소로 인해 일시적으로 의식을 잃고 쓰러지는 증상을 표현한 용어는 무엇인가요?

① convulsion ② dementia ③ syncope
④ tremor ⑤ meningitis

Answer |

1. 해부학용어 참조 **2.** ① hemiplegia, ② aphasia, ③ hypertension, ④ TIA
3. ① convulsion, ② syncope, ④ EEG, ④ Epilepsy **4.** ⑤ **5.** ③

넌센스퀴즈와 아재개그

QUIZ

01. 늑대가 동생을 부를 때 하는 말은? — 아우
02. 똑똑한 사람이 들어가는 곳은? — 화장실
03. 던지고 때려도 칭찬받는 사람은? — 야구선수
04. 세상에서 가장 지루한 중학교는? — 로딩중
05. 반성문을 영어로 하면? — 글로벌
06. 화장실에 사는 두 마리 용 이름은? — 신사용 · 숙녀용
07. 아몬드가 죽으면? — 다이아몬드
08. 세상에서 가장 가난한 왕은? — 최저임금
09. 딸기가 직장을 잃으면? — 딸기시럽
10. 깨뜨리고 칭찬받는 것은? — 신기록

JOKE

세상에서 가장 중요한 3가지 금은?

돈을 상징하는 〈황금〉

음식을 상징하는 〈소금〉

시간을 상징하는 〈지금〉 " Do it now!"

MEDICAL TERMINOLOGY

MEDICAL
TERMINOLOGY

05

C.H.A.P.T.E.R

심혈관계통

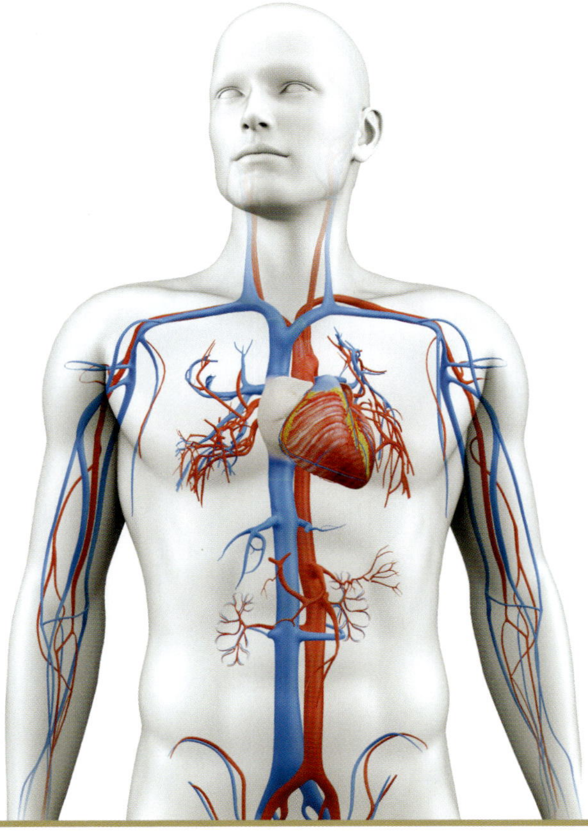

MEDICAL TERMINOLOGY

05 CHAPTER

심혈관계통
Cardiovascular System

1 해부학적 용어(Anatomical terms)

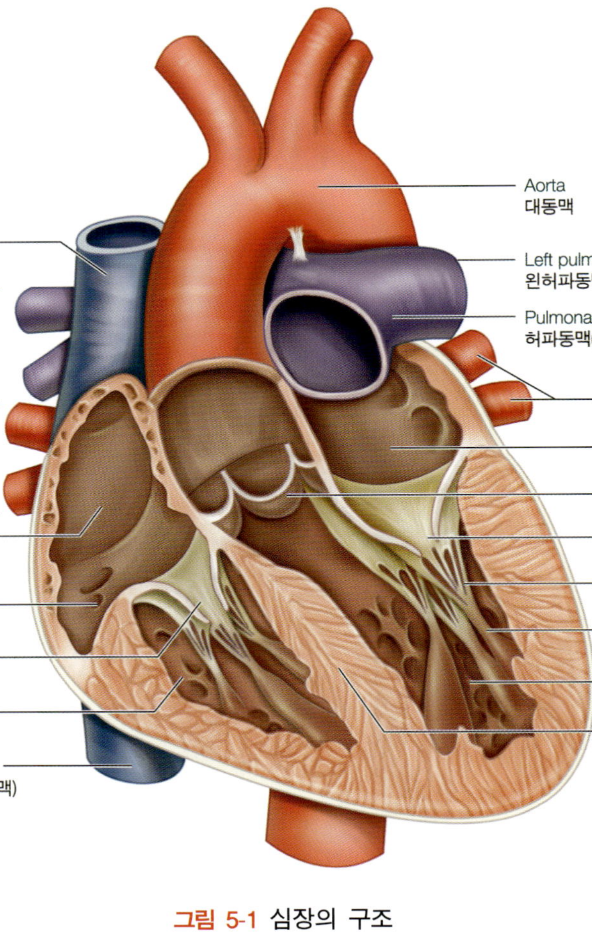

그림 5-1 심장의 구조

용어	의미	설명
aorta	대동맥	• 심장의 왼심실에서 시작하여 하복부에서 갈라져 온몸으로 가는 혈액을 공급하는 가장 큰 동맥
aortic valve	대동맥판막	• 대동맥과 좌심실의 경계에 있는 판막으로 심장을 확대하였을 때, 혈액이 심실로 역류하는 것을 막음
bicuspid valve	이첨판	• 심장의 좌심방과 좌심실 사이에서, 좌심실이 수축할 때 대동맥혈이 심방으로 올라오는 것을 막는 판막
heart	심장	• 2개 심방(atrium)과 2개 심실(ventricle)로 구성
endocardium	심내막	• 심장의 내강을 덮는 주로 단층편평상피로부터 이루어지는 층
epicardium	심외막	• 심장의 표면을 밀착해서 감싸고 있는 장막
interatrial septum	심방중격	• 좌우의 심방을 나누고 있는 격벽
interventricular septum	심실중격	• 좌우의 심실을 경계로 하고 있는 대부분은 근성의 중격
myocardium	심근층	• 심장벽의 중층(심근층)을 이루고 있는 두꺼운 근육
pericardial cavity	심막강, 심낭강	• 심장을 둘러싼 빈 곳 • 소량의 체액이 있으며 심장의 수축과 확장시 심장이 심강벽에 접촉되어 염증이 일어나지 않게 함
pericardium	심막	• 심장을 싸고 있는 이중의 막
mitral valve	승모판	• 심장의 좌심방과 좌심실 사이에 있는 방실판
pulmonary artery	폐동맥	• 온몸에서 심장으로 돌아온 정맥혈을 폐로 보내는 혈관
pulmonary valve	폐동맥 판막	• 우심실과 폐동맥을 경계로 하는 폐동맥구에 있는 판
pulmonary vein	폐정맥	• 폐에서 가스교환을 마친 동맥혈을 심장으로 보내는 좌우의 두 혈관
tricuspid valve	삼첨판	• 우심방과 우심실 사이에 있는 판으로 심실로 흘러간 혈액이 우심방으로 역류하는 것을 막음
superior vena cava	위대정맥	• 머리·얼굴·팔 부위 등 상반신으로 혈액을 모으는 정맥계의 본줄기
inferior vena cava	아래대정맥	• 횡격막이하의 하반신에서 오는 정맥의 혈액을 모으는 정맥으로 그 혈액을 우심방에 흘러들어가게 함

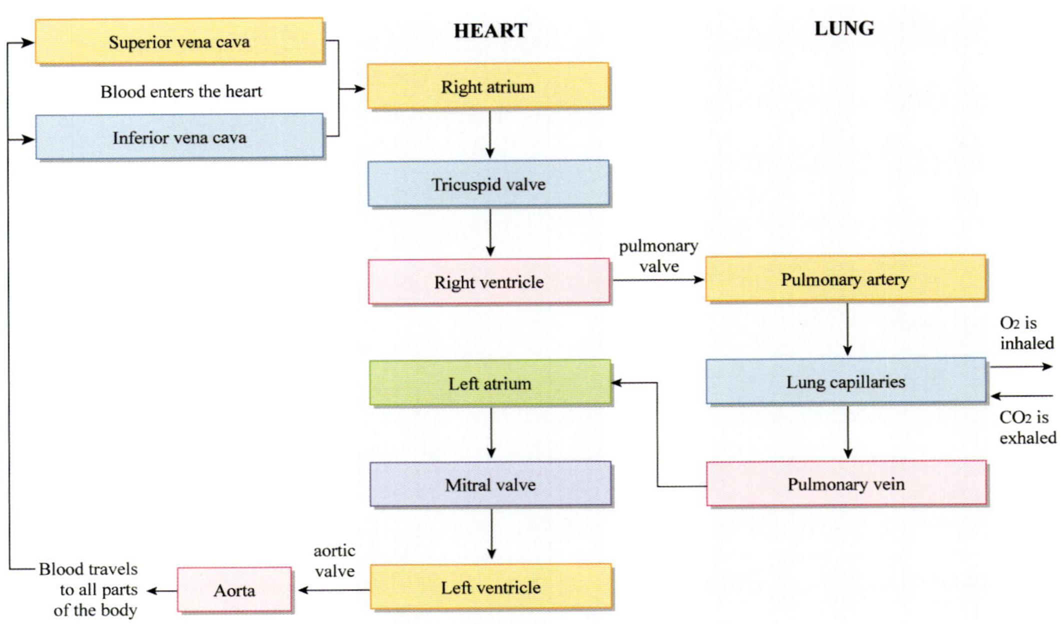

그림 5-2 Pathway of blood through the heart

2 의학용어(Medical terms)

1) 어근(Root), 의미(meaning)

어근(Root)	의미(meaning)
angi/o; vascul/o; vas/o	vessel 혈관
arteri/o	artery 동맥
ather/o	fatty debris 지방침착물
cardi/o	heart 심장
coron/o	crown 왕관
hem/o; hemat/o	blood 혈액
ven/o; phleb/o	vein 정맥

2) 증상 및 병리적 용어(Symptomatic & Pathologic terms)

용어	의미	설명
aneurysm	동맥류	• 동맥의 부분이 비정상적으로 증대된 것 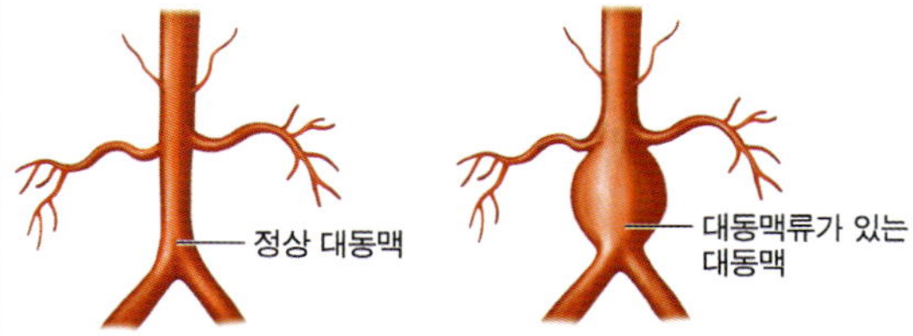 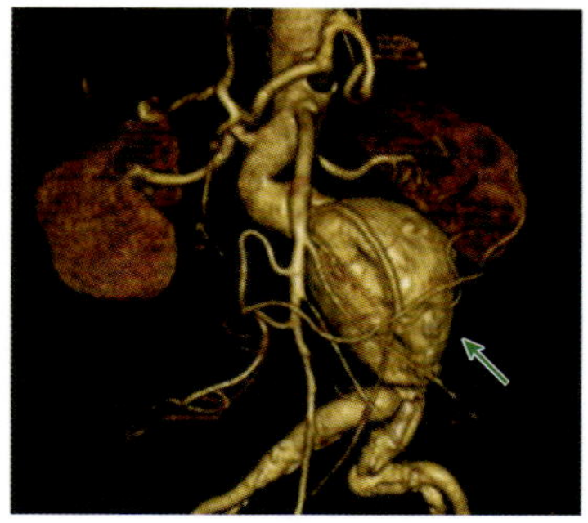
Angina pectoris	협심증	• 관상동맥 폐쇄나 협착에 의해 심장근육에 충분한 혈액 공급이 이루어지지 않아 생기는 흉부의 통증이나 불편감
arrhythmia	부정맥	• 심장의 규칙적인 수축이 계속되지 못하여 심장 박동이 비정상적으로 빨라지거나 늦어지거나 혹은 불규칙해지는 상태
arteriosclerosis	동맥경화증	• 혈관에 지방이 들어붙어 동맥이 좁아지고 탄력성을 잃게 되는 현상 • 콜레스테롤이나 중성지방이 침착하여 혈관의 탄력이 떨어지고, 혈전이 생기는 등 동맥이 좁아지는 현상 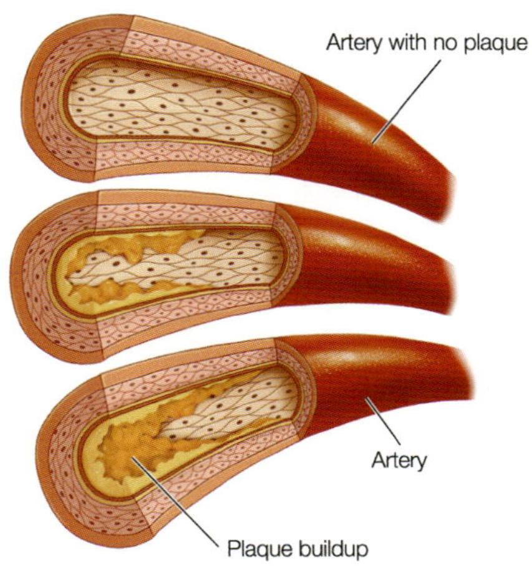

용어	의미	설명
arteriostenosis	동맥협착	• 동맥 구경이 좁아짐 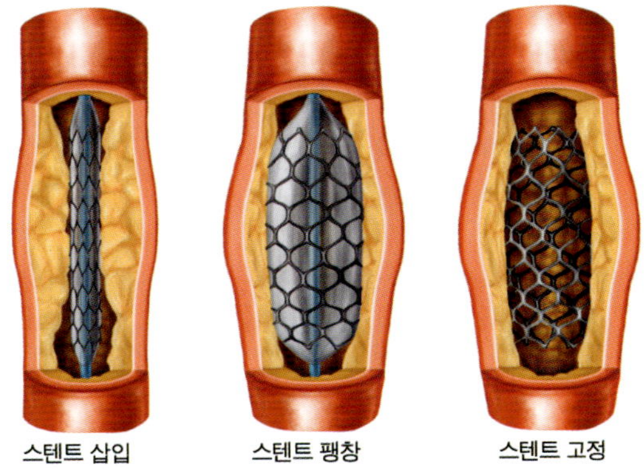
atheroma	죽종	• 동맥벽에 있는 지방성 덩어리
atherosclerosis	아테롬성 동맥경화증 (죽상경화증)	• 주로 혈관의 가장 안쪽을 덮고 있는 내막(endothelium)에 콜레스테롤이 침착하고 내피세포의 증식이 일어난 결과 '죽종(atheroma)'이 형성되는 혈관질환 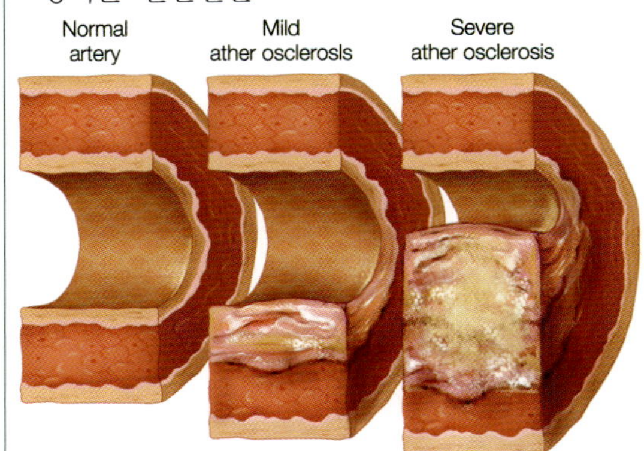
Blood Pressure(BP)	혈압	• diastolic blood pressure 이완기압 • systolic blood pressure 수축기압
bradycardia	서맥	• 심장 박동수가 1분당 60회 이하로 느려지는 상태
carditis	심장염	• 심장에 생긴 염증
congestive heart failure (CHF)	울혈성 심부전증	• 심장의 기능이 저하되면서 수축 능력이 감소하면, 심장은 심장이 내보내는 혈액의 양을 유지하기 위해 보상작용으로 심박동수의 증가와 배출하는 혈액의 양을 증가시키기 위해 좌심실이 비대해짐 • 보상작용으로 감소된 심박출량을 더 이상 보상하지 못하면 울혈성 심부전증이 발생

용어	의미	설명
coronary artery disease (CAD)	관상동맥질환	• 관상동맥이 병변으로 인해 내강이 협착되고 심근에 허혈이 생겨서 일으키는 질환 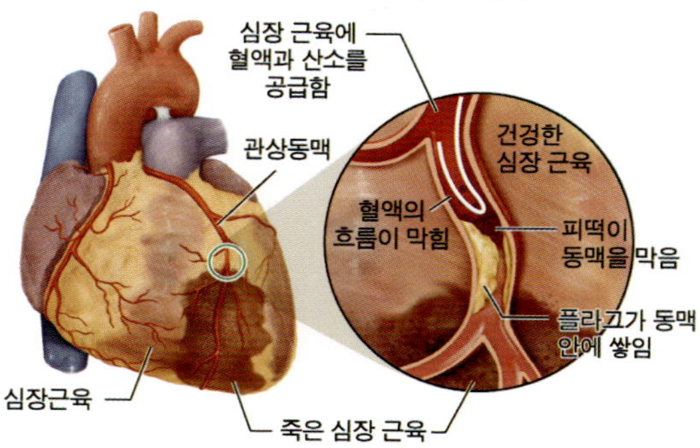
cyanosis	청색증	• 피부와 점막이 푸른색을 나타내는 것으로 해당 부위의 혈관에 산소포화도가 떨어져서 나타남 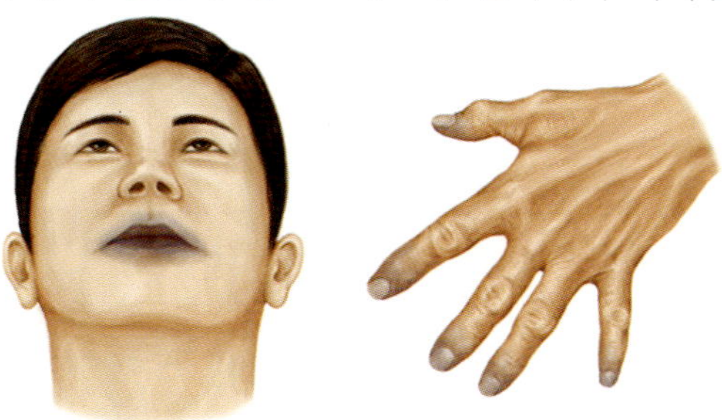
deep vein thrombosis (DVT)	심부정맥 혈전증	• 하지 내 정맥의 혈류장애로 인해 정체된 혈액이 응고되어 혈전(피떡)이 발생하는 질환
edema	부종	• 조직 내에 림프액이나 조직의 삼출물 등의 액체가 고여 과잉 존재하는 상태
embolus	색전	• 혈관 속에 유기물질이 침착되어 관의 일부가 막히는 현상 또는 그 원인물질
embolism	색전증	• 혈류나 림프류에 의해 맥관계 속으로 운반되어 온 여러 부유물이 가는 혈관강의 일부 또는 전부를 막은 상태
endocarditis	심내막염	• 심장 가장 안쪽을 싸는 막이나 심장 판막에 생긴 염증
flutter	조동	• 심박수가 분당 240~260회 정도
Heart Arrest	심장마비	• 심장의 기능이 갑자기 중단된 것
murmur	잡음	• 심장박동시에 비정상적이고 예외적인 소리가 나는 것
Myocardial Infarction(MI) Heart Attack	심장근육경색	• 관상동맥 중 어느 하나라도 혈전증이나 혈관의 빠른 수축 등에 의해 막히는 경우, 심장의 전체 또는 일부분에 산소와 영양 공급이 급격하게 줄어서 심장근육조직이나 세포가 죽는 상황

용어	의미	설명
myocardial ischemia	심근허혈	• 일부 심장근육에 혈액 공급이 부족해져 생기는 상태
palpitation	심계항진	• 심장의 두근거림(가슴두근거림)이라고 표현할 수 있는데 빠르고 불규칙적인 심장박동(heartbeat)이 일어나는 것을 말함
patent ductus arteriosus (PDA)	동맥관개존증	• 태아기에 대동맥과 폐동맥 연결 혈관인 동맥관이 출생 직후에도 닫히지 않고 계속 열려 있는 경우 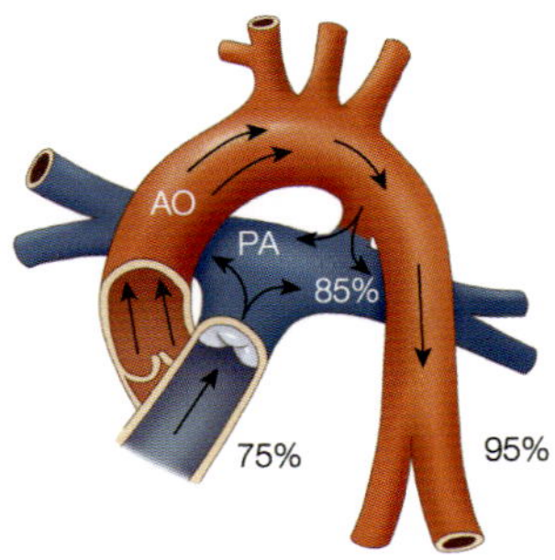
pericarditis	심낭염, 심막염	• 여러 가지 질병과 다양한 요인에 의해 심장막에 염증이 생긴 상태
phlebitis	정맥염	• 정맥벽에 염증성 침윤이 있고 강내에 혈전 형성이 있으며, 이러한 환부에 부종, 경직 및 동통을 수반
pulse(P)	맥박	• 심장의 박동으로 인해 대동맥 속으로 급히 유입되는 혈압이 동맥에 나타나는 현상
regurgitation	역류	• 심장 판막의 기능부전시 심실에서 볼 수 있는 혈액의 역류
septal defect	중격결손	• atrial septal defect(ASD) 심방 중격 결손증 : 좌심방과 우심방 사이의 중격(중간 벽)에 구멍(결손)이 있는 경우 • ventricular septal defect(VSD) 심실 중격 결손증 : 좌심실과 우심실 사이의 중격(중간 벽)에 구멍(결손)이 있는 경우 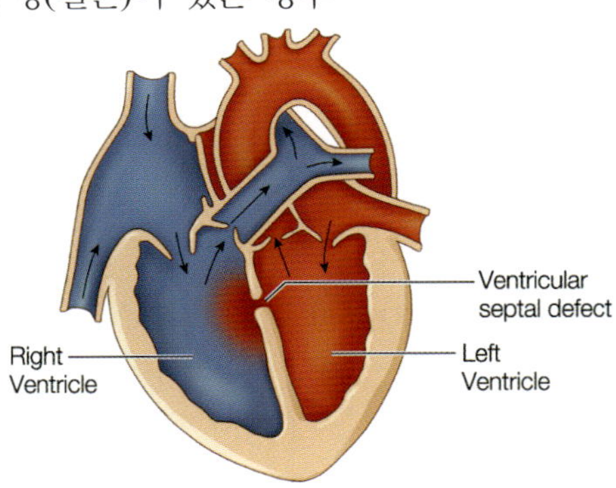

용어	의미	설명
tachycardia	빈맥	• 심장 박동수가 분당 100회 이상으로 지나치게 빠른 상태
tetralogy of Fallot	팔로4증후군	• 선천성 심장질환 4가지 결손을 가짐 : 폐동맥협착, 심실중격결손, 대동맥우위, 우심실비대 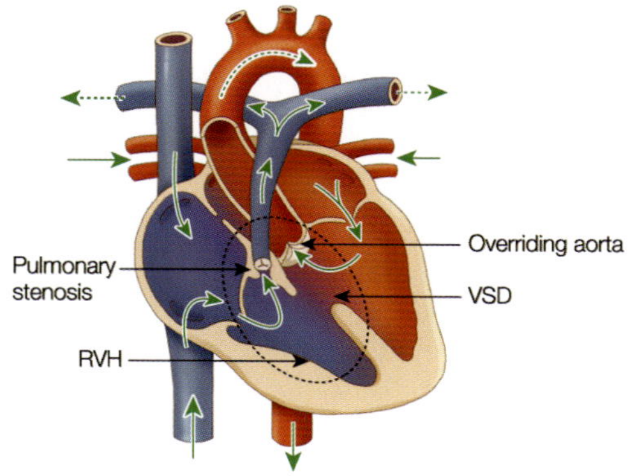
thrombocytopenia	혈소판 감소증	• 혈액 $1mm^3$당 혈소판 수치가 10만 개 이하인 상태
thrombophlebitis	혈전정맥염	• 정맥에 생기는 염증성 질환으로 주로 정맥주사 맞은 부위에 가까운 정맥에 혈전이 생겨 정맥 부분이 붉게 붓고 가벼운 통증, 응어리가 생김 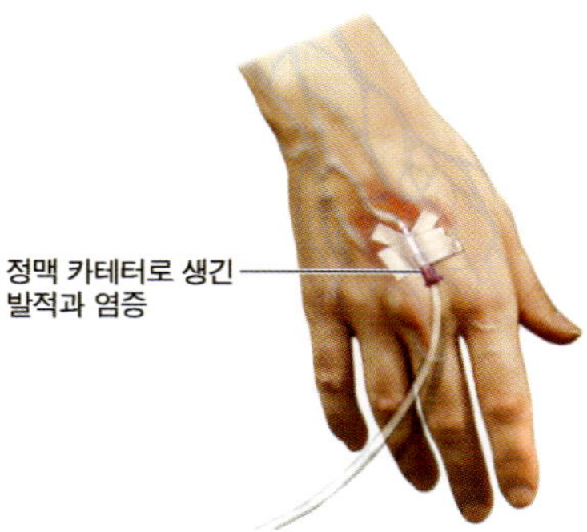
thrombus	혈전	• 혈관 속에서 피가 굳어진 덩어리
thrombosis	혈전증	• 심장이나 혈관에서 피가 엉겨 붙은 혈전이 생성되는 것
varicose veins	정맥류	• 정맥이 비정상적으로 팽창되어 있어 정맥벽이 약하게 되어 정맥벽의 밸브가 제기능을 할 수 없게 되거나 또는 탄력성을 잃어서 혈액역류를 형성하여 정상적인 혈액순환이 일어나지 못함
vasoconstriction	혈관수축	• 혈관이 수축하는 것
vasodilation	혈관확장	• 혈관이 확장하는 것
ventricular fibrillation	심실세동	• 심장의 박동에서 심실의 각 부분이 무질서하게 불규칙적으로 수축하는 상태로 심박수가 분당 350회 이상

Exercises 다음의 용어들을 읽고 관련 있는 것끼리 연결하세요.

Angina pectoris •	• 심근경색증
bradycardia •	• 청색증
cyanosis •	• 정맥염
Myocardial Infarction •	• 협심증
palpitation •	• 서맥
phlebitis •	• 혈전증
regurgitation •	• 역류
varicose veins •	• 심실세동
thrombosis •	• 심계항진
ventricular fibrillation •	• 정맥류

3) 치료 및 수술 용어(Treatment & Surgical terms)

용어	의미	설명
angioplasty	혈관성형술	• 관 안에 가는 관을 넣고 조영제를 주사하여 X 선에서 혈관의 좁아진 부위를 찾고 이를 넓혀 주는 시술 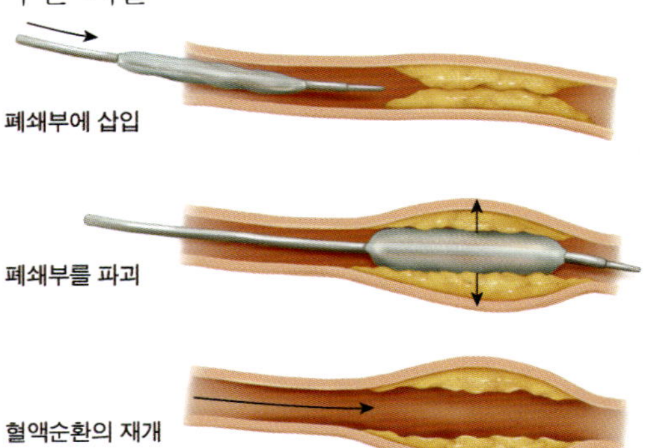
aneurysmectomy	동맥류절제술	• 동맥류를 적출하는 수술 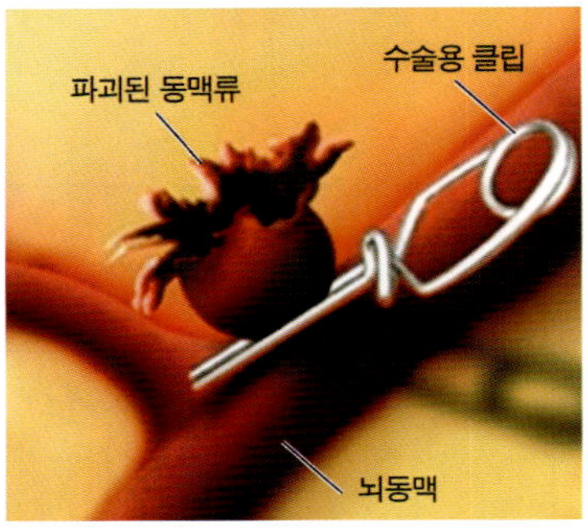

용어	의미	설명
cardiopulmonary resuscitation(CPR)	심폐소생술	• 심장이 마비된 상태에서도 혈액을 순환시켜, 뇌의 손상을 지연시키고 심장마비 상태로부터 회복에 도움을 줌
defibrillation	세동 제거, 제세동	• 심실세동 또는 심방세동을 정상조율로 되돌리는 수단
valvulotomy	판막절개술	• 판막질환시 사용되는 시술

4) 진단 검사(Laboratory & Special procedures)

용어	의미	설명
echocardiograph	심장초음파	• 초음파를 이용하여 심장의 영상을 기록하기 위해서 사용되는 도구
echocardiography	심초음파검사	• 초음파를 이용해 심장의 해부학적 구조와 기능을 평가하는 검사법 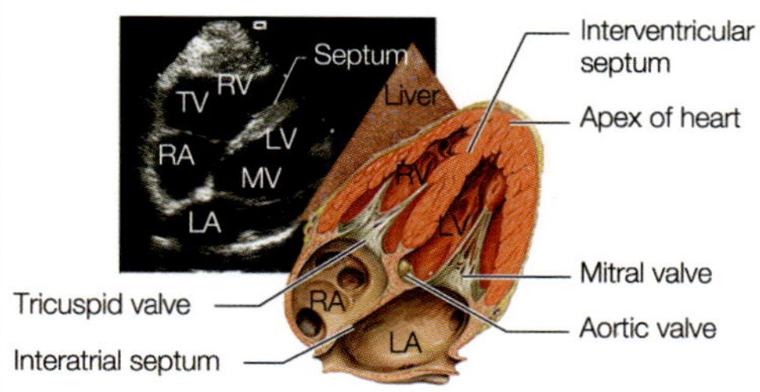
electrocardiography (ECG)	심전도검사	• 심장에서 발생하는 전류의 그래프 기록을 만드는 방법 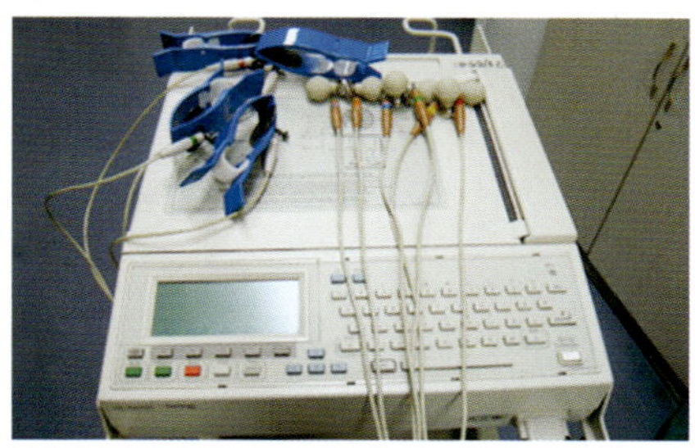
pericardiocentesis	심장막천자	• 심막강의 액정체에 의하여 심기능저하를 초래하였을 때에(심장탐포네이드), 정체액을 천자에 의하여 배제하는 방법 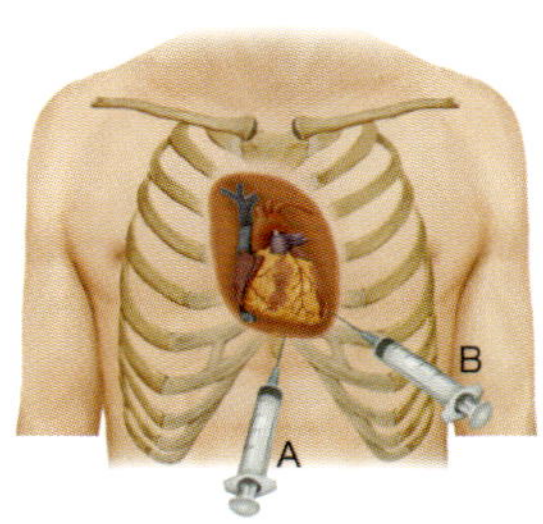

5) 약어(Abbreviations)

약어	원어	의미
ASD	atrial septal defect	심방중격결손
AED	automated external defibrillator	자동제세동기
CABG	coronary artery bypass graft	관상동맥우회술
CCU	coronary care unit	관상동맥질환 집중치료병동
CHF	congestive heart failure	울혈성 심부전증
DVT	deep vein thrombosis	심부정맥혈전증
ECG	electrocardiography	심전도검사
LA	left atrium	좌심방
LV	left ventricle	좌심실
MI	myocardial infarction	심근경색증
PDA	patent ductus arteriosus	동맥관 개존증
PTCA	percutaneous transluminal coronary angioplasty	경피적 관상동맥 성형술
PVC	premature ventricular contractions	심실조기수축
RA	right atrium	우심방
RV	right ventricle	우심실
TOF	tetralogy of Follot	팔로4증후군
VSD	ventricular septal defect	심실중격결손

MEMO

1

다음 그림을 보고 해부학적 명칭을 쓰시오.

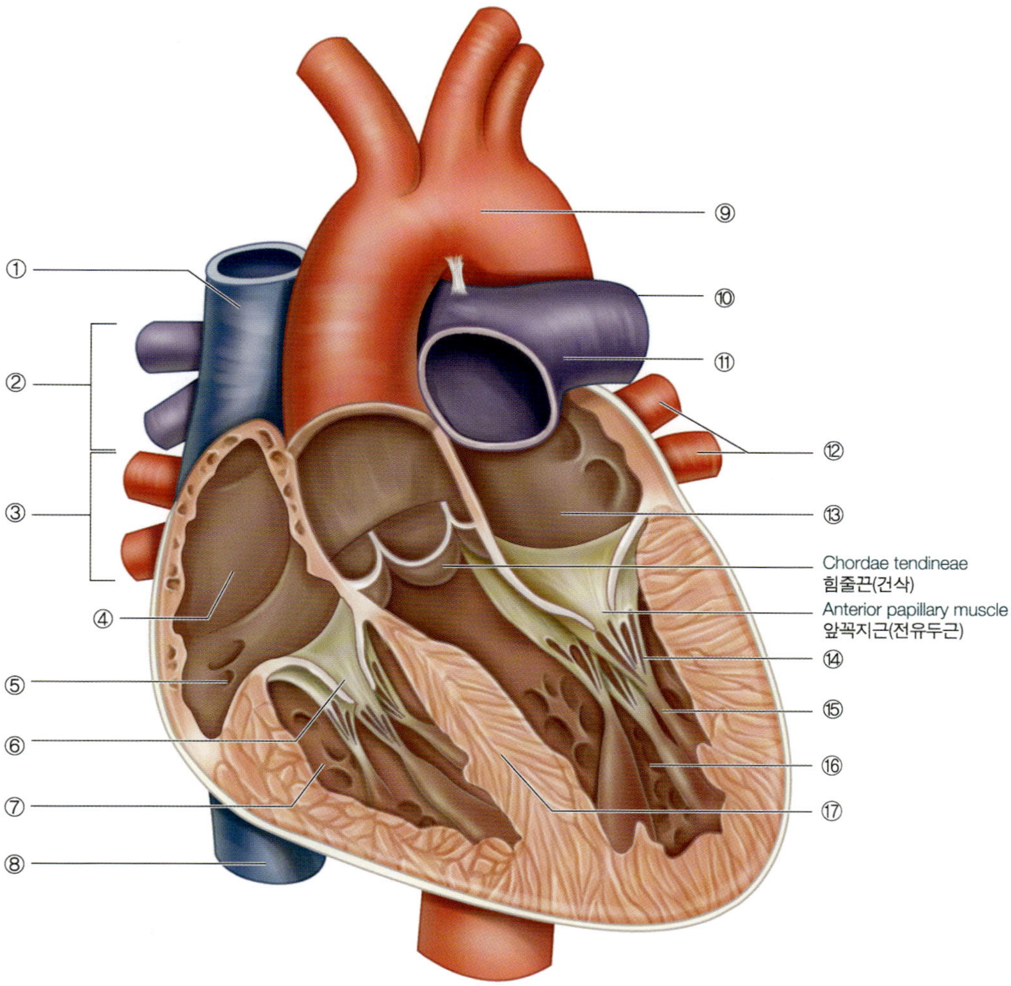

2

임상사례 (Clinical case)

68세 남자 환자는 약 2년 전 심한 협심증(①)이 있었고, 허혈성 심장질환(②)으로 입원하였었다고 한다. 하루 전 호흡곤란(③)이 있었고, 심계항진(④), 가슴통증(⑤), 오심(⑥)과 구토(⑦) 증상이 있었다. 숨쉬기 어려워 응급실로 이송되었고, 심근경색(⑧)이 있는 것을 발견하였다.

3

임상사례 (Clinical case)

72세 여자 환자로 응급실로 이송되었을 당시, 혈압은 180/80mmHg로 고혈압(①)이었다. 맥박(②)은 분당 130회로 빈맥(③)이 있었다. 심전도 검사상(④) 세동(잔떨림)(⑤)이 보였고, 혈액검사상 빈혈(⑥)이 있었다.

4

심장박동시에 비정상적이고 예외적인 소리가 나는 것을 표현한 용어는 무엇인가요?

① rhonchus ② Wheeze ③ crackle
④ gallops ⑤ murmur

5

심실세동 또는 심방세동을 정상 심장리듬으로 되돌리는 수단으로 사용되는 용어는 무엇인가요?

① arrhythmia ② defibrillation ③ tachycardia
④ palpitation ⑤ ventricular fibrillation

Answer |

1. 해부학용어 참조 **2.** ① angina pectoris, ② myocardial ischemia, ③ dyspnea, ④ palpitation, ⑤ chest pain, ⑥ nausea, ⑦ vomiting, ⑧ myocardial infarction
3. ① hypertension, ② pulse, ③ tarchycardia, ④ EKG, ⑤ fibrillation, ⑥ anemia
4. ⑤ **5.** ②

빌 게이츠의 명언

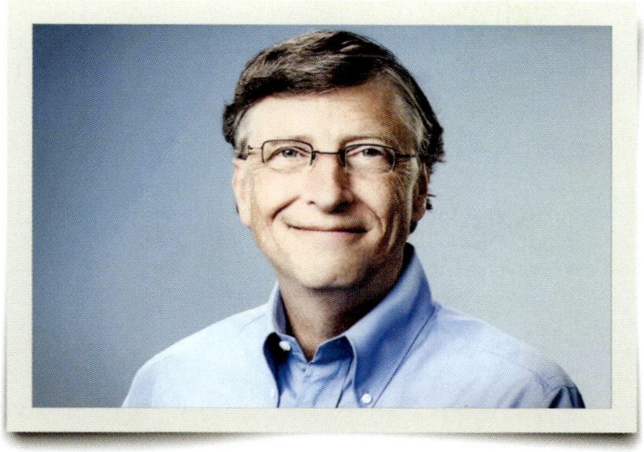

"If you born poor it's not your mistake, but if you die poor it's your mistake."

(가난하게 태어난 것은 당신의 실수가 아니지만 죽을 때도 가난한 것은 당신의 실수이다)

-Bill Gates-

빌게이츠가 들려주는 『인생충고 10가지』

2007년 MT. Whitney 고등학교를 방문해 고등학교 학생들에게 들려주었다고 한다.

01. 인생이란 원래 공평하지 못하다. 그런 현실에 대하여 불평할 생각하지 말고 받아들여라.
02. 세상은 너 자신이 어떻게 생각하든 상관하지 않는다. 세상이 너희들한테 기대하는 것은 네가 스스로 만족하다고 느끼기 전에 무엇인가를 성취해서 보여줄 것을 기다리고 있다.
03. 대학교육을 받지 않은 상태에서 연봉이 4만 달러가 될 것이라고는 상상도 하지 말라.
04. 학교 선생님이 까다롭다고 생각되거든 사회 나와서 직장 상사의 진짜 까다로운 맛을 한 번 느껴봐라.
05. 햄버거 가게에서 일하는 것을 수치스럽게 생각하지 말라. 너희 할아버지는 그 일을 기회라고 생각하였다.
06. 네 인생을 네가 망치고 있으면서 부모 탓을 하지 말라. 불평만 일삼을 것이 아니라 잘못한 것에서 교훈을 얻어라.
07. 학교는 승자나 패자를 뚜렷이 가리지 않을지 모른다. 어떤 학교에서는 낙제제도를 아예 없애고 쉽게 가르치고 있다는 것을 잘 안다. 그러나 사회 현실은 이와 다르다는 것을 명심해라.
08. 인생은 학기처럼 구분되어 있지도 않고 여름 방학이라는 것은 아예 있지도 않다. 네가 스스로 알아서 하지 않으면 직장에서는 가르쳐 주지 않는다.
09. TV는 현실이 아니다. 현실에서는 커피를 마셨으면 일을 시작하는 것이 옳다.
10. 공부밖에 할 줄 모르는 "바보"한테 잘 보여라. 사회 나온 다음에는 아마 "그 바보" 밑에서 일하게 될지도 모른다.

MEDICAL TERMINOLOGY

MEDICAL
TERMINOLOGY

06

C.H.A.P.T.E.R

혈액 & 림프계통과 면역계통

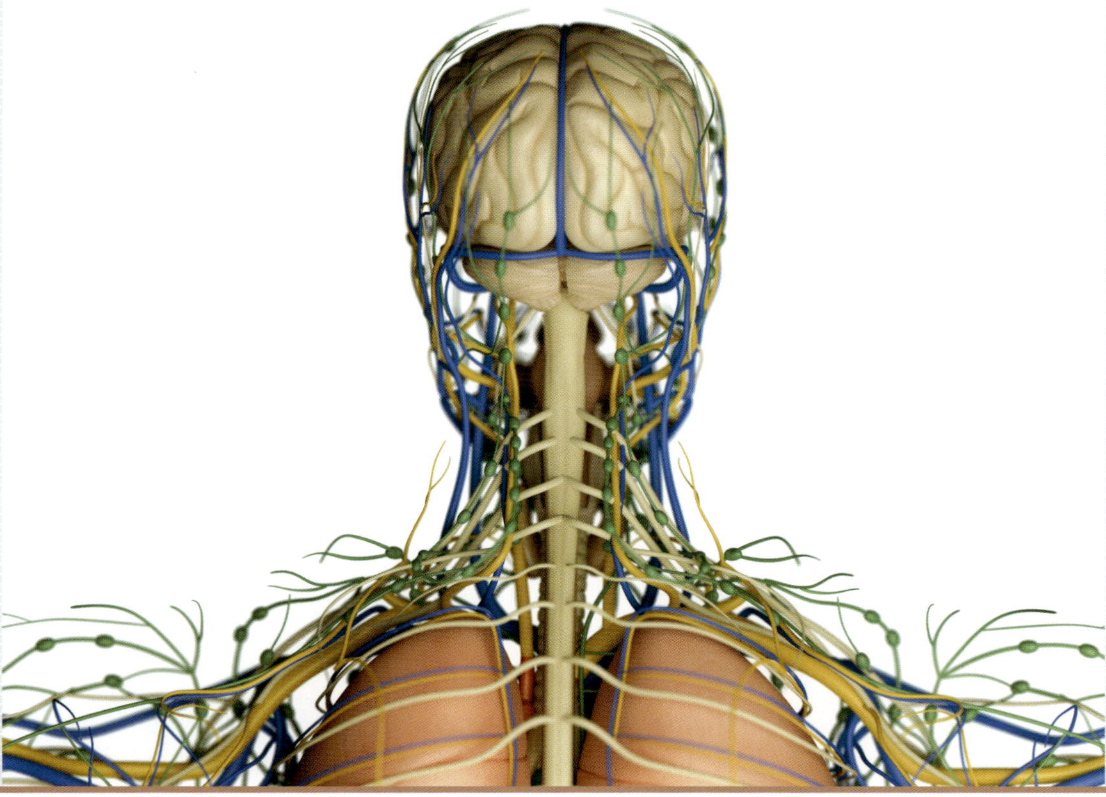

MEDICAL TERMINOLOGY

06 CHAPTER

혈액 & 림프계통과 면역계통

Blood & Lymphatic and Immune System

1 해부학적 용어(Anatomical terms)

1) 혈구

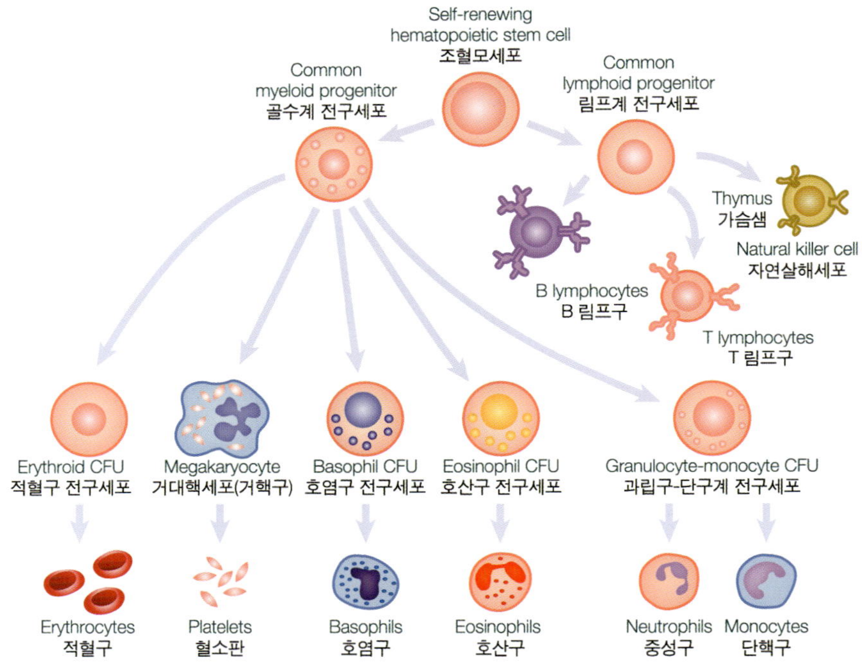

그림 6-1 혈구의 분화

용어	의미	설명
erythrocyte	적혈구	• 혈액의 주요 성분 중의 하나로 산소운반을 위하여 특화된 혈구
leukocyte	백혈구	• granular leukocyte 과립백혈구 : neutrophil(호중구), eosinophil(호산구), basophil(호염기구) • agranular leukocyte 무과립백혈구 : lymphocyte(림프구), monocyte(단핵구)
platelet	혈소판	• 혈구의 일종으로 부착과 응집 과정을 통해 일차 지혈 기전을 담당

2) 전신 림프절

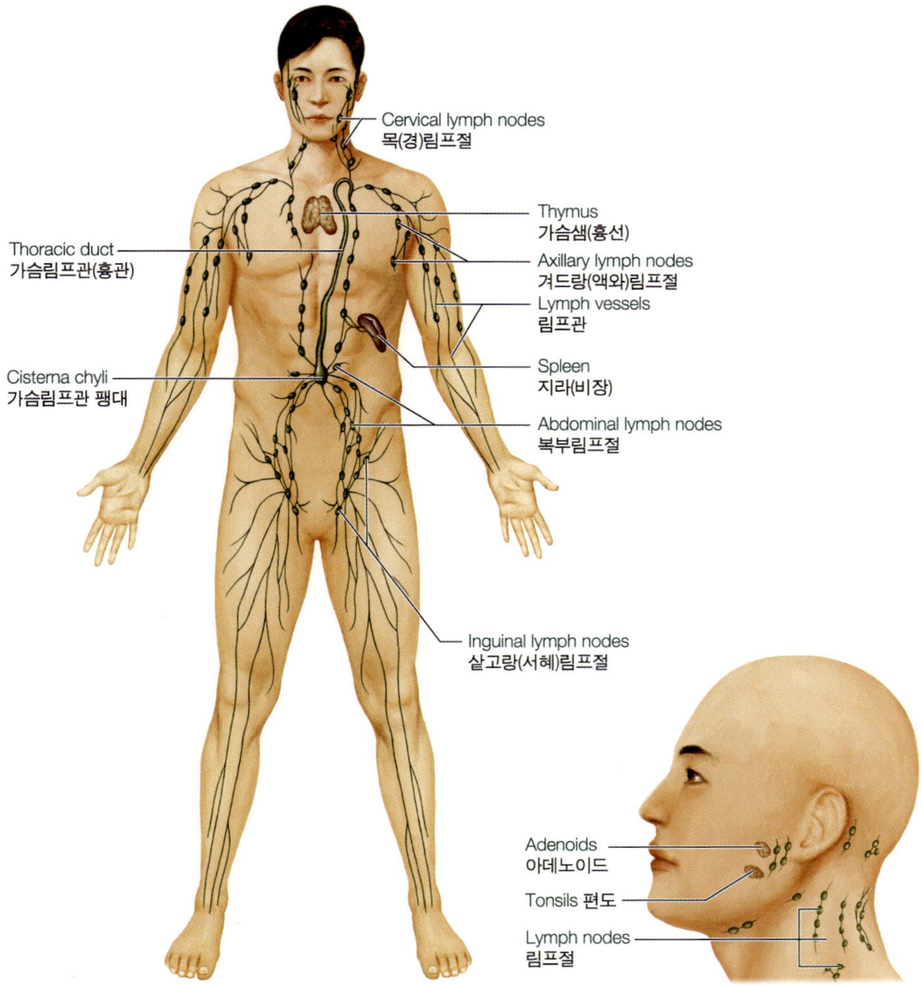

그림 6-2 림프계통

용어	의미	설명
lymphnode	림프절	• 면역 기관으로 림프계를 구성하는 기관으로 인체 내 이물질을 처리
lymph vessels	림프관	• 림프구가 함유된 림프액이 이동하는 관(통로)로 림프절을 서로 연결
spleen	비장	• 가장 큰 림프기관으로서 혈액 속의 혈구 세포를 만들거나 제거
thymus	가슴샘	• 가슴뼈의 뒤, 심장과 대동맥의 앞에 위치하는 림프 면역 기관
tonsil	편도	• 외부 세균 등의 물질로부터 우리 몸을 방어하는 목 안쪽 및 코 뒷부분에 위치하는 림프조직

2 의학용어(Medical terms)

1) 어근(Root), 의미(meaning)

어근(Root)	의미(meaning)
-cytosis	abnormal increase in the number of cells; 세포의 비정상적 증가
-emia	blood condition 혈액 상태
immun/o	immunity; safe 면역; 안전
leuk/o	white 하얀
lymphaden/o	lymph node 림프절
hemat/o; hem/o	blood 피
lymphangi/o	lymph vessel 림프관
-penia	deficient; decrease 모자람; 감소
splen/o	spleen 지라, 비장
thromb/o	clot 덩어리
tonsill/o	tonsil 편도
thym/o	thymus gland 가슴샘, 흉선

2) 증상 및 병리적 용어(Symptomatic & Pathologic terms)

용어	의미	설명
anemia	빈혈	• 혈액 성분 중 적혈구 수, 헤모글로빈 농도가 부족한 상태
autoimmune disease	자가면역질환	• 자기의 신체 성분의 무엇인가에 변질이 일어나서 항체가 생겨, 항원항체반응이 일어남으로써 발생하는 질환
epistaxis	비출혈	• 비점막의 출혈, 코피
erythropenia	적혈구감소(증)	• 혈액 성분 중 적혈구수의 감소 상태
hematoma	혈종	• 장기나 조직 속에 출혈하여 한 곳에 혈액이 괸 상태 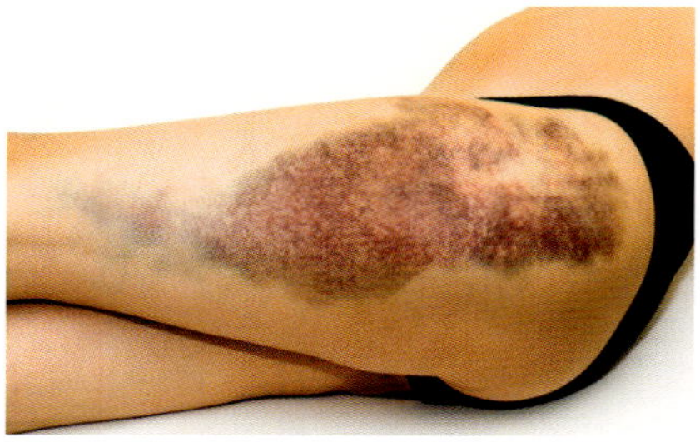
hemolysis	용혈	• 혈액의 파괴

용어	의미	설명
hemophilia	혈우병	• X염색체에 있는 유전자의 선천성, 유전성 돌연변이로 인해 혈액 내의 응고인자가 부족하게 되어 발생하는 출혈성 질환을 말함
hemostasis	지혈	• 상처로부터 출혈을 멈추게 하는 것
immunodeficiency	면역결핍	• 생체의 면역기구 자체 장애나 외적요인으로 인해 장애를 일으키고 있는 상태인 면역부전으로 일어나는 상태
leukemia	백혈병	• 혈액 세포 중 백혈구에 발생한 암으로서, 비정상적인 백혈구(백혈병 세포)가 과도하게 증식하여 정상적인 백혈구와 적혈구, 혈소판의 생성이 억제
leukocytosis	백혈구증가(증)	• 백혈구의 총수가 생리적 동요치(혈액 $1mm^2$중 5천~1만 개)를 넘어서서 1만 개 이상으로 증가된 상태
lymphadenitis	림프절염	• 림프절의 염증
lymphadenopathy	림프샘 질환	• 특히 림프절이 커지는 림프절 질환
lymphedema	림프부종	• 림프관의 폐색으로 인해 림프액이 피하에 저류한 상태 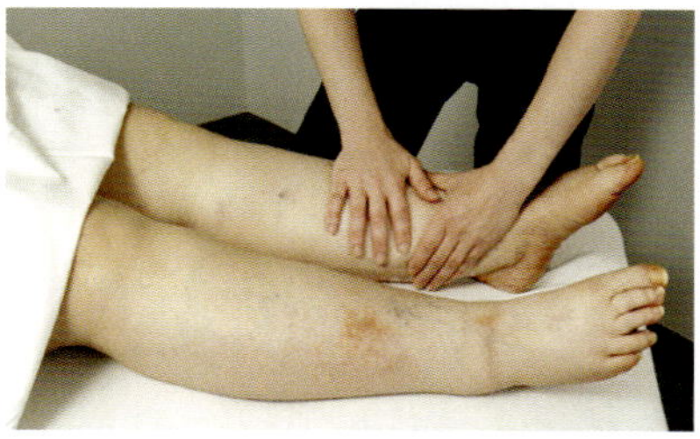
lymphoma	림프종	• 림프조직의 종양성 병변
multiple myeloma	다발성 골수종	• 형질세포가 비정상적으로 분화 및 증식되어 나타나는 혈액암으로 비 정상적인 형질세포를 골수종세포(myeloma cell)라고 함
pancytopenia	범혈구감소증	• 백혈구 · 적혈구 · 혈소판이 모두 감소된 상태
purpura	자반증	• 혈소판 감소로 발생하며 피부나 점막의 출혈로 인해 발생하는 피부 홍반(붉은점) 또는 자색반(보라색점)을 말함 • 혈관 밖으로 적혈구가 유출되어 발생하므로 해당 부위를 눌렀을 때 홍반이 사라지지 않는 특징 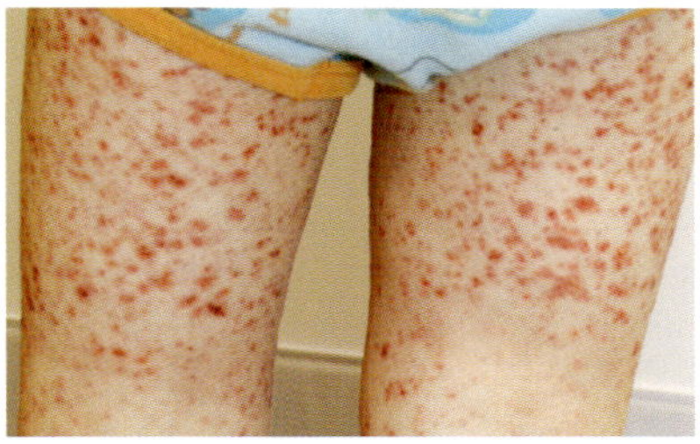

용어	의미	설명
splenomegaly	지라비대	• 비장의 용적이나 중량이 정상 범위를 넘어 증가하는 것
thrombolysis	혈전 용해	• 혈전이 복잡한 기전에 의해서 용해되는 현상

Exercises 다음의 용어들을 읽고 관련 있는 것끼리 연결하세요.

anemia •	• 림프종
leukemia •	• 빈혈
lymphoma •	• 범혈구감소증
pancytopenia •	• 백혈병
purpura •	• 자반증

3) 치료 및 수술 용어(Treatment & Surgical terms)

용어	의미	설명
tonsillectomy	편도 절제	• 반복적인 편도염, 편도 비대에 의한 합병증을 예방하기 위해 편도를 제거하는 수술 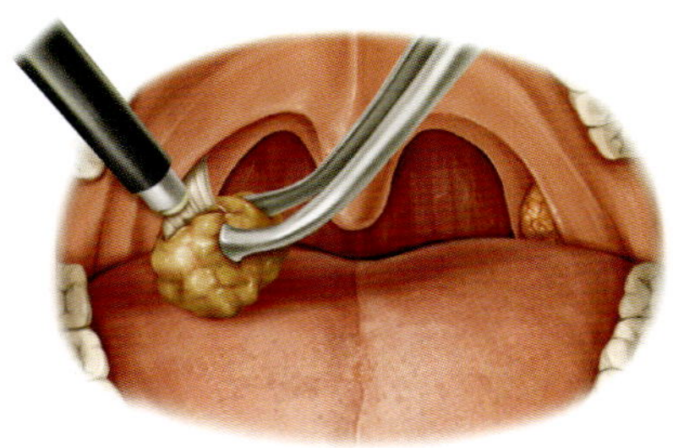
thymectomy	가슴샘절제	• 가슴샘을 적출하는 수술
thrombectomy	혈전절제술	• 혈관으로부터 혈전을 제거하는 것
lymphadenectomy	림프절절제	• 림프절을 제거하는 수술로 종양제거를 위해 사용 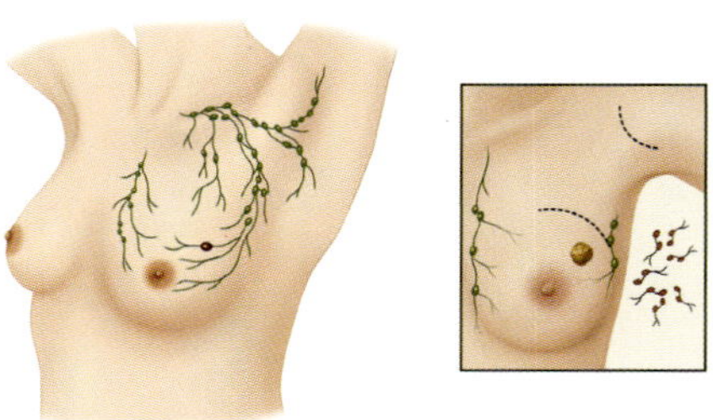
splenectomy	비장절제술	• 비장의 일부 전체를 제거, 비장비대시 정상보다 더 많은 적혈구 파괴로 빈혈을 유발할 수도 있어 제거

4) 진단 검사(Laboratory & Special procedures)

용어	의미	설명
veinpuncture	정맥천자	
bonemarrow biopsy	골수생검	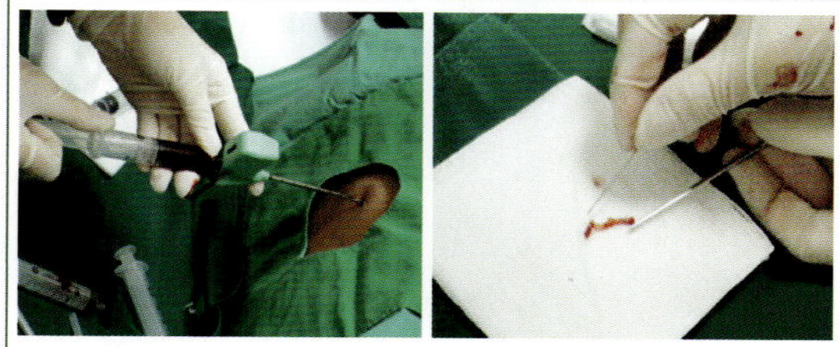

5) 약어(Abbreviations)

약어	원어	의미
ALL	acute lymphocytic leukemia	급성림프성백혈병
AML	acute myelogenous leukemia	급성골수성백혈병
BMT	bonemarrow transplantation	골수이식
CBC	complete blood count	일반혈액검사
ESR	erythrocyte sedimentation rate	적혈구침강계수
Hb	hemoglobin	헤모글로빈
Hct	hematocrit	헤마토크릿트
PT	prothrombin time	프로트롬빈시간
RBC	red blood cell	적혈구
WBC	white blood cell	백혈구

MEMO

CHAPTER 6

EXERCISES

1

다음 그림을 보고 해부학적 명칭을 쓰시오.

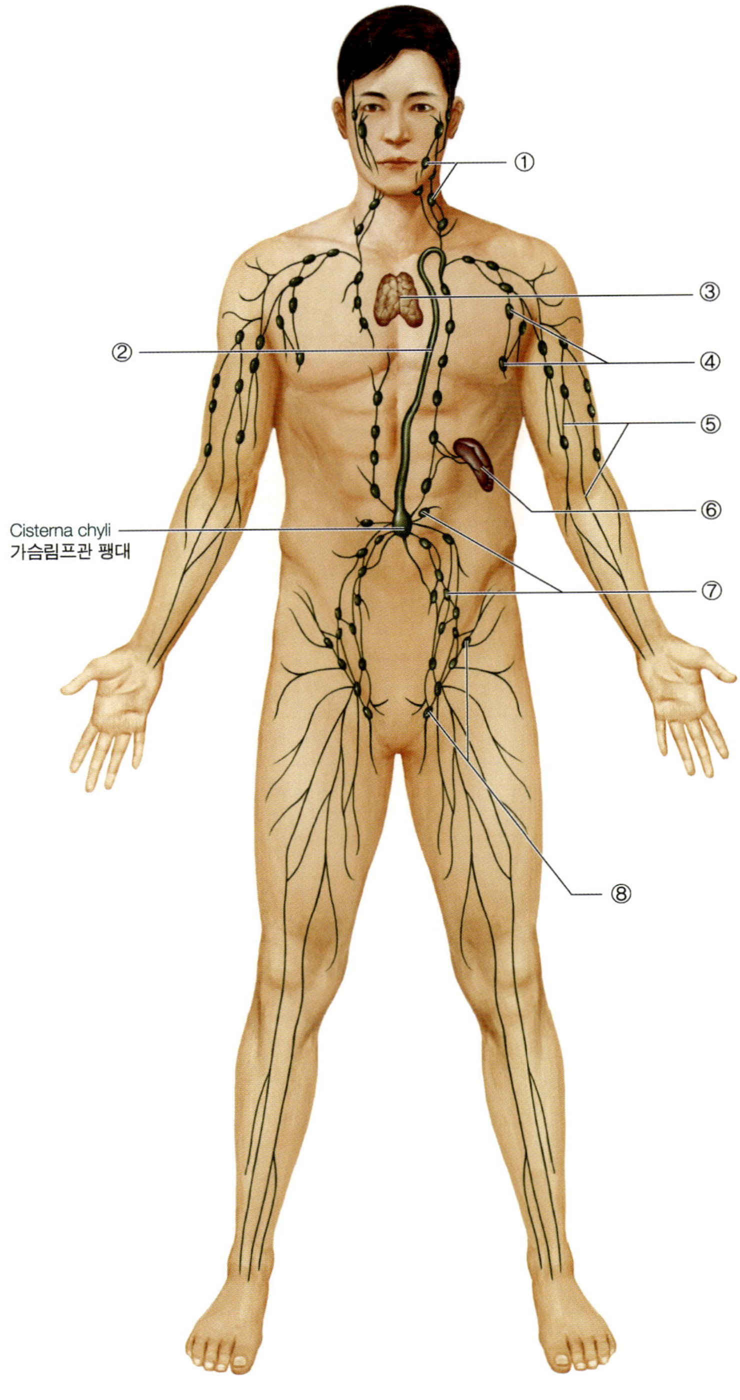

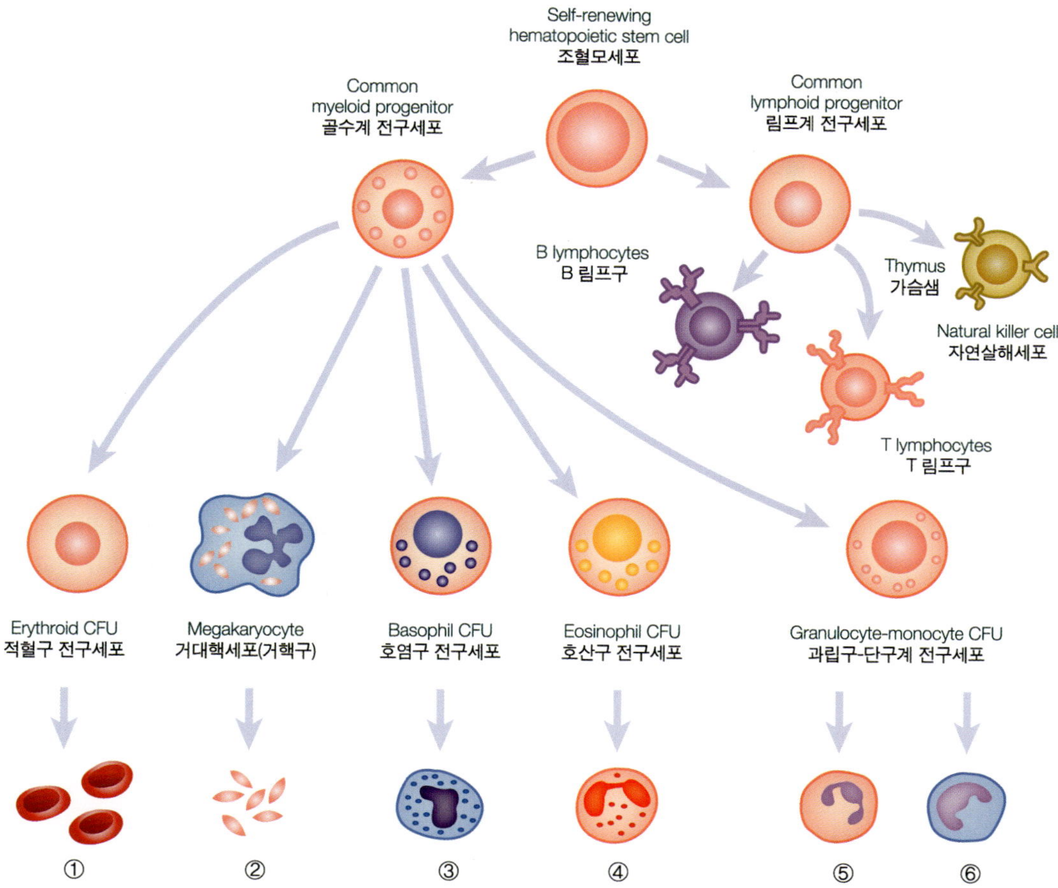
Self-renewing
hematopoietic stem cell
조혈모세포
Common
myeloid progenitor
골수계 전구세포
Common
lymphoid progenitor
림프계 전구세포
B lymphocytes
B 림프구
Thymus
가슴샘
Natural killer cell
자연살해세포
T lymphocytes
T 림프구
Erythroid CFU
적혈구 전구세포
Megakaryocyte
거대핵세포(거핵구)
Basophil CFU
호염구 전구세포
Eosinophil CFU
호산구 전구세포
Granulocyte-monocyte CFU
과립구-단구계 전구세포
①
②
③
④
⑤
⑥

2

임상사례 (Clinical case)

10살 된 여자 아이로 평소 기운이 없고, 발열(　　①　　), 피곤함 등 감기라고 생각하고 집근처 소아과에서 치료를 하던 중 호전되지 않아 3차 진료기관으로 진료의뢰를 하게 되었다. 혈액검사상 백혈구의 과잉생산(　　②　　), 빈혈(　　③　　) 소견이 보였다. 정확한 진단을 위해 골수생검(　　④　　)을 실시하였고, 급성골수성백혈병(　　⑤　　)으로 진단 받게 되었다.

3

임상사례 (Clinical case)

14살 남자 아이로 평소 운동을 좋아하지만 혈우병(　　①　　)으로 인해 항상 조심해야만 했다. 방과 후 집으로 가던 중 운동장에서 축구를 하는 친구들이 부러워 함께 하다가 심하게 부딪혀 넘어졌다. 혈우병은 혈액응고 인자 결함으로 인해 피부에 쉽게 멍이 들고 혈종(　　②　　), 혈뇨(　　③　　), 혈관절증(　　④　　) 등이 잘 나타난다.

4

혈소판 감소로 피부나 점막 출혈로 인해 발생한느 피부 홍반 또는 보라색점을 표현하는 용어는 무엇인가요?

① purpura　② pancytopenia　③ lymphoma
④ leukemia　⑤ thrombolysis

5

혈액을 의미하는 어근으로 적절한 것은?

① immun/o　② leuk/o　③ splen/o
④ tonsill/o　⑤ hemat/o

Answer |

1. 해부학용어 참조 2. ① fever, ② leukocytosis, ③ anemia, ④ bonemarrow biopsy ⑤ acute myelogenous leukemia 3. ① hemophilia, ② hematoma, ③ hematuria, ④ hemarthrosis 4. ① 5. ⑤

오프라 윈프리의 감사일기

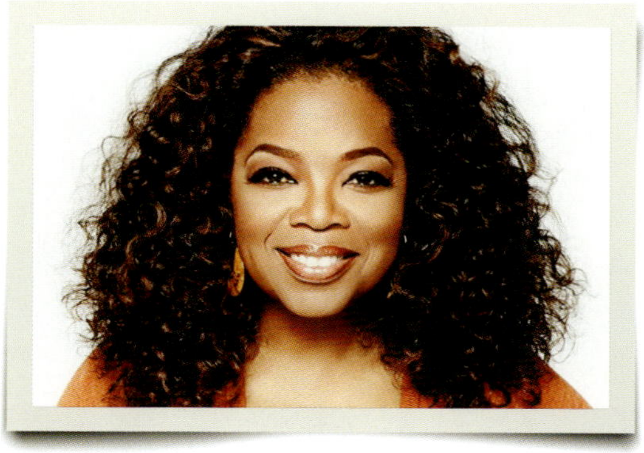

오프라 윈프리는 하루에 다섯가지씩 감사일기를 쓰며 인생의 방향을 깨닫게 해준 에너지로 삼았다고 한다.

세상에서 가장 바쁜 사람 중에 한 사람이지만, 하루도 빠뜨리지 않는 일이 바로 매일 감사일기를 쓰는 일이라고 한다.

하루동안 일어나 일들 중 다섯가지의 감사한 일들을 찾아 쓰는 것인데, 내용이 결코 대단하거나 화려한 것이 아니라 아주 일상적인 것이랍니다.

01. 오늘도 거뜬하게 잠자리에서 일어 날 수 있어서 감사합니다.
02. 유난히 눈부시고 파란하늘을 주셔서 감사합니다.
03. 점심 때 맛있는 스파게티를 먹어서 감사합니다.
04. 얄미운 짓을 한 동료에게 화내지 않고 참을 수 있었던 나 자신에 감사합니다.
05. 좋은 책을 읽었는데, 그 책을 써 준 작가에게 감사합니다.

세계적으로 유명한 오프라 윈프리의 성공한 현재 모습만 보면 불운했던 과거 성장과정을 상상할 수 없을 정도이지만 참으로 살펴보면 결코 순탄하지 않았음에도 불구하고 견뎌낸 대단한 여성임에는 틀림없다.

오프라 윈프리는 감사일기를 통해 두 가지를 배웠다고 한다.

하나는 인생에서 소중한 것이 무엇인지, 또 하나는 삶의 초점을 어디에 맞춰야 하는지를... 이런 감사의 습관이 오늘날의 오프라 윈프리를 만든 에너지라고!

MEDICAL TERMINOLOGY

07

C.H.A.P.T.E.R

소화기계

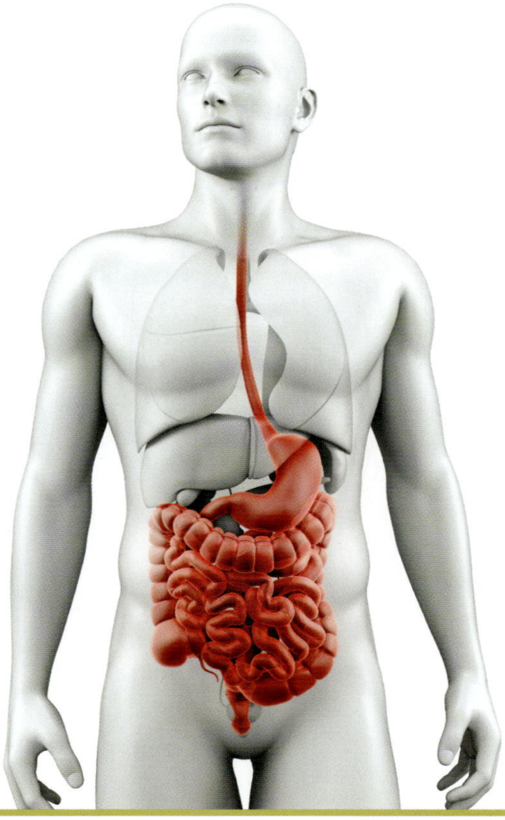

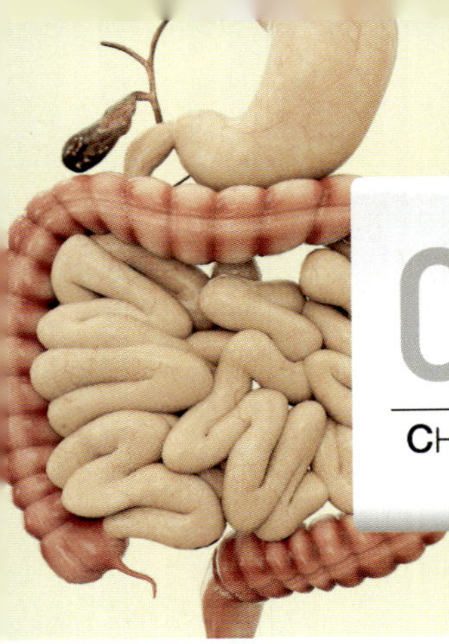

MEDICAL TERMINOLOGY

07 CHAPTER

소화기계
Digestive system

I 구강, 타액선(Oral cavity, Salivary glands)

1 해부학적 용어(Anatomical terms)

1) 치아의 구조

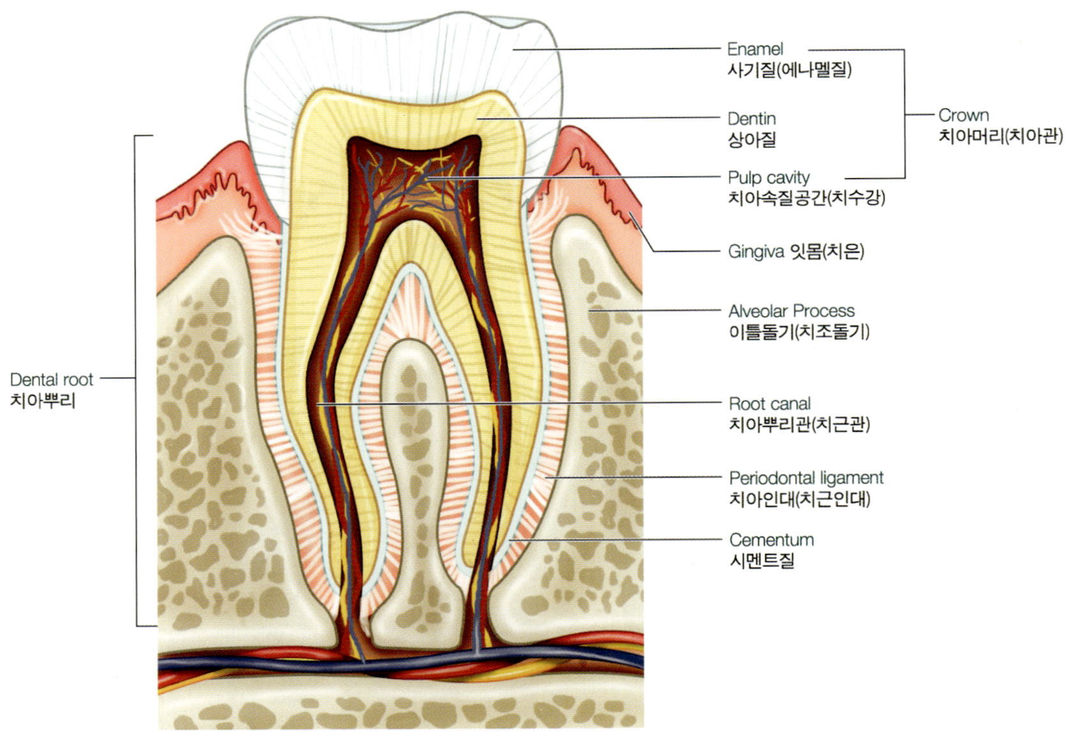

그림 7-1 치아의 구조

용어	의미	설명
cementum	백악질, 시멘트질	• 뼈의 특수한 형태로 혈관이 벗고 치아의 치근(root)을 덮고 있음
dental pulp	치수	• 상아질 속의 치수강(dental cavity) 내에 있으며, 신경과 혈관이 있음
dentin	상아질	• 에나멜질 아래에 위치하며 누르스름한 색을 띄며, 에나멜질 보다 다소 부드럽고, 치아의 대부분을 차지함
enamel	범랑질, 에나멜질	• 치아의 치경(neck)과 치관(crown)을 덮은 가장 외부의 층으로 부서지기 쉬운 하얀 조직으로 구성
gingiva, gum	잇몸(치은)	• 점막으로 구성되며, 치조돌기를 덮고 있음
alveolus	치조	

MEMO

2) 입안(구강)의 구조

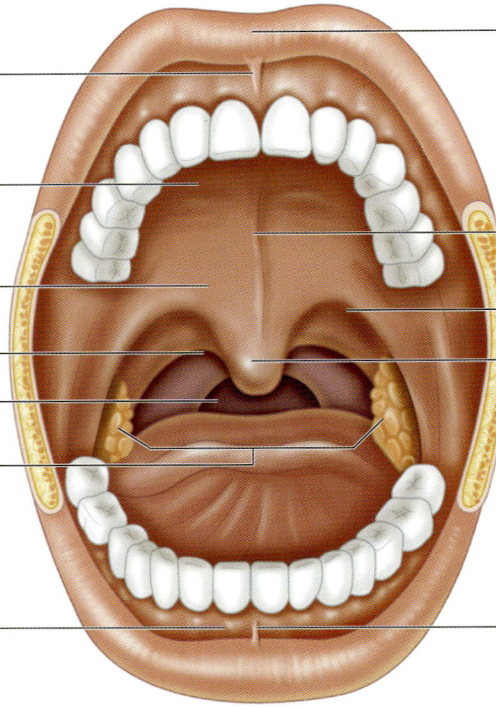

그림 7-2 입안(구강)의 구조

용어	의미	설명
buccal cavity (oral cavity)	협강, 구강	
frenulum linguae	설소대	• 혀의 정중선 부분에 위치하며 구강저와 혀를 이어주는 주름
hard palate	경구개, 단단입천장	• 구강의 윗벽인 구개(palate) 중 구개 앞부분의 2/3를 말함. 앞부분으로, 뼈대로 지지
lips	입술	
mouth	입	• 음식물이 체내로 들어가는 입구
mucous membrane	점막	• 외부와 직접 맞닿아 있는 신체기관들의 내벽을 덮고 있는 부드러운 조직
palate	입천당, 구개	• 코안과 입안을 나눔
uvula	구개수, 목젖	• 부드러운 V형 모양을 하고 있으며, 물렁입천장(연구개)부근에 부착된 조직으로 음식물을 목으로 보냄
tooth(pleural, teeth)	치아	

3) 침샘(타액선)

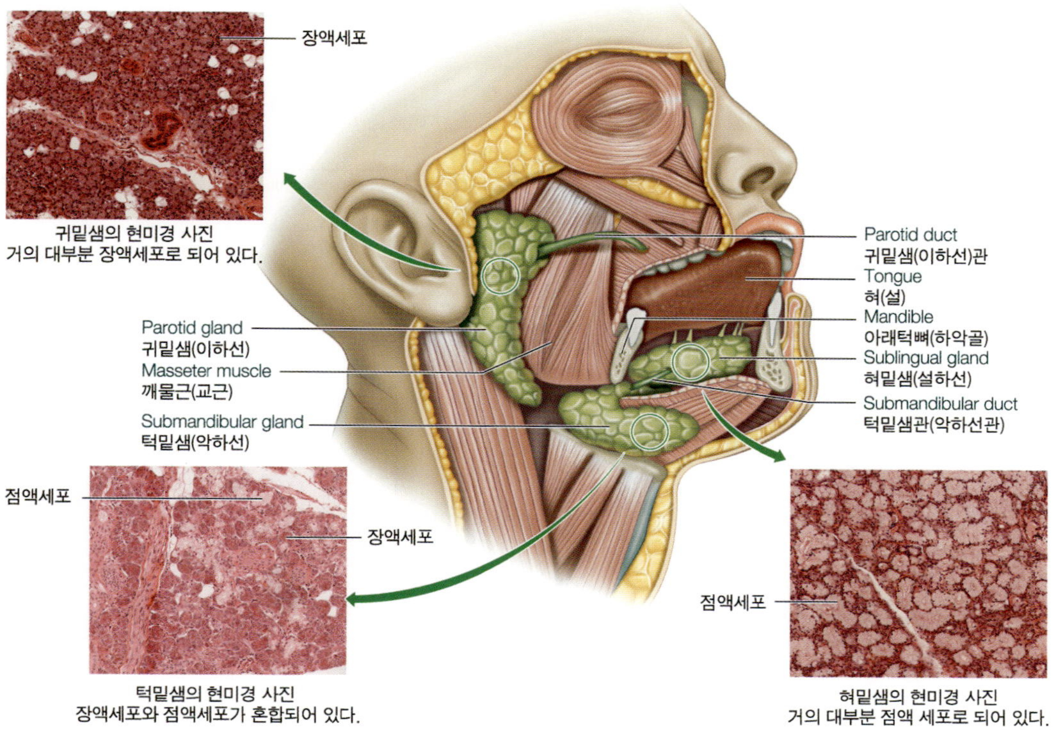

그림 7-3 침샘(타액선)

용어	의미	설명
parotid gland and duct (Stensen's duct)	이하선, 스텐센관	• 귀의 가장 아래에 위치
salivary glands	타액선, 침샘	• 구강(입안)으로 침을 분비
soft palate	연구개, 물렁입천장	• 구개 뒷부분으로 구개의 1/3을 차지함 • 뒤쪽부분으로, 뼈대로 지지되지 않았음
sublingual gland	설하선	• 혀 아래에 위치
submandibular gland and duct(Wharton's duct)	악하선, 와튼관	• 대게 하악 아래에 위치
tongue	혀	• 대부분 뼈대근으로 구성되고 입의 뒷부분에 달려 있음 • 음식물을 이동시켜 씹을 수 있도록 하고, 삼켜서 음식물을 인두로 보내며 맛을 느끼고, 말하는데 중요한 기관

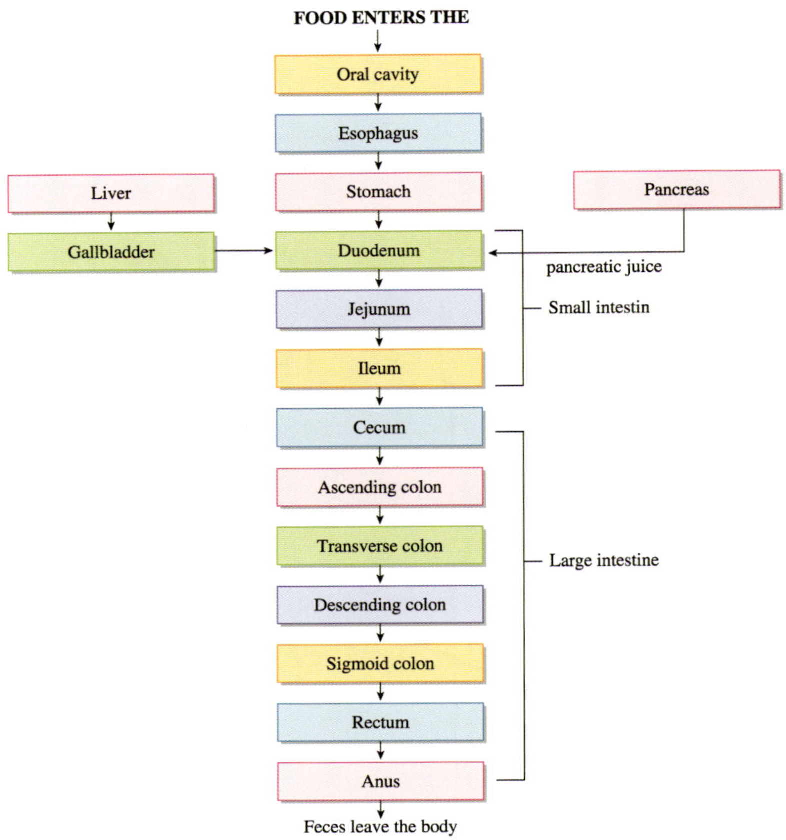

그림 7-4 Pathway of food through the digestive tract

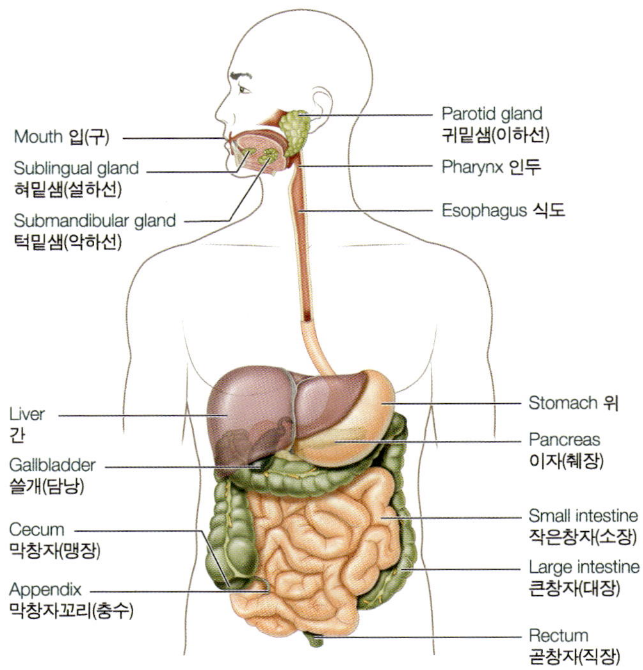

그림 7-5 소화기계

2 의학용어(Medical terms)

1) 어근, 접두사, 접미사(Root, Perfix, Suffix)

어근(Root)	의미(meaning)
abdomin/o	abdomen 배
cholecyst/o	gallbladder 쓸개주머니
choledoch/o	common bile duct 총담관
col/o; colon/o	colon 결장, 잘룩창자
enter/o	small intestine 작은창자
esophag/o	esophagus 식도
gastr/o	stomach 위
gloss; lingu/o	tongue 혀
hepat/o	liver 간
or/o; stomat/o	mouth 입
pharyng/o	pharynx 인두 throat 목구멍

2) 증상 및 병리적 용어(Symptomatic & Pathologic terms)

용어	의미	설명
ankyloglossia	설구착증, 설소대 단축증, 혀유착증	• 설소대가 선천적으로 짧은 경우로 설소대 절단술로 완화될 수 있음 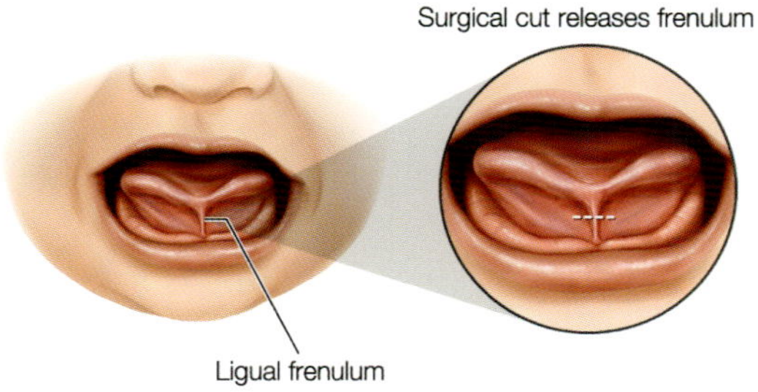
aphthous stomatitis	아프타성 구내염	• 구강 내 점막층에 생기는 작은 궤양 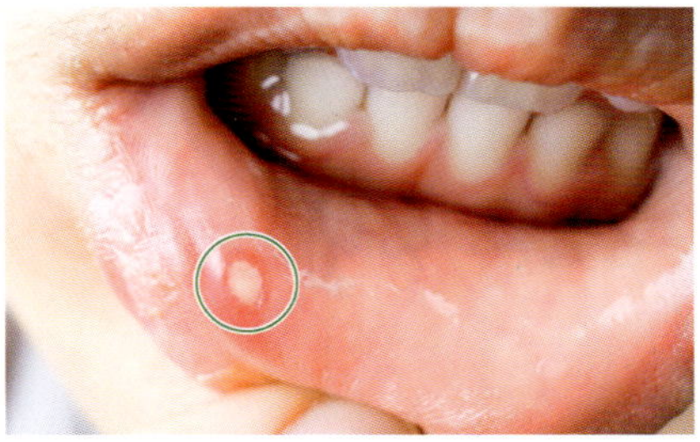
aphthous ulcer	아프타성 궤양	• 구간 점막에 있는 작은 궤양

용어	의미	설명
blister	수포	• 피부의 세포 사이에나 세포 안에 단백질 성분을 갖는 묽은 액체가 고여 발생
bruxism, teeth grinding	이갈이	• 저작 운동과는 상관없이 치아를 율동적으로 가는 것
cheilitis, chilitis	입술염, 구순염	• 입술에 일어나는 염증 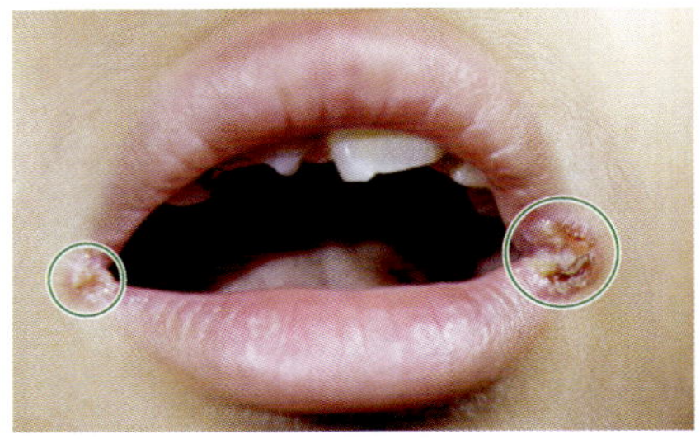
cheilosis	구순구각염	• 구각의 균열로 주로 비타민 B 결핍에 의해 초래 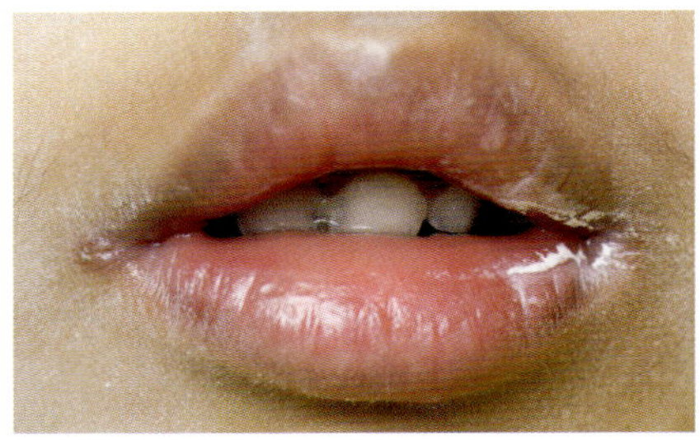
cleft, harelip	구순열, 토순	• 입술이 갈라진 상태로 구개파열이 동반되기도 하며, 입술성형술을 시행 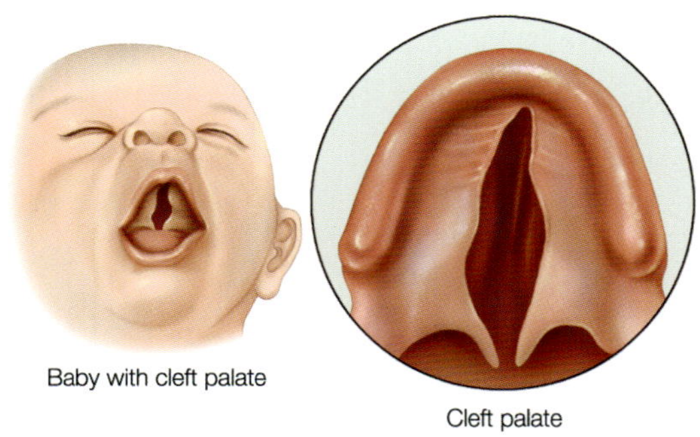
dental calculus	치석	• 유기물질을 포함한 인산칼슘과 탄산칼슘이 치아 표면에 침착되는 현상 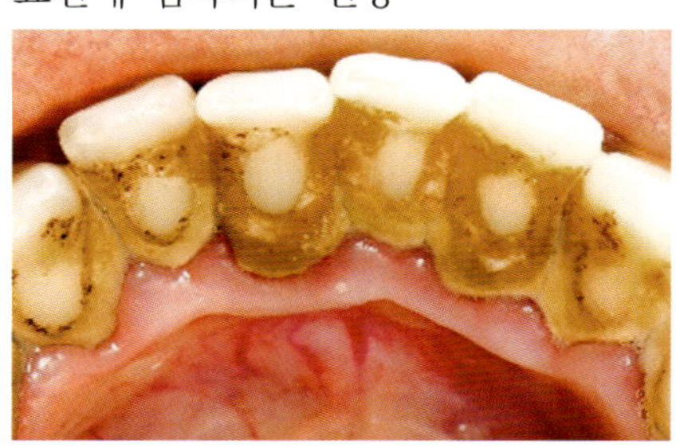

용어	의미	설명
dental caries	치아우식증	• 입 안에 서식하는 박테리아에 의해 설탕, 전분 등이 분해되면서 생기는 산(acid)에 의해 치아의 법랑질이 손상되어 충치가 생기는 것 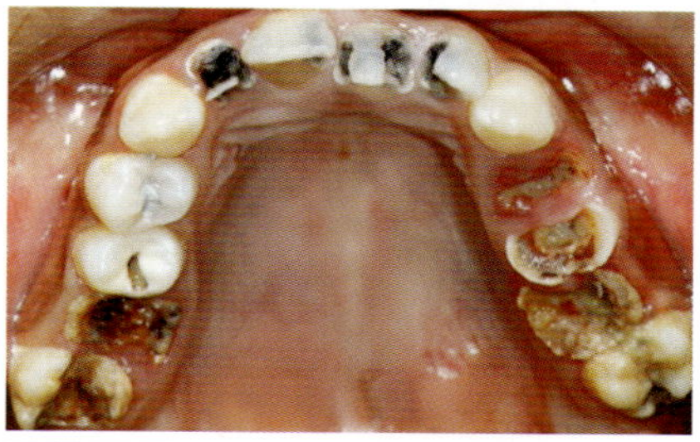
edentia	무치증	• 치아 결손으로, 치아가 선천적으로 없는 상태
epidemic parotitis, mumps	유행성 이하선염, 볼거리	• 볼거리 바이러스에 의한 감염으로 발생하는 급성 유행성 전염병 • 타액선이 비대해지고 동통을 특징적인 소견 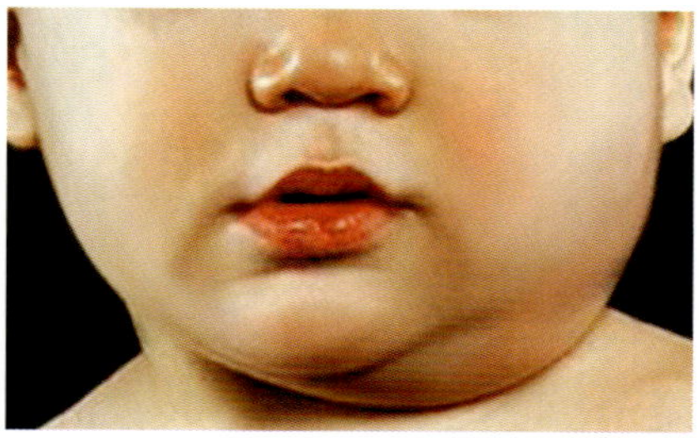
epulis	치은종, 에플리스	• 치은의 종양
gingivitis	치은염	
glossodynia	설통	• 혀의 통증
glossopathy	설병증, 혀병증	
halitosis	구취, 입냄새	• 숨을 쉴 때 나오는 불쾌한 냄새
herpes simplex virus (HSV)	단순포진 바이러스	• 감염에 의해 발생하는 염증과 궤양의 한 형태 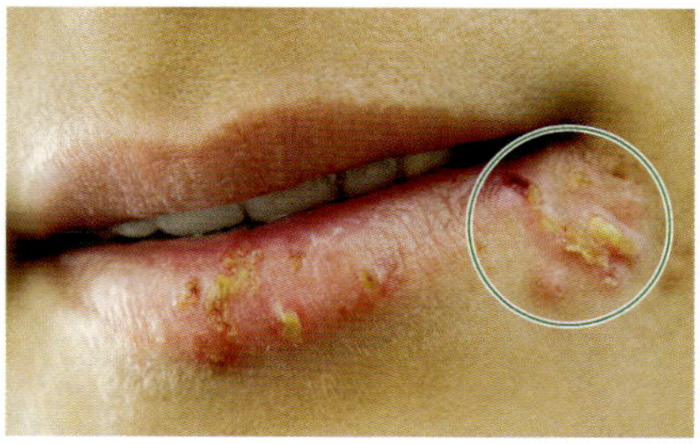

용어	의미	설명
Hutchinson teeth	허친슨 치아	• 절흔이 있고 끝이 좁게 되어 있는 영구절치를 말함 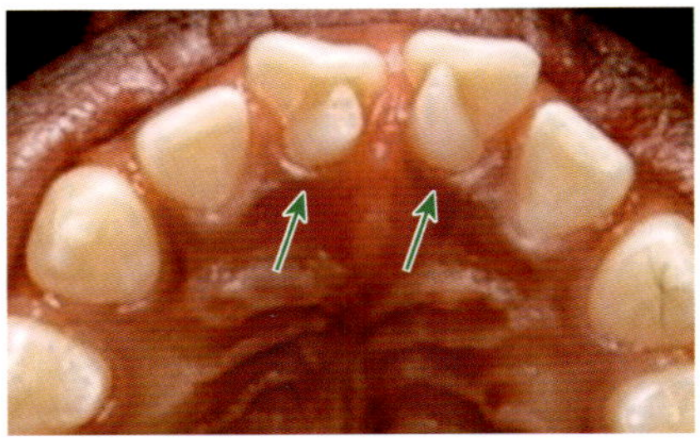
hypercementosis	과백악질증, 과시멘트증	• 치아 시멘트질의 과다한 증식 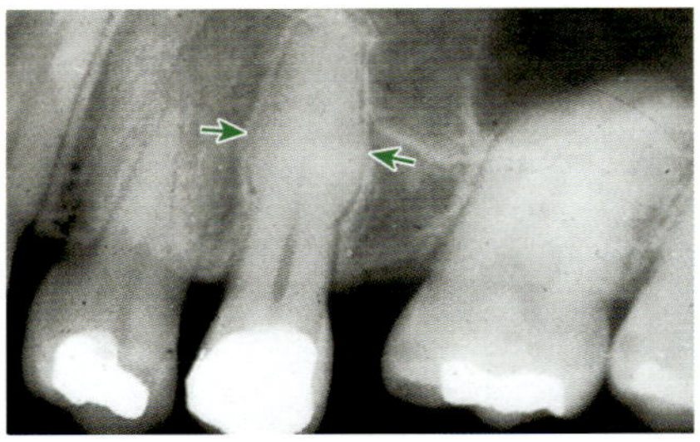
impacted tooth	매복치아	• 교합에서 정상위치에 도달하지 못하고 턱 안에 남아 있는 치아 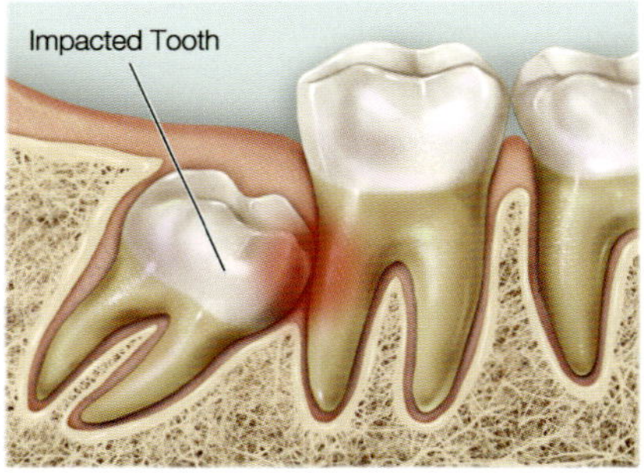
leukoplakia, vitiligo	백반증	• 지속성의 화학적 또는 기계적 자극을 받는 경우나 만성염증의 경우에 구강점막이나 혀 및 식도의 점막에 여러 가지 크기가 불규칙한 모양을 한 백반. 흔히 악성 세포암의 전조증상이 되기도 함 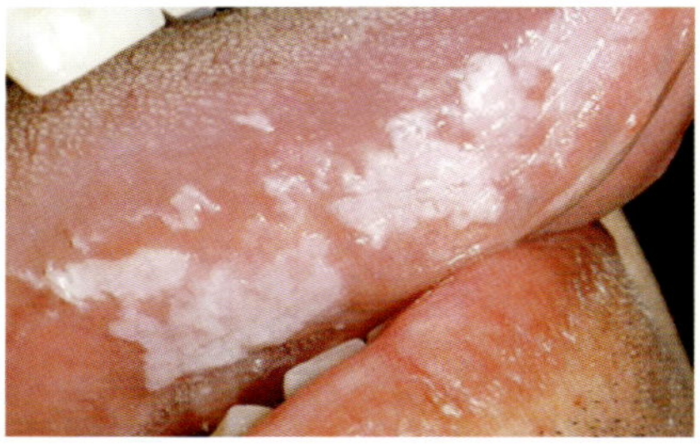
macrocheilia	대순증	• 지나치게 큰 입술
macrodontia	거대치	• 과도하게 큰 치아

용어	의미	설명
macroglossia	대설증	• 지나치게 큰 혀
microdontia	왜소치	• 치아가 비정상적으로 작은 상태
microstomia	소구(증)	• 보통보다 작은 입
neonatal tooth	신생치	• 생후 1개월 이내에 신생아에서 맹출된 유치
palatitis	구개염, 입천장염	
parotitis, parotiditis	이하선염	• 이하선의 염증 • 이하선염 증 paramyxovirus에 의해 아동들에게 급성으로 발병하며, 타액의 비말을 통해 전파하고 전염성이 강함 • 이하선이나 고환, 난소, 유선 등에 발병하는 급성 전염병으로 특히 생식선인 고환염의 감염에 주의를 요함 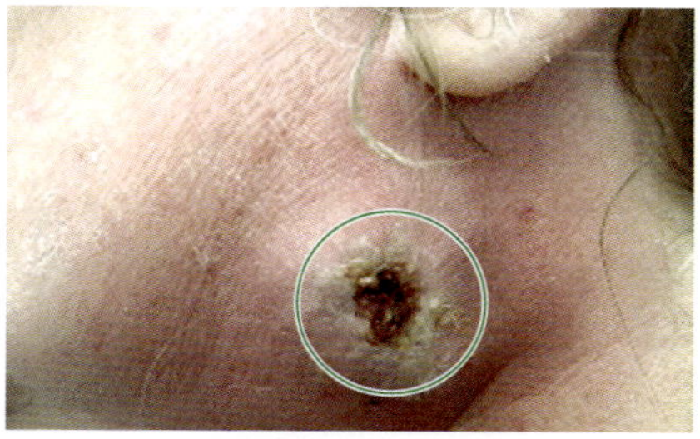
ptyalism, salivation	유타증, 유연증, 타액분비과다	• 타액선의 과다한 분비
pulpitis	치수염	
sialadenitis	타액선염, 침샘염	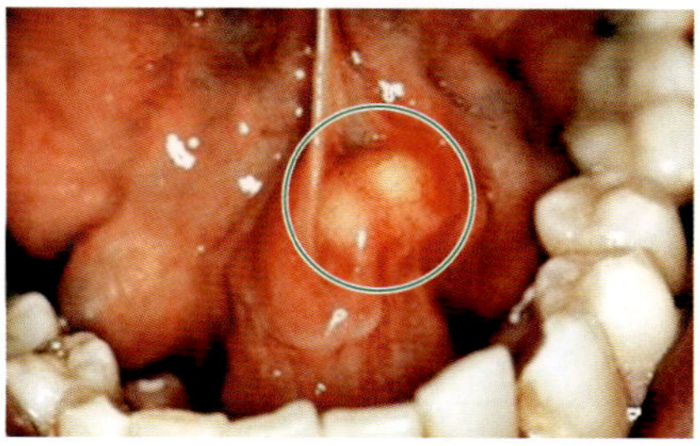
sialolith	타석, 침샘돌증	• 침샘 안에 생긴 돌 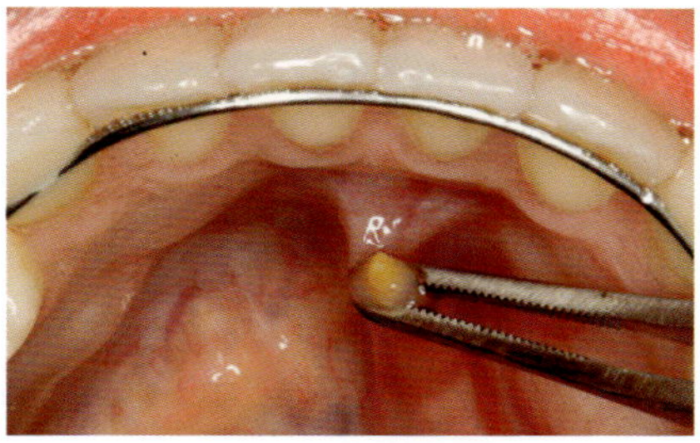
sialolithiasis	타석증	• 타액선에 결석이 생긴 것
stomatitis	구내염	• 구강 점막층의 염증

용어	의미	설명
supernumerary tooth	과잉치	• 구강 내에 정상적으로 존재하는 치아의 수보다 많은 상태
thrush, moniliasis, candidiasis	백반창, 아구창, 모닐리아증, 칸디다증	• 진균에 의한 구강 점막 층의 감염 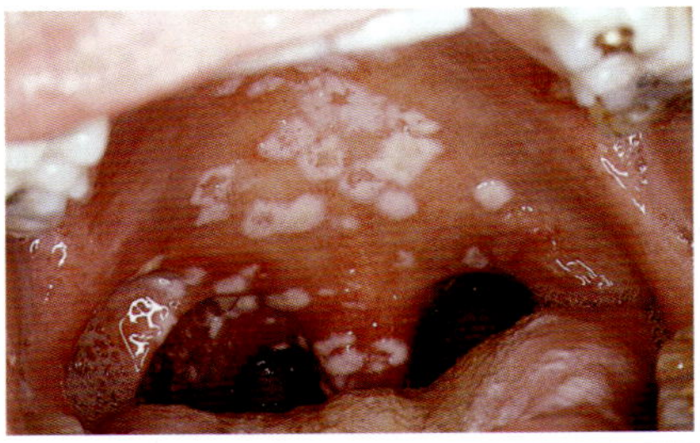
tongue cancer	설암	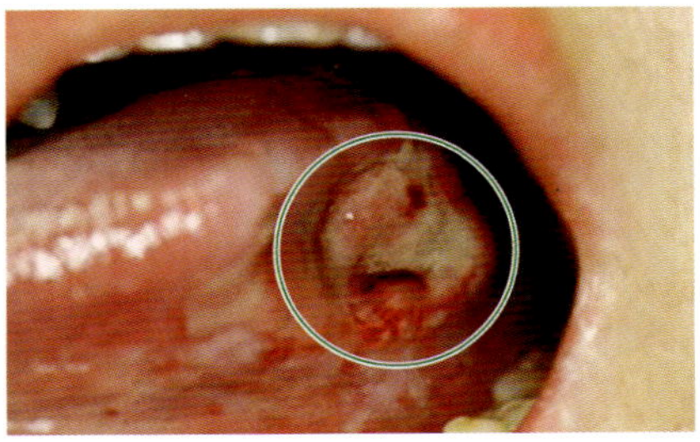
toothache	치통	• 충치, 감염, 외상의 결과 치수 또는 치근막이 침범되어 생기는 치아의 통증
uvulitis	구개수염	
Vincent's angina, trench mouth	궤양성 위막성 앙기나, 뱅상구협염	• 구강이나 인두점막에 부종, 회백색의 위막이 형성되어 궤양으로 되는데 통증을 발생 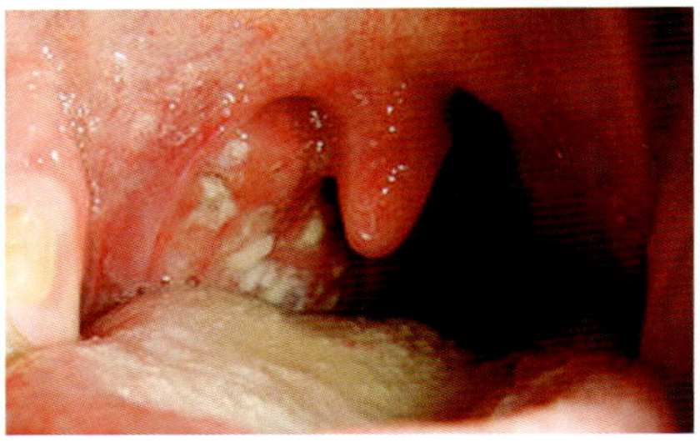
xerostomia	구내건조증, 구강건조증	• 정상적인 분비물을 부족으로 구강안의 마름 증상을 말함

Exercises 다음의 용어들을 읽고 관련 있는 것끼리 연결하세요.

parotitis •	• 타석증
sialolithiasis •	• 단순포진 바이러스
herpes simplex virus •	• 토순
halitosis •	• 구취
cleft •	• 이하선염

3) 치료 및 수술 용어(Treatment & Surgical terms)

용어	의미	설명
cheiloplasty	입술(구순)성형술	• 주로 구순열에 대해서 이루어지는 성형수술인데 구순의 외상, 수암, 종양 등에 의한 구순결손에 대해서 이루어지는 수술도 포함됨
cheilorrhaphy	구순봉합, 입술봉합	• 입술의 봉합수술, 선천성 순열의 외과적 수복
gingivectomy	치은절제술, 잇몸절제술	
glossorrhaphy	설봉합술, 혀꿰맴술	
stomatoplasty	구강(구내)성형술	• 구강 결손을 보정하기 위한 외과적 성형
palatoplasty	구개성형술	• 토순을 교정하기 위한 외과적 성형
glossoplasty	설성형술	
frenotomy	설소대 절단술, 소대절리술	• 소대를 절리 또는 신전하는 수술로 상하 구순소대, 설소대의 단소 또는 비대등에 적응 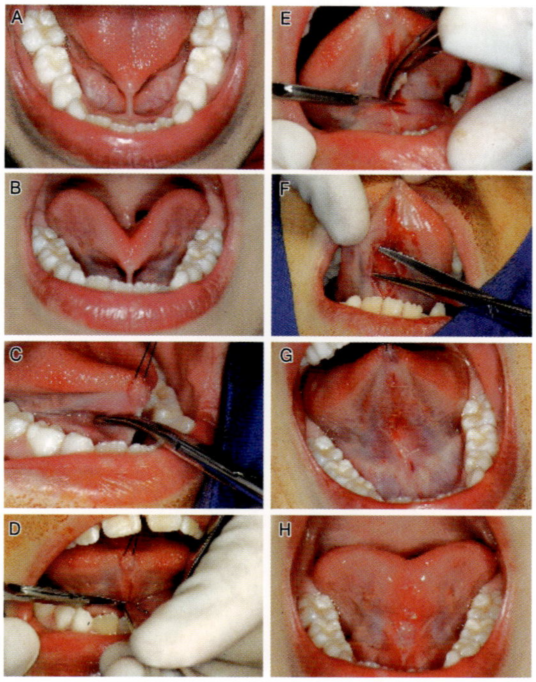 frenotomy process
hemiglossectomy	반설제술	
glossosteresis	설절제술, 혀절제술	
palatoplasty	구개성형술, 입천장성형술	
tooth extraction	발치	

용어	의미	설명
pulp extirpation	치수적출술	• 기구를 이용하여 절개하거나 끌어당기거나 흡입을 통해 치수를 끄집어내는 것
pulpectomy	치수절제술	• 치아의 수실 및 치근관에서 치수를 적출하는 방법
alveoloplasty	치조뼈성형술	• 치조돌기의 형상을 외과적으로 개조하는 것
scaling	치석제거	
uvulectomy	구개수절제술, 목젖절제술	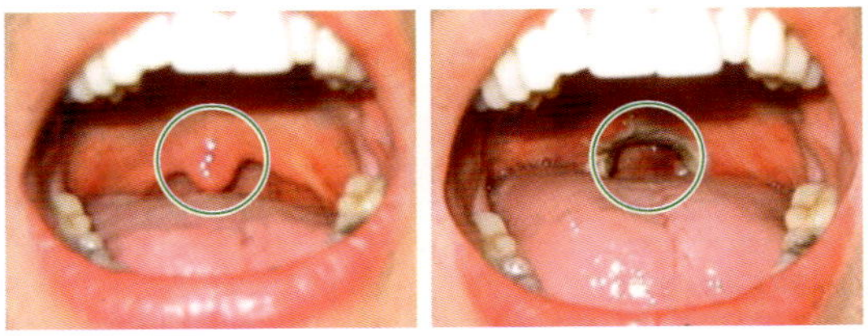
uvulopalatopharyngo-plasty(UPPP)	구개수구개인두성형술, 목젖입천장인두성형술	• 목젖, 입천장, 인두의 외과적 개건 • 편도선 제거수술과 함께 코골이 치료 등에 이용 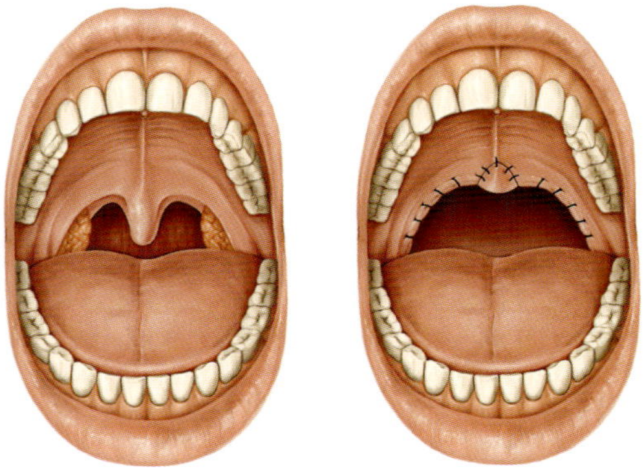
sialadenectomy	타액선절제술, 침샘절제술	
sialolithotomy	타석절개술, 타액로절석술	
parotidectomy	이하선절제술	• 타액선 종양성 질환의 75%가 이하선에서 발생되는데, 종양의 악성, 양성, 전이 정도에 따라 부분적 이하선절제술(subtotal parotidectomy)이나, 완전 이하선절세술(total parotidectomy)을 행함

1

다음 그림을 보고 해부학적 명칭을 쓰시오.

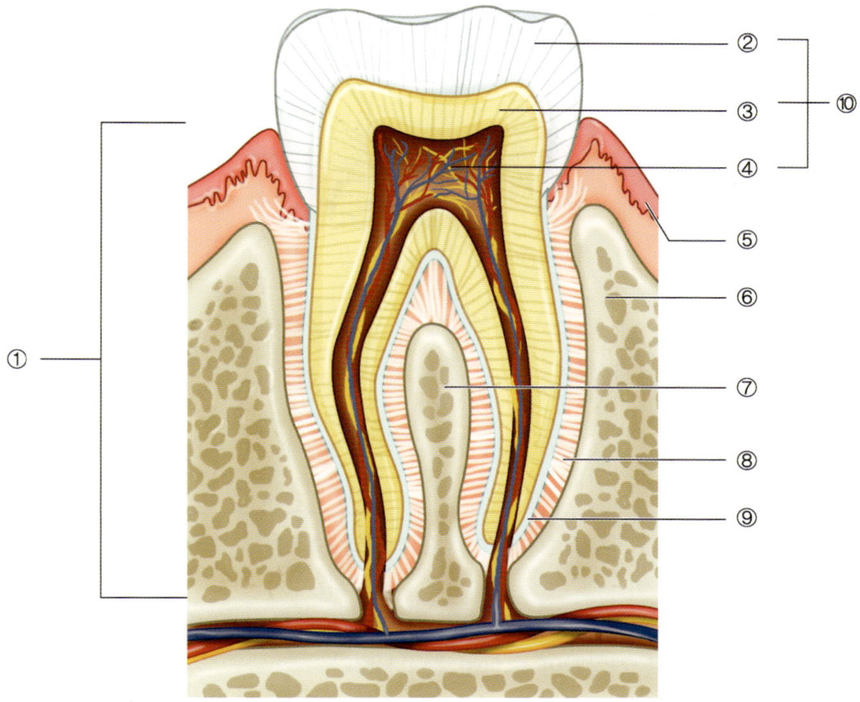

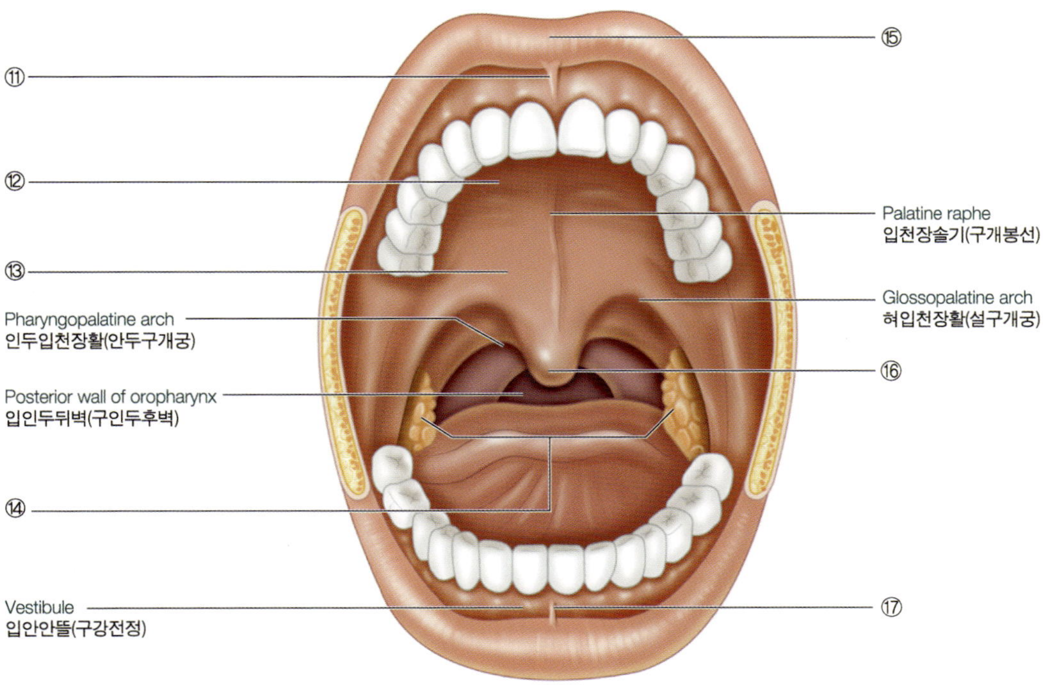

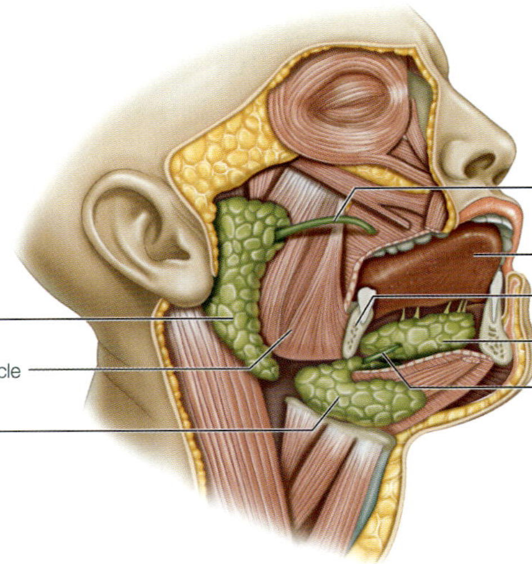

2

임상사례 (Clinical case)

21살 박양은 요즘 시험 때문에 규칙적인 식사와 수면을 취하지 못하였다. 이틀 전 구강(①)에 작은 발적(②)과 궤양(③)이 생겨 병원을 방문하였다. 진단으로는 아프타성 구내염(④)을 진단받았다. 집에 돌아온 후 따뜻한 생리식염수로 가글하여 증상을 완화시켰다.

3

임상사례 (Clinical case)

음주와 흡연을 20년 동안 해온 김씨는 최근 백반증(①) 등 병변, 잘 낫지 않은 구강(②) 궤양(③)으로 혀(④)의 통증으로 음식을 삼키기 힘들게 되었다. 병원 방문하여 생검(⑤)을 통해 설암(⑥)을 진단받게 되었다. 그 후 수술이 결정되어 반설제술(⑦)을 시행하게 되었다.

4

구강점막이나 혀 및 식도의 점막에 여러 가지 크기가 불규칙한 모양을 한 백반을 표현한 용어는 무엇인가요?

① gingivitis ② halitosis ③ herpes simplex virus
④ macrocheilia ⑤ vitiligo

Answer |

1. 해부학용어 참조 **2.** ① oral cavity, ② redness, ③ ulcer, ④ aphthous stomatitis
3. ① leukoplakia, vitiligo, ② oral, ③ ulcer, ④ tongue, ⑤ biopsy, ⑥ tongue cancer, ⑦ hemiglossectomy **4.** ⑤

성질 급한 한국사람 Best 10

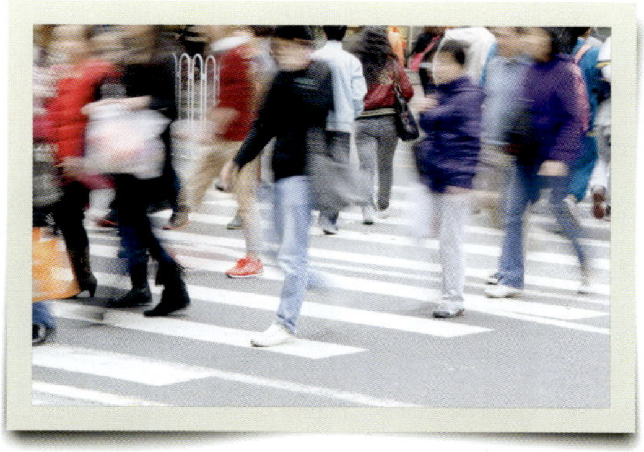

01위 상대방이 통화 중인데 전화 안 받는다고 3번 이상 계속 전화하는 사람

02위 (현금인출기/마트/패스트푸드) 짧은 줄 찾아 동분서주 하는 사람

03위 컵라면 물 붓고 3분을 못 참아 계속 젓가락으로 뒤적이는 사람

04위 커피 자판기 동작완료 불이 꺼지기도 전에 컵 꺼내는 사람

05위 노래방에서 남의 노래 중간에 꺼버리는 사람

06위 지하철 환승역, 빠른 이동경로 줄줄 외는 사람

07위 수업 종 울리기도 전에 가방부터 챙기는 학생

08위 사탕을 처음에만 빨아먹고 살짝 녹았다 싶으면 씹어 먹는 사람

09위 전자레인지 동작버튼 누르고, 돌아가는 접시 들여다보고 있는 사람

10위 고기 다 익었는지 쉴새 없이 뒤집어 확인해보는 사람

Ⅱ 인두, 식도(Pharynx, Esophagus)

1 해부학적 용어(Anatomical terms)

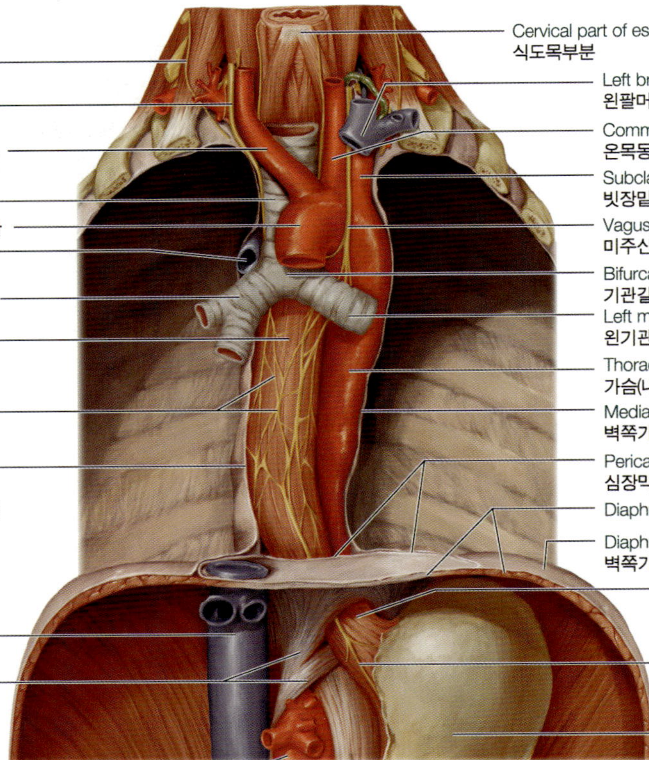

그림 7-6 식도

용어	의미	설명
adenoids	아데노이드, 선양조직	• 아데노이드는 6~7세에 최대가 되고 그 이후는 퇴축
esophagus	식도	• 인두에서 위로 연결된 25cm 길이의 통로
palatine tonsil	구개편도	• 구강 안쪽 인두와의 경계에 있는 한쌍의 타원형 융기로 편도선이라고도 함
pharyngeal tonsil	인두편도	• 인두원개의 점막고유층에 있는 림프소절 집단을 말함
pharynx, throat	인두, 목구멍, 인후	• 음식물과 공기가 통과하는 곳으로, 세부분인 비인두(nasopharynx), 구인두(oropharynx), 후두인두(laryngopharynx)로 나뉨

2 의학용어(Medical terms)

1) 증상 및 병리적 용어(Symptomatic & Pathologic terms)

용어	의미	설명
achalasia	이완불능증, 무이완증	• 식도의 연동운동(peristalsis)이 없고 식도하부의 분문괄약근(cardiac sphincter)이 이완되지 않아 음식물이 위로 들어가는 작용의 결핍으로 인해 식도확장이 야기되는 상태 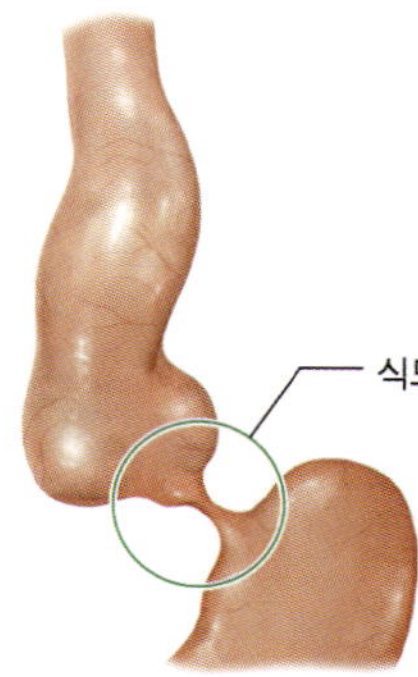
esophageal varices	식도정맥류(출혈)	• 식도정맥류 출혈은 간·담도계 질환 시, 특히 간경변증(liver cirrhosis)인 경우 혈액응고 부전 또는 문맥고압증(portal hypertension)으로 인한 식도정맥류 파열로 발생됨 • 치료는 Sengstaken-Blakemore Tube를 삽입하여 출혈부위를 압박하여 지혈시키고, 이후 정맥류 봉합이나 문맥과 하대정맥을 이어주는 문동정맥 봉합을 함 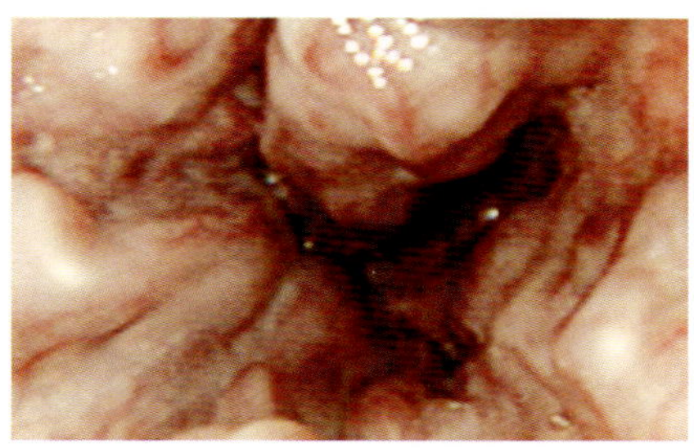
adenotonsillitis	아데노이드편도선염	
anorexia	식욕부진	• 음식물에 대한 욕구가 부족하거나 없는 상태
aphagia	연하불능증, 무섭식증	• 먹는 것이 불가능하거나 거절하는 상태 • 연하가 불가능하거나 연하에 어려움이 있는 상태
atresia of esophagus	식도폐쇄증	
deglutition	삼킴, 연하	

용어	의미	설명
dyspepsia	소화불량	• 소화가 저하되거나 통증이 동반된 상태
dysphagia	연하곤란, 연하장애	• 음식물을 삼킬 때 통증이 있거나, 음식물이 잘 넘어가지 못하는 상태
esophagitis	식도염	• 식도 점막이 염증을 일으켜 짓무르는 질환으로, 감염이나 산, 알칼리의 자극, 약물 등에 의해 발생할 수 있으며 통증이나 출혈 등의 증상이 동반됨
esophagus cancer	식도암	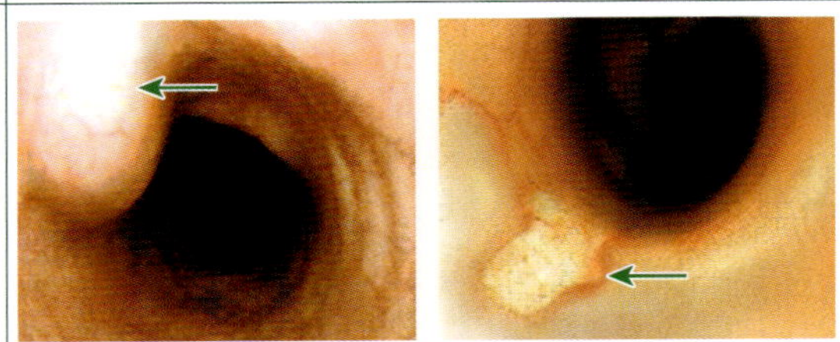
gastroesophageal reflux disease(GERD)	역류성 식도염	• 위장 내용물이 식도로 역류하여 속쓰림과 식도 점막파괴를 초래
hiatal hernia	식도 열공 탈장	• 횡격막의 식도가 통과하는 개구부(hiatus 열공)를 통해 위가 흉강으로 돌출된 상태 • sliding(axial)탈장 (type1)은 90%. 위의 상부와 위－식도 연결부위가 흉곽 내로 올라가 있고, 회전 또는 식도주위 탈장(rolling, paraesophageal type2)은 위－식도 연결 부위가 횡격막 아래 있기는 하지만 위의 전부 또는 일부가 흉곽 내로 밀려 올려진 것 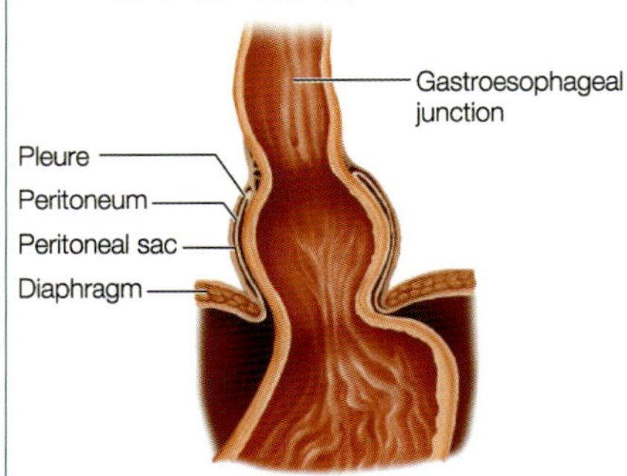 Sliding hiatal hernia 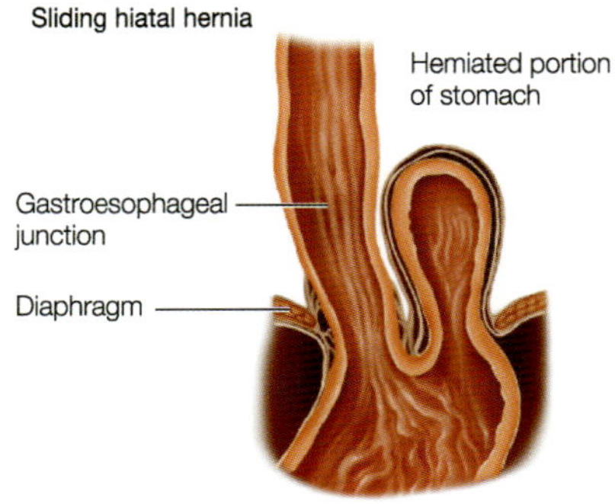 Rolling hiatal hernia

용어	의미	설명
pharyngitis	인두염	• 흔히 말하는 감기, 목 감기, 상기도 감염에 해당하는 질병으로 베타 용혈성 사슬알균, 포도알균, 폐렴알균, 헤모필루스균과 혐기성 균주와 같은 세균 또는 인플루엔자 바이러스, 단순포진 바이러스, 파라인플루엔자 바이러스, 콕사키 바이러스, 에코 바이러스 등과 같은 바이러스로 인하여 인두, 후두를 포함한 상기도 점막에 생기는 염증성 반응을 의미함 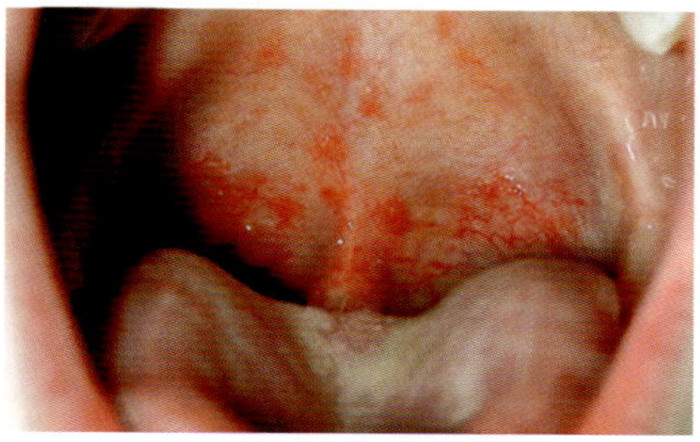
pyrosis, heart burn	가슴앓이	• 위 아래로 이동하는 작열감 • 등·목·턱으로 방사되는 통증
regurgitation	역류	• 소화되지 않은 음식물이 거꾸로 올라오는 것과 같이 역으로 흐르는 것
tonsillitis	편도염	• 편도선은 입과 코로 들어오는 항원에 대해서 반응을 하고, 주로 점막의 표면을 방어하기 위한 항체를 만들어 분비하는 조직 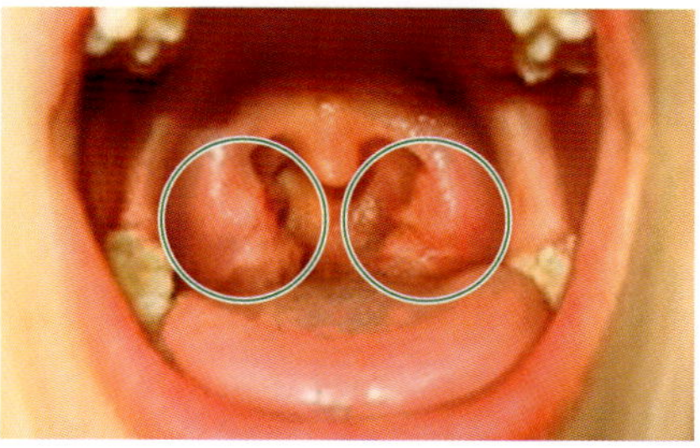

Exercises 다음의 용어들을 읽고 관련 있는 것끼리 연결하세요.

pyrosis •	• 인두염
pharyngitis •	• 가슴앓이
regurgitation •	• 역류성 식도염
dyspepsia •	• 역류
gastroesophageal reflux disease •	• 소화불량

2) 치료 및 수술 용어(Treatment & Surgical terms)

용어	의미	설명
air ballooning dilatation	풍선확장법	• 국소마취 하에 방사선의 도움을 받아 도관 삽입 후, 풍선에 공기 주입하여 팽창시키는 방법 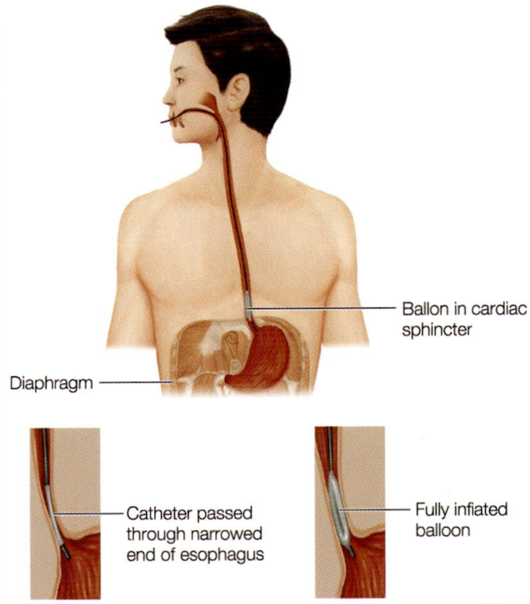
Angelchik antireflux prosthesis	항역류 보철술	• 역류가 심한 경우는 개복술을 하여 C모양의 Angelchik silicone을 위식도괄약근 부위에 삽입 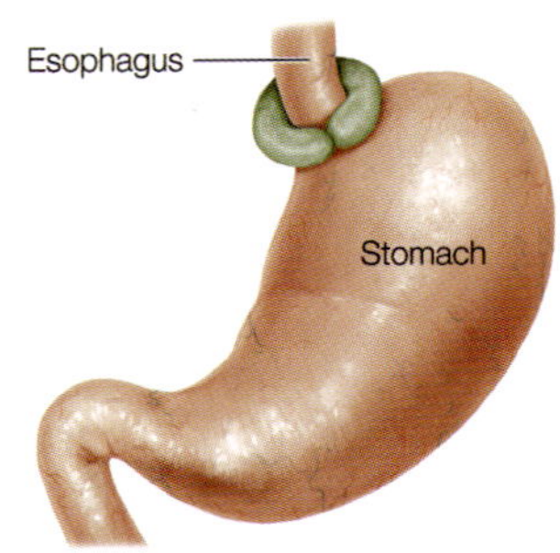
esophageal reconstruction	식도재건술	• 식도암, 식도협착에 대해서 식도 절제 후에 이에 대신하는 것에 의하여 식도를 재건하는 것 • 대개의 경우 위, 공장, 결장 등을 혈행을 보존한 유경에 대용 식도로서 사용 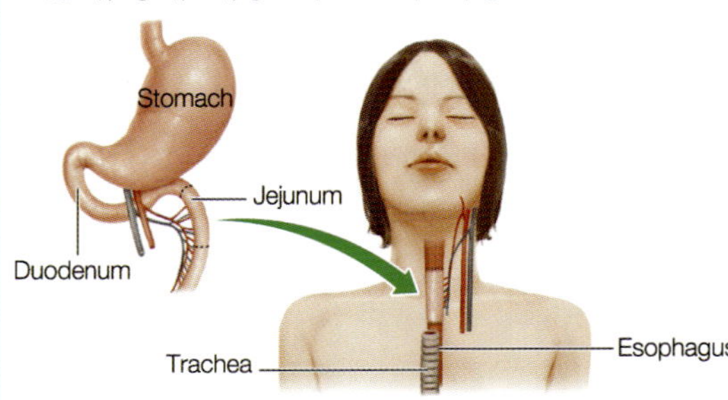

용어	의미	설명
esophagectomy	식도절제술	• 식도의 일부를 절제하는 방법
esophagoenterostomy (colon interposition)	식도소장문합술	• 식도와 소장의 문합형성 • 외과적으로 위(胃)를 완전히 절제한 후에 시행 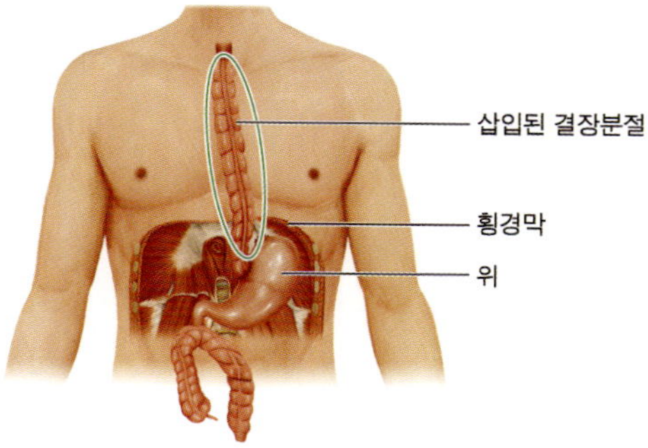
esophagogastrostomy	식도위문합술	• 하부식도암, 분문암, 고위위궤양 등의 수술에 있어서 하부식도 분문, 근위부를 절제하고 식도와 문합하는 방법 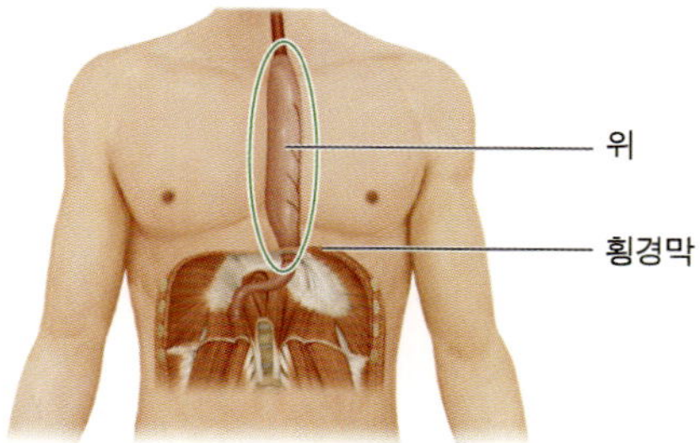
esophagomyotomy	식도근 절개술	• 돌림근육섬유를 절개하여 좁아진 식도를 확장시킴 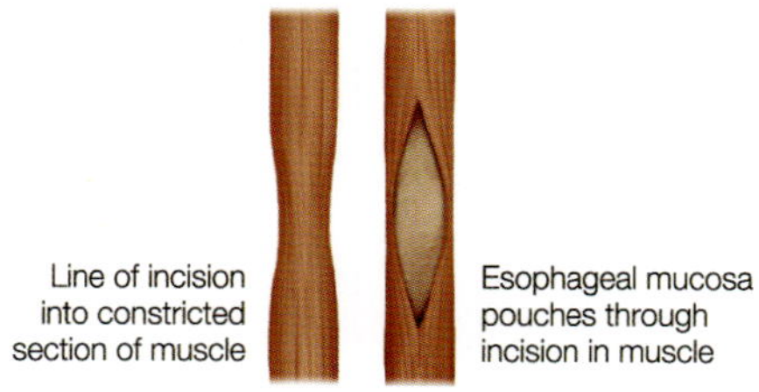
esophagotomy	식도절개술	
Laparoscopic Nissen Fundoplication	복강 니선 위저추벽 성형술	• 복강경을 통해 식도의 원위부를 위의 기저부로 조여서 식도역류를 방지함 • 식도열공탈장의 치료로도 이용 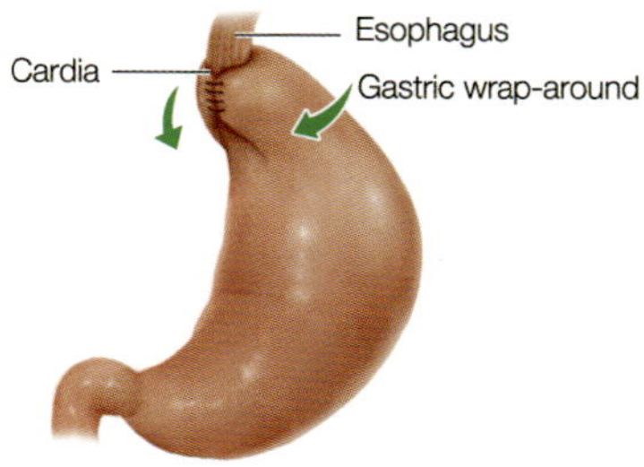

3) 진단 검사(Laboratory & Special procedures)

용어	의미	설명
esophagogastroduodenoscopy(EGD)	식도위샘창자 내시경술	• 식도, 위, 샘창자를 보면서 하는 검사 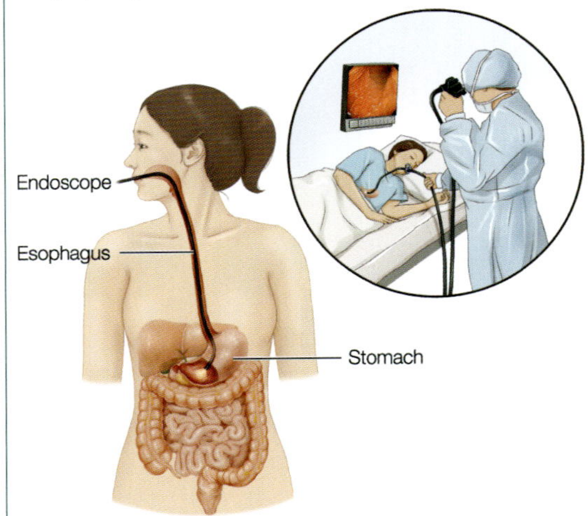
esophagography	식도조영술	• 식도의 방사선 영상 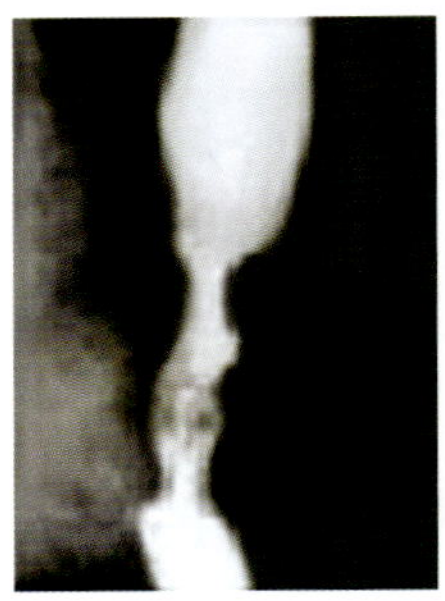 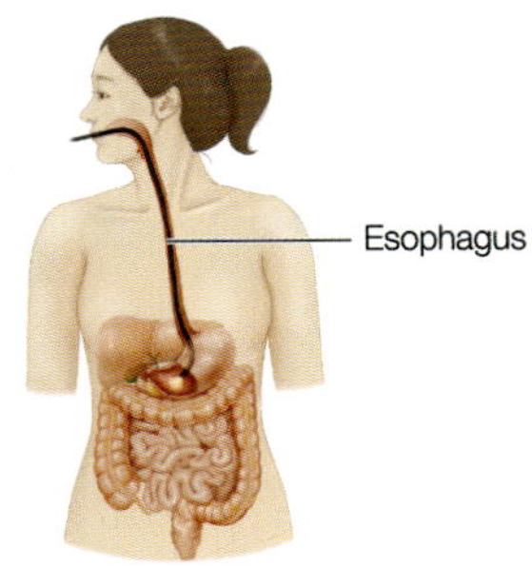
esophagoscope	식도경, 식도내시경	• 식도를 눈으로 보면서 하는 검사기구 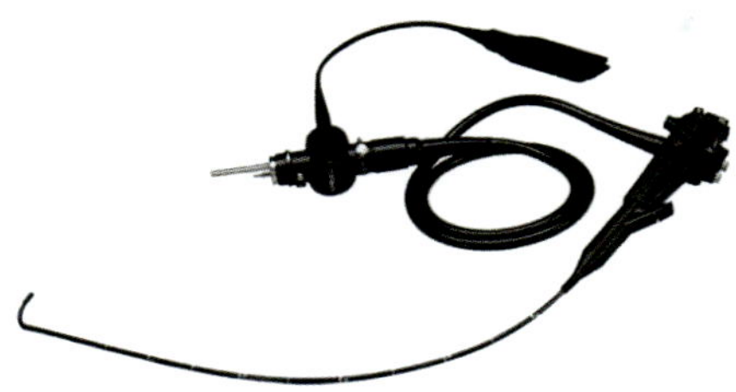
esophagoscopy	식도경검사	• 식도 안을 눈으로 보면서 하는 검사 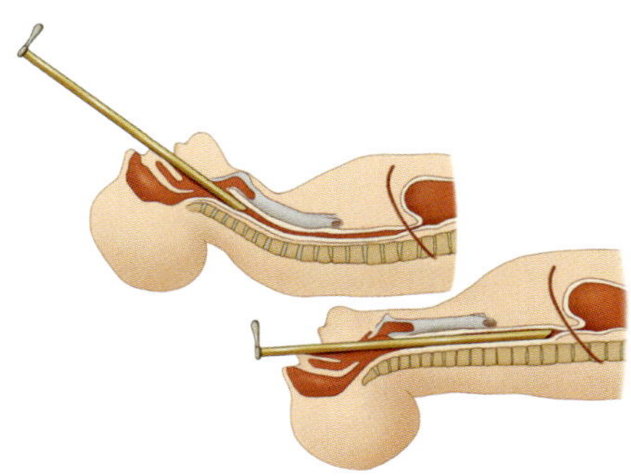

용어	의미	설명
fluoroscopy	형광 투시법	• 시험체를 투과한 방사선을 형광판 또는 형광 증배관으로 받아, 형광면 위에서 투시된 상을 육안으로 관찰하는 방법
gastrointestinal series (G.I.series)	위장관 시리즈	• 위와 십이지장관내의 종양, 궤양이나 비정상적인 상태를 조사하기 위한 검사로 barium을 마시거나 직장에 주입한 다음 검사부위의 형광투시나 X-ray 촬영하는 방법 –barium swallow(upper G-I series) 상부소화장기 X-ray 검사 : 바륨을 입으로 삼킨 후 식도, 위와 소장을 X-ray로 찍는 방법으로, 바륨이 통과할 때 소장을 X-ray로 연속적으로 찍는 방법 –barium enema(lower G-I series) 하부소화장기 X-ray 검사 : X-ray가 지나갈 수 없는 조영제인 황산바륨(barium sulfate)을 관장(enema)으로 주입한 후, 직장과 결장의 X-ray를 찍는 검사방법 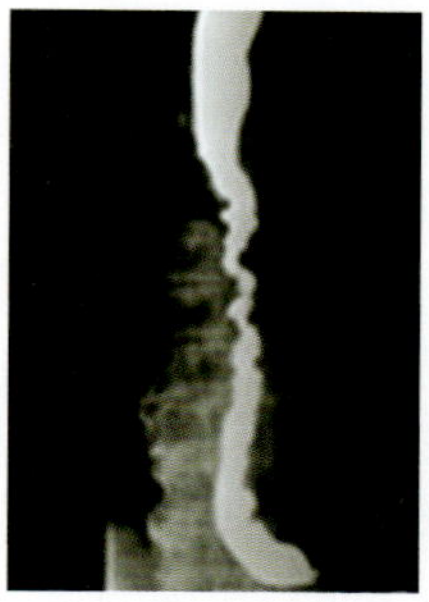
manometry	계측검사, 압력측정	• 압력을 측정하는 것. 위정관계에서는, 폐색의 징후로 문맥계의 압력을 측정하는 것 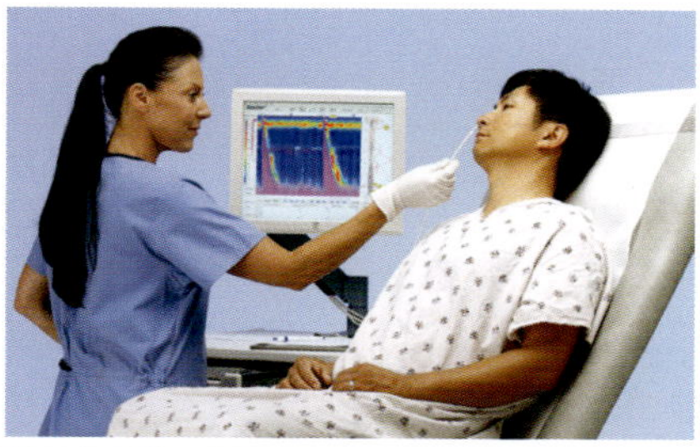

1

다음 그림을 보고 해부학적 명칭을 쓰시오.

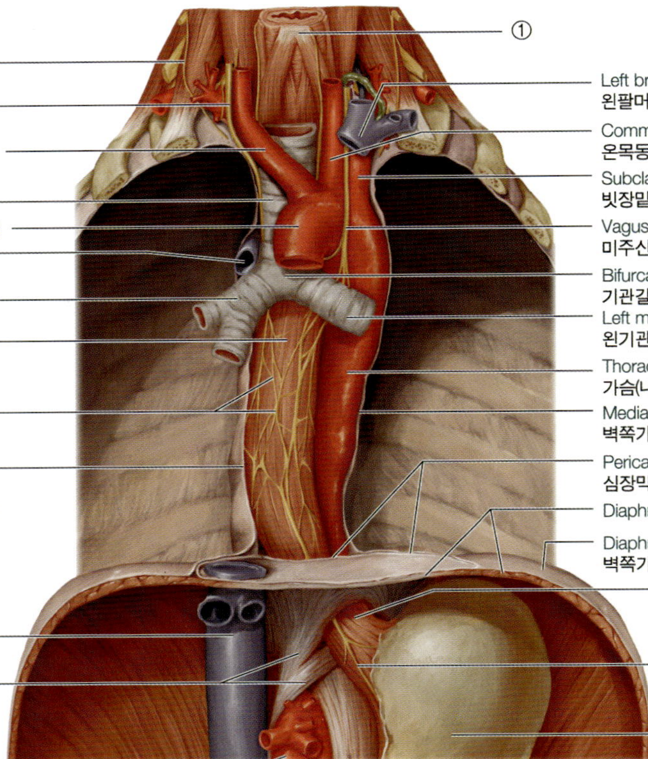

2

임상사례 (Clinical case)

15살 오군은 최근 소화불량(　　①　　), 연하곤란(　　②　　), 가슴앓이(　　③　　) 등 불편함을 느껴 병원을 방문하게 되었다. 진단 검사로 바륨 연하(　　④　　), 식도경(　　⑤　　) 검사를 통해 위식도 역류장애(　　⑥　　)를 진단 받았다. 그 후 오군이 좋아하는 자극적인 음식을 피하고, 잠자리에 들기 전 3시간 동안 음식 섭취는 파하게 되었다.

3

임상사례 (Clinical case)

40대 김 여사는 최근 연하곤란(①), 점액과 소화되지 않은 음식물의 역류(②), 식도 경련에 의한 흉골 하부 통증이 있어 병원에 방문하게 되었다. 바륨 연하(③), 내시경(④), 식도내압측정검사(⑤)를 통해 하부식도괄약근 이완불능증(⑥)을 진단받아 외과적 치료로 식도근 절개술(⑦)을 받게 되었다.

4

소화되지 않은 음식물이 거꾸로 올라오는 것과 같이 역으로 흐르는 상태를 표현한 용어는 무엇인가요?

① esophagitis ② hiatal hernia ③ pharyngitis
④ pyrosis ⑤ regurgitation

5

음식물에 대한 욕구가 부족하거나 없는 상태를 표현한 용어는 무엇인가요??

① achalasia ② anorexia ③ aphagia
④ dyspepsia ⑤ deglutition

6

구강 안쪽 인두와의 경계에 있는 한 쌍의 타원형 융기로 편도선이라고도 하는 곳를 표현한 용어는 무엇인가요?

① adenoids ② esophagus ③ palatine tonsil
④pharyngeal tonsil ⑤ throat

Answer |

1. 해부학용어 참조 **2.** ① dyspepsia, aphagia, ② pyrosis, heart burn, ③ barium swallow, ④ esophagoscope, ⑤ gastroesophageal reflux disease(GERD) **3.** ① aphagia, regurgitation, ② regurgitation, ③ barium swallow, ④ endoscope, ⑤ manometry, ⑥ achalasia, dilatation of esohagus, ⑦ esophagomyotomy **4.** ⑤ **5.** ② **6.** ③

숨은 그림찾기

밤, 장화, 호미, 성냥개비, 당근, 열대어, 촛불, 머그컵

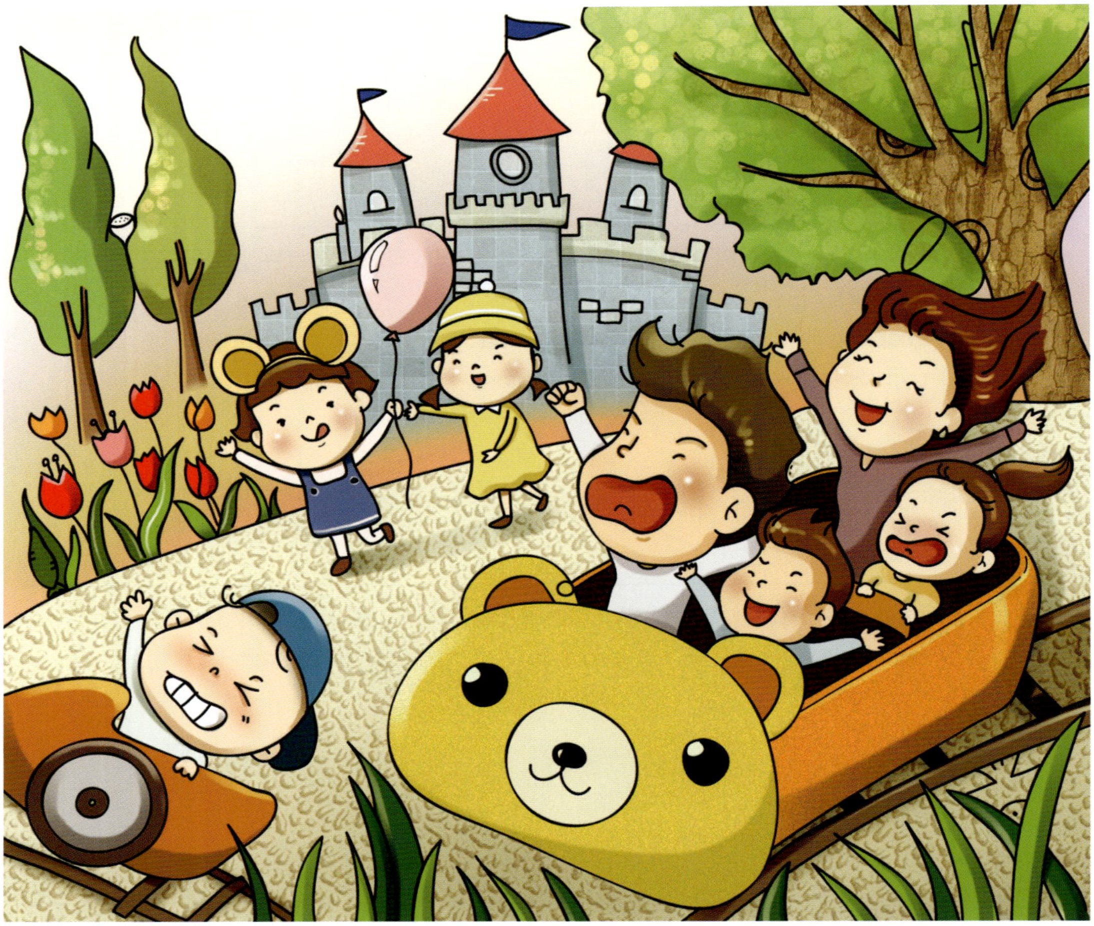

Ⅲ 위(Stomach)

1 해부학적 용어(Anatomical terms)

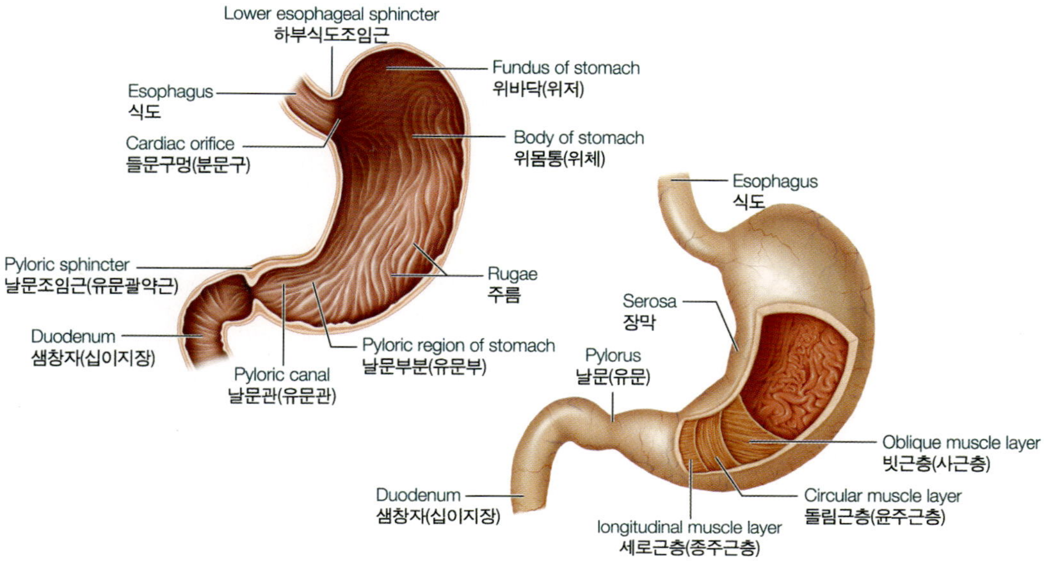

그림 7-7 위

용어	의미	설명
abdomen	복부, 배	• 가슴과 골반 사이의 부분
antrum	동, 방	• 위의 제일 아래 부분
body	체, 몸통	• 위의 가운데 부분
cardia	분문, 들문	• 식도 출구 주위의 부분
fundus	기저, 바닥	• 위의 가장 윗부분으로, dome(돔)형태
greater omentum	대망	• 위로부터 복부 장기 위로 펼쳐진 복막의 주름
peritoneum	복막	• 복강을 따라서 복부 기관들을 지지하는 장막
pyloric sphincter	유문괄약근, 위날문조임근	• 위와 샘창자(십이지장)사이의 통로로 고리모양의 근육층으로 되어 있음
pylorus	유문, 날문	• 위의 일부로 작은창자(소장)와 연결되는 부분
rugae	추벽, 주름	• 위가 비었을 때 볼 수 있는 선형의 큰 주름
stomach	위	• 음식물을 섞고 저장하는 J-모양의 주머니. 소화에 필요한 화학물질들을 분비하며 호르몬 분비 조절을 함
villi	융모	• 순환 내로 소화된 음식을 흡수하는 소장 면에 있는 아주 작은 돌기

2 의학용어(Medical terms)

1) 증상 및 병리적 용어(Symptomatic & Pathologic terms)

용어	의미	설명
achlorhydria	무산증, 염산결핍증	• 위분비 내용의 산도의 저하 또는 소실을 말함
adhesion	유착, 붙음	• 정상적으로 분리되어 있는 두 개의 표면이 비정상적으로 함께 붙어 있는 경우로 복부수술 후에 발생함 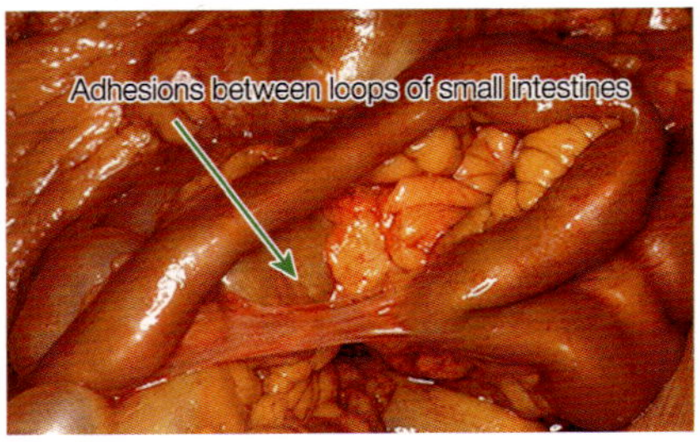
anorexia	식욕부진	• 식욕의 상실
ascites	복수	• 복강 내에 축적된 체액, 부족의 한 형태. 신장 질환, 림프계나 정맥계의 폐색, 간경화증 혹은 혈장 구성 성분의 변화로 인해 초래될 수 있음 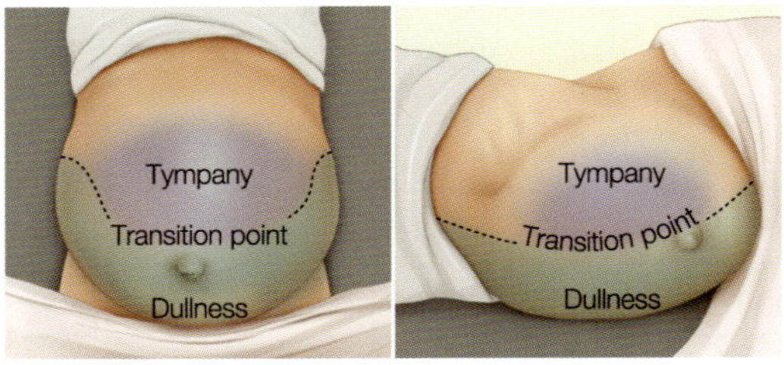
celiac disease	만성 소화장애증, 복부 질병	• gluten을 포함한 음식이 흡수되지 않는 것이 특징
diverticulitis	게실염, 곁주머니염	• 대장의 벽에 생긴 게실 내에 장의 내용물이 고여 발생하는 염증 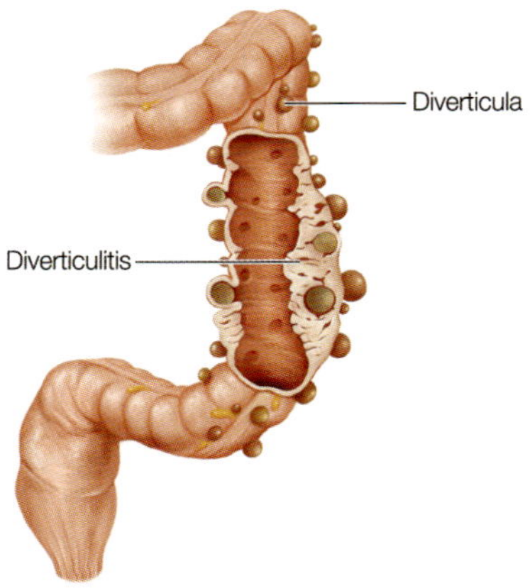

용어	의미	설명
diverticulosis	게실증, 결주머니증	• 게실(결주머니)의 비정상적인 상태 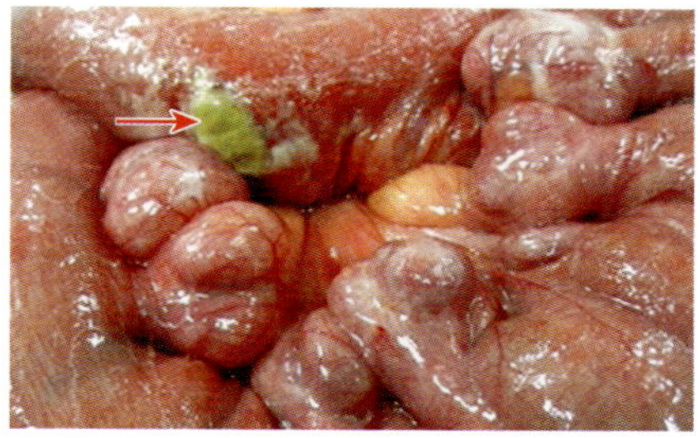
dumping syndrome	덤핑 증후군, 낙하 증후군, 급속 이동증후군	• 위절제술(gastrectomy)을 받은 후 음식물이 위액과 충분히 혼합되지 못한 채 소장(small intestine)으로 내려가는데, 이때 정상적인 소화과정이 소실되면서 오심(nausea), 심계항진(palpitation), 설사(diarrhea), 발한(sweating), 허약감(weakness), 실신(syncope) 등이 나타나는 증후군으로 post gastrectomy syndrome이라고도 함
eructation	트림	• 위에서 입 밖으로 가스를 토해내는 것
gastric cancer	위암	• 위점막 상피세포에서 발생하는 악성 종양 • 조기에는 증상을 나타내지 않는데 진행하면 일정하지 않은 팽만감, 구역질, 압박감, 식욕부진 등을 수반하게 됨 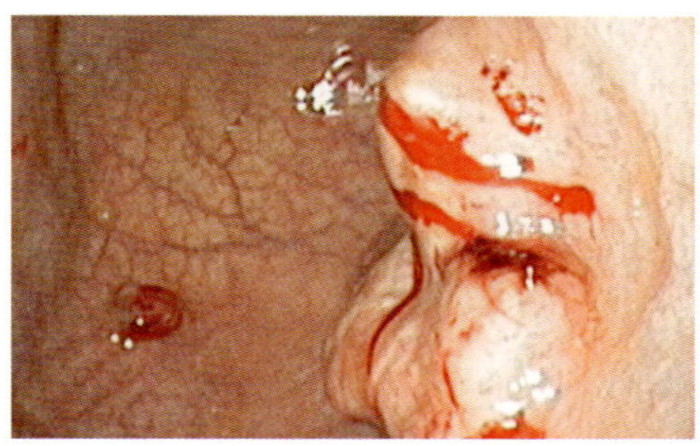 위암 내시경 사진 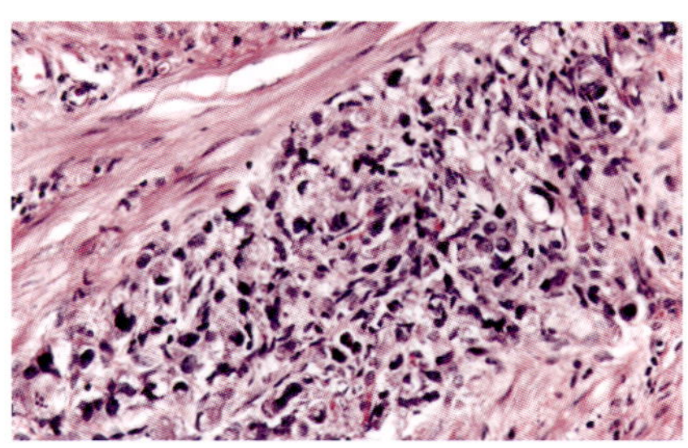 위암 현미경 사진

용어	의미	설명
gastric cancer	위암	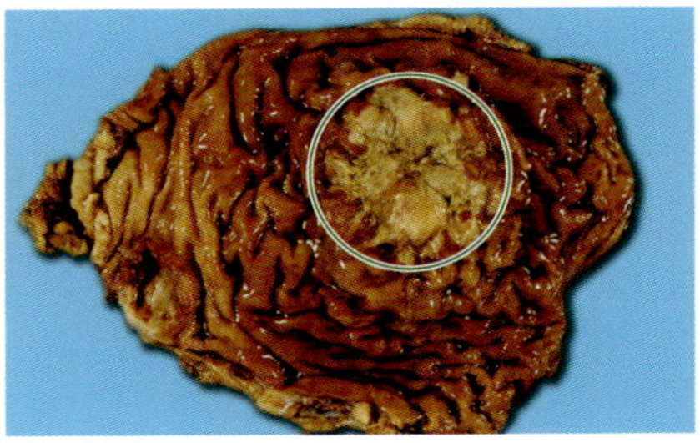 수술로 절제한 위함 사진
gastric ulcer	위궤양	• 위장 점막이 염증에 의해 부분적으로 손상되어 움푹하게 패인 상태 • 흔히 소화성 궤양과 동의어로 쓰이는데, 소화성 궤양은 점막을 보호하는 방어인자와 점막 손상을 유발하는 공격인자의 균형이 깨지면서 발생하는 궤양을 말하고 대개 재발과 자연적 치유를 반복하는 경과를 보임 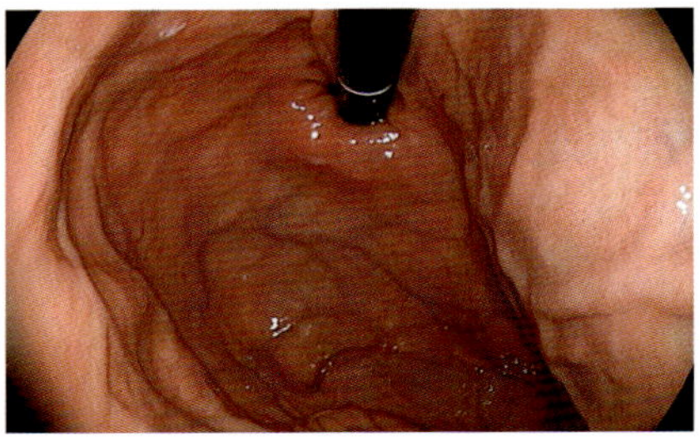 정상 위 내시경 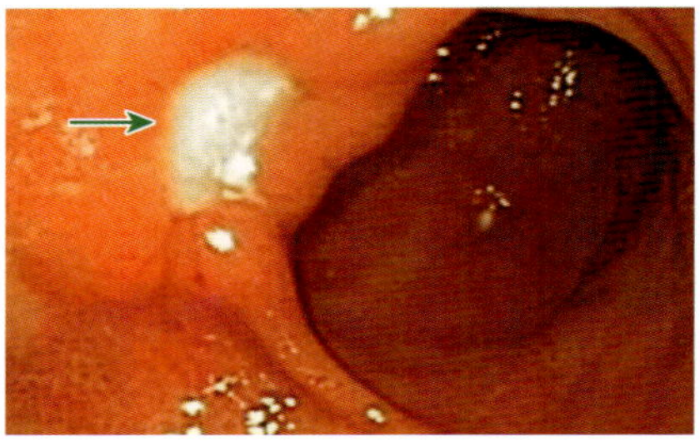 위궤양 내시경(화살표)
gastritis	위염	
gastrodynia	위경련, 위통증	
gastroenteritis	위장염	
gastroenterocolitis	위소장대장염, 위작은창자큰창자염	
gastromalacia	위연화증	• 위벽이 비정상적으로 연화되는 것

용어	의미	설명
gastroptosis	위하수	• 정상적인 위의 아래 끝은, 배꼽부위 또는 이보다 2~3cm 아래에 있는데, 위하수는 X선 검사로 보면 섰을 때 위각부가 위의 운동과는 관계없이 배꼽 부위 아래로 처진 것을 말함 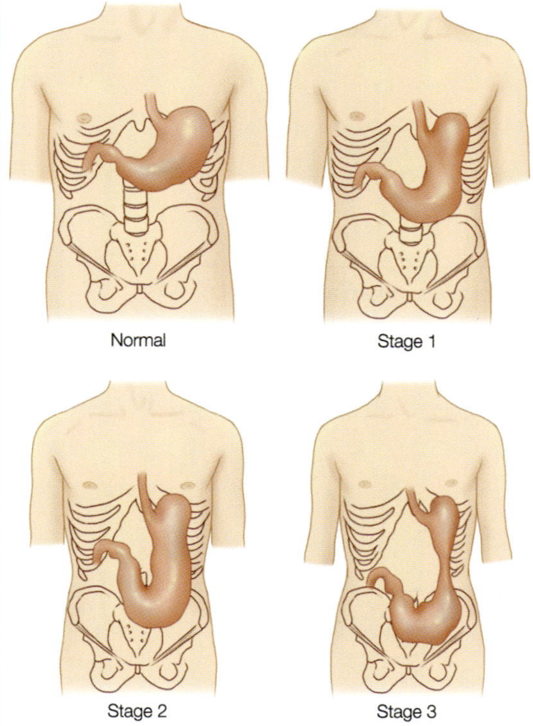
hematemesis	토혈	• 소화관 내에서 대량의 출혈이 발생하여 피를 토하는 경우를 말하며, 십이지장 상부의 위장관 출혈을 암시하는 증상
hypochlorohydria	저염산증	
melena	흑색변, 혈변	• 흑변은 자장면 소스나 타르처럼 검정색을 띠는 변을 보는 것 • 상부 위장관 출혈이 있는 경우, 혈액의 적혈구에 있는 헤모글로빈(hemoglobin)이 위에서 분비되는 위산과 반응하여 헤마틴(hematin)으로 변하면서 어두운 색을 띠게 됨
nausea	구역, 욕지기, 오심	• 토하고 싶은 불유쾌한 감정

용어	의미	설명
peptic ulcer	소화성궤양	• 위액의 산도가 높아져 식도, 위, 십이지장의 상피세포가 부식되는 현상으로 호발부위는 십이지장이고, 식후 1시간 정도 후에 상복부 통증이 있음 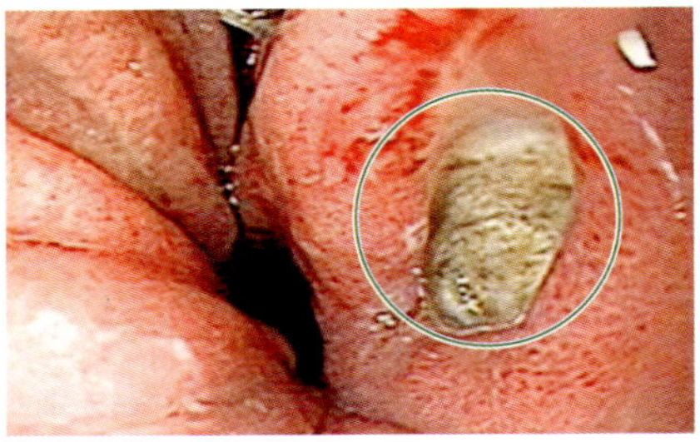
pernicious anemia	악성 빈혈	• 비타민 B_{12} 흡수에 필요한 물질(intrinsic factor 내인자)을 위가 분비하지 못하여 유발 되는 빈혈의 한 종류
peritonitis	복막염	• 복강 및 복강 내 장기를 덮고 있는 얇은 막인 복막에 발생한 염증 혹은 자극 증상으로, 국소적 혹은 복강 전반에 걸쳐 나타날 수 있으며 경과에 따라 급성과 만성으로 나뉨 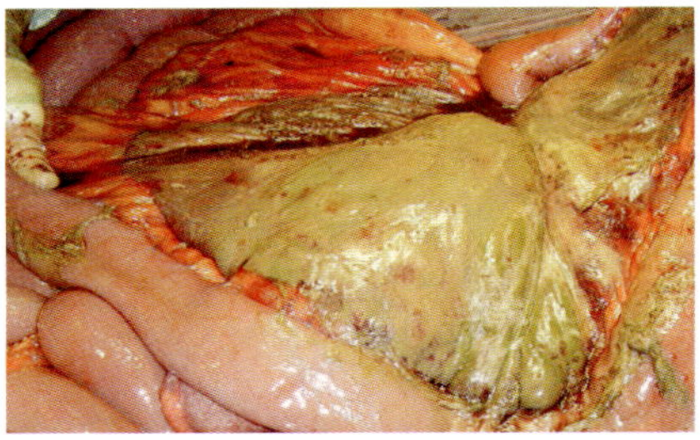
polyphagia	다식증, 대식	• 식욕중추의 흥분에 의해 식욕이 비정상적으로 항진되어 대량의 음식물을 섭취하는 병적 상태 • 당뇨병, 갑상선기능항진증, 시상하부 뇌하수체계의 종양, 조울병, 히스테리, 신경성 식사부진증 등의 한 시기에서 볼 수 있음
pyloric stenosis	유문협착증	• 위의 유문의 협착으로서 비후서 유문협착과 같은 선천성인 것과, 위궤양이나 유문전부의 암에 의한 후천성인 것으로 나뉨 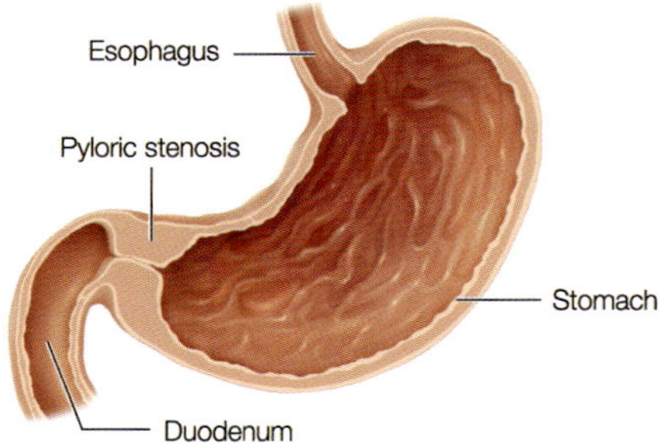

용어	의미	설명
pylorospasm	유문경련, 유문연축	• 어떠한 기질적 변화가 없이 유문근의 경련성 연축을 일으키는 것
pyrosis	가슴쓰림, 작열감	• 식도, 위의 작열감으로서, 산성의 트림을 동반
regurgitation	역류	• 소화되지 않은 음식물이 거꾸로 올라오는 것과 같이 역으로 흐르는 것
ulcer	궤양	• 궤양은 점막, 점막하조직 및 근육층까지 침범하는 국한된 조직상실로 그 중 위십이지장 궤양이 발생하는 임상상황은 중한 외상 혹은 질병이 있거나, 심한 화상(Curling's ulcer라 칭함), 두개골내 손상이나 질환(Cushing's ulcer라 칭함)이 있거나, 위점막에 작용하는 alcohol, aspirin 등을 섭취함으로 인해 발생될 수 있음
vomiting	구토	• 소화과정이 진행된 위 내용물이 입을 통해 배출되는 현상
Zollinger-Ellison syndrome	졸린거－에리슨 증후군	• 췌장(pancreas)의 랑게르한스섬(Langerhans islet)에서 고도의 gastrin을 분비하여, 과다한 양의 위액분비물을 자긍함으로 인해 십이지장에 발생하는 다발성 궤양 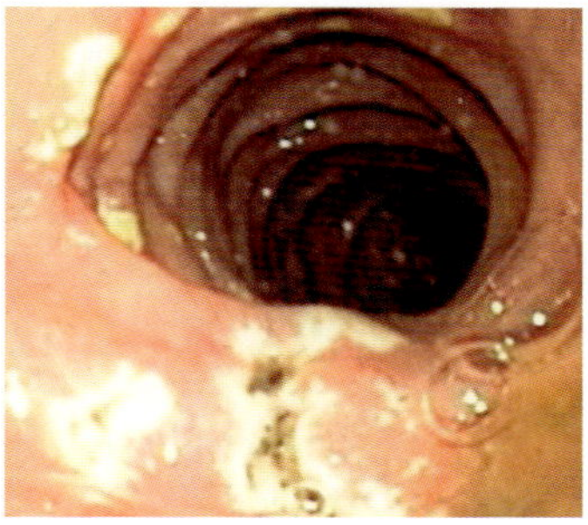

Exercises 다음의 용어들을 읽고 관련 있는 것끼리 연결하세요.

adhesion •	• 복막염
gastritis •	• 토혈
hematemesis •	• 위염
peptic ulcer •	• 소화성 궤양
peritonitis •	• 유착

2) 치료 및 수술 용어(Treatment & Surgical terms)

용어	의미	설명
abdominoplasty	복부성형술, 배성형술	• 성형적 혹은 미용적 목적으로 복벽에 시행되는 수술 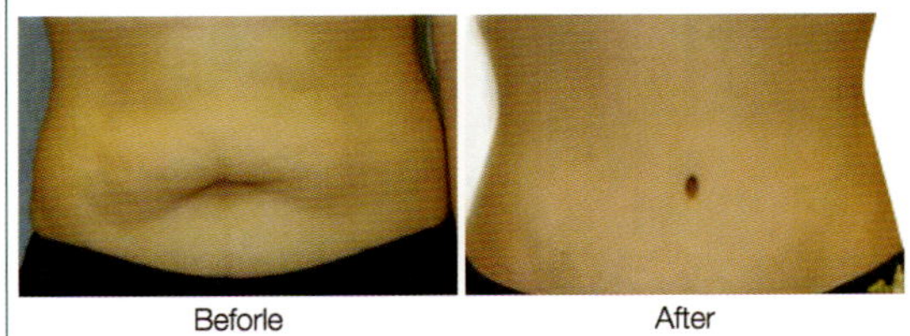
anastomosis	문합술	–example; gastrogastrostomy(분문유문문합술) gastroduodenostomy(위십이지장문합술) gastrocolostomy(위결장문합술) esophagogastrostomy(식도위문합술) esophagojejunostomy(식도공장문합술) 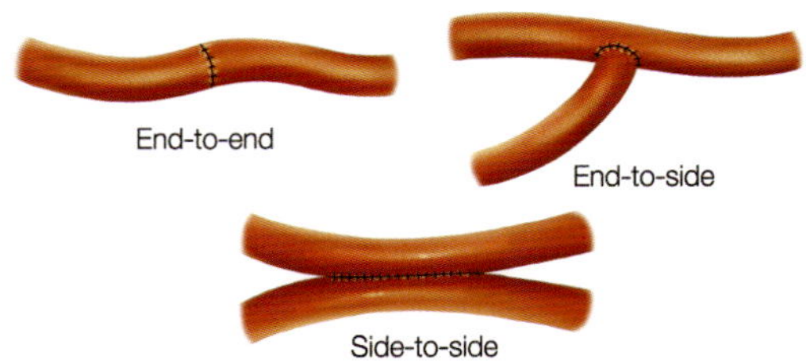
antrectomy	동절제술, 날문방 절제술	
appendicectomy, appendectomy	충수절제술, 막창자꼬리절제술	• 충수염의 외과적 치료법으로 병적충수를 그의 기저부에서 절제하는 수술 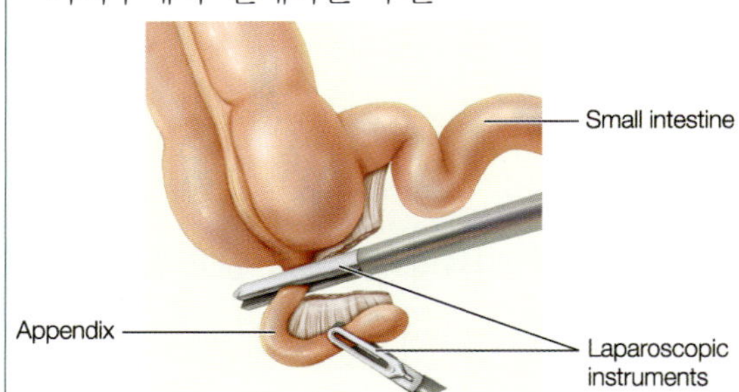
bariatric surgery	비만대사 수술	• 고도 비만 및 관련 합병증을 치료하기 위해 위의 크기를 제한하거나 위에서 소장으로 우회로를 만드는 각종 수술법 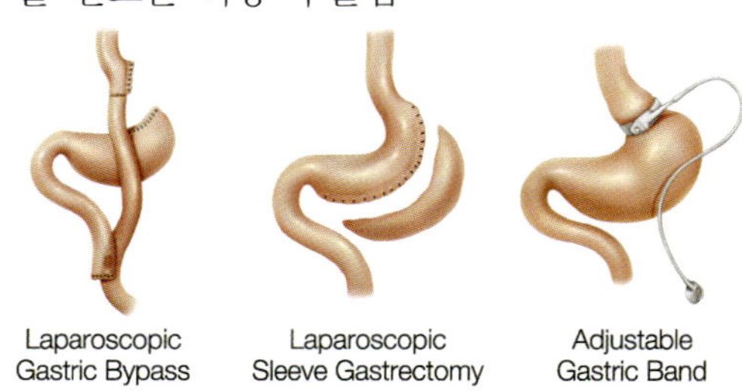

용어	의미	설명
celiotomy	개복술	• 복강의 외과적 절개
diverticulectomy	게실절제술, 결주머니절제술	
abdominoperineal resection(A & P resection)	복회음절제술, 배샅절제술	• 복부와 회음부 양쪽으로 결장과 직장을 제거하는 것. 결장, 직장암과 염증성 하부대장질환 치료의 한 형태 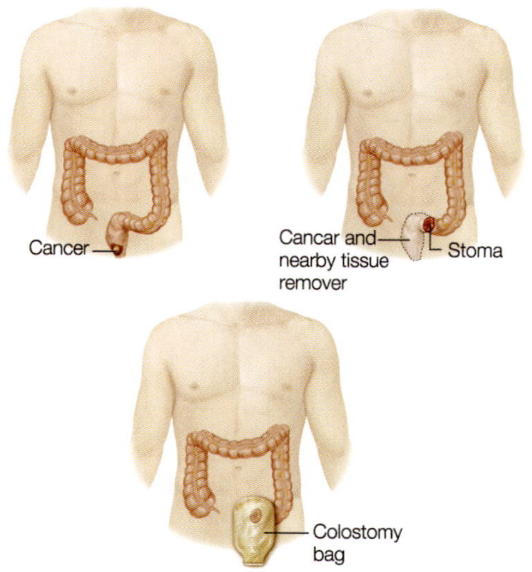
esophagogastroplasty	식도위성형술	
gastrectomy	위절제술	• 위절제시 Billroth Ⅰ은 남은 위(stomach)와 십이지장을 연결하는 방법(gastroduodenostomy)을 말하며, Billroth Ⅱ는 남은 위(stomach)를 공장에 연결하는 방법을 말함 • Billroth Ⅱ는 주로 십이지장 궤양 시에 수술방법으로 이용 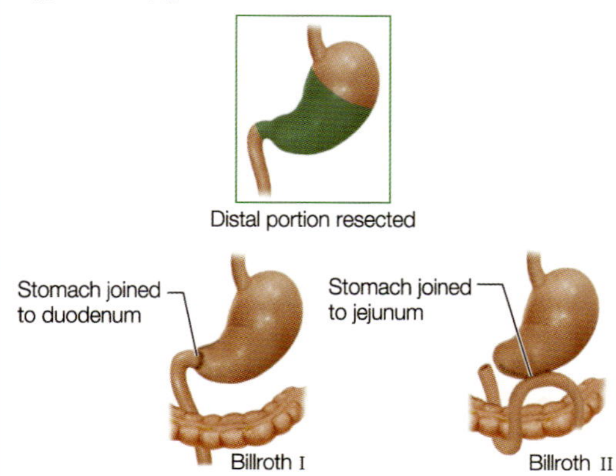
gastrojejunostomy	위공장문합술, 위빈창자연결술	
gastroplasty	위성형술	

용어	의미	설명
gastrostomy	위조루술, 위창냄술	• 위에 인위적인 통로를 만드는 것(복벽을 통하여) • 음식물을 삼키는 것이 불가능한 경우, 삽입된 tube를 통하여 주입 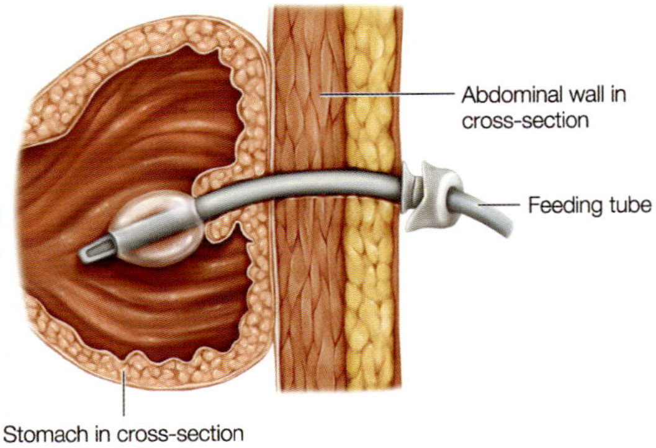
gavage	위관영양	• 비위관을 통해서 위로 음식물을 주입하는 과정
laparotomy	개복술, 배벽술	
lavage	세척, 세정	• 체강을 씻어내는 것
nasogastric(NG) tube	비위관	• Levin tube라고도 하는 관을 코(nose)를 통해 위(stomach)나 장(intestine)에 삽입하여 수술 후 위 내용물이나 공기(air)를 제거하기도 하고, 분석(analysis)을 위해 위나 장의 내용물을 얻기도 하고, 위관영양(gastric gavage)이나 위세척(gastric lavage)시에도 이용 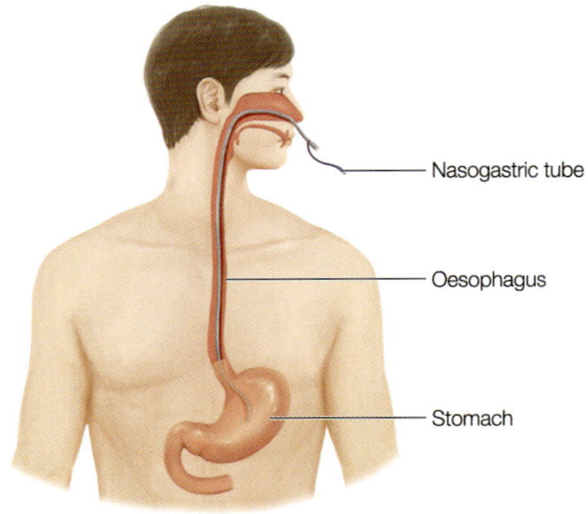
parenteral hyperalimentation	비경구 과영양수액	• 음식을 섭취할 수 없는 사람을 위한 완전한 정맥 영양공급 방법

용어	의미	설명
percutaneous endoscopic gastrostomy(PEG) tube	경피적 내시경적 위루관	• 장기간의 음식물 주입을 위하여 위에 삽입한 관. 국소마취 하에 시행되는 수액 및 영양 공급을 위한 수술법 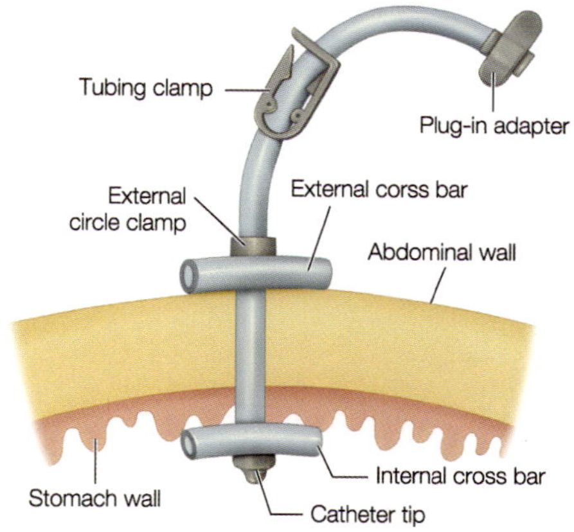
pyloromyotomy	유문근층절개술, 날문근육절개술	• 유문의 윤상근과 종주근의 절개 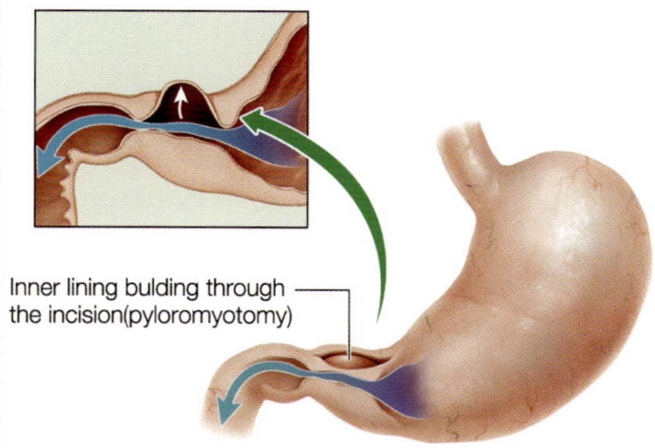
Fredet-Ramstedt operation	프레데－람스테트 수술	• 선천성 유문협착증에 대한 수술. 비후된 장막과 근층을 종축에 따라 절개하는 방법 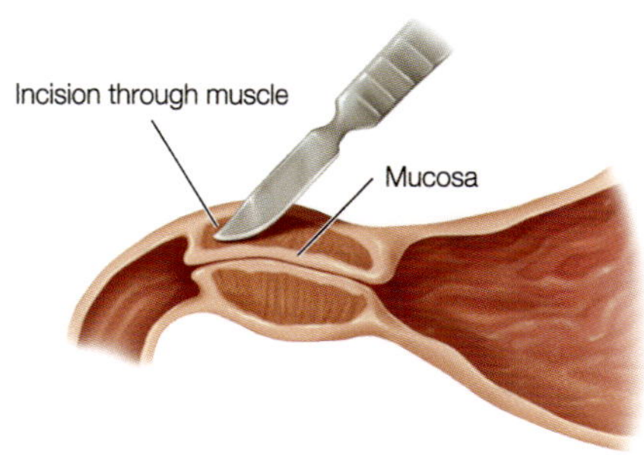
pyloroplasty	유문성형술, 날문성형술	• 유문에 유문윤을 장축방향으로 3～4cm 절개하고 좌우로 열어서 2층으로 봉합하고 유문괄약근 절단과 유문확장을 하여, 위내용이 십이지장으로 이행하기 쉽게 하는 것

용어	의미	설명
vagotomy	미주신경절단술	• 위궤양의 치료로 위 분비를 감소시키기 위하여 미주신경의 가지를 절단하는 수술로, (위)궤양의 재발방지, 과량의 위산분비를 줄이기 위하여 위수술시 병행함 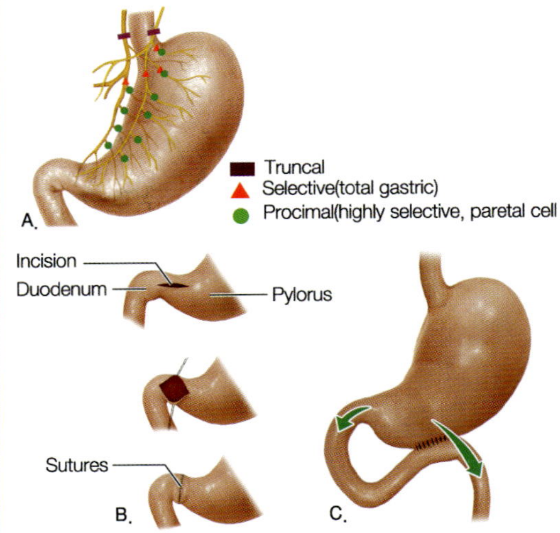

3) 진단 검사(Laboratory & Special procedures)

용어	의미	설명
abdominal ultrasonography	복부초음파촬영술, 배초음파촬영술	• 초음파를 이용하여 장기내부를 기록하는 과정. 영상은 모니터나 차후 이용을 위해 기록되어 짐. 간, 담낭, 담관 그리고 췌장 같은 기관들의 크기와 구조에 대하여 시각적으로 보여줌 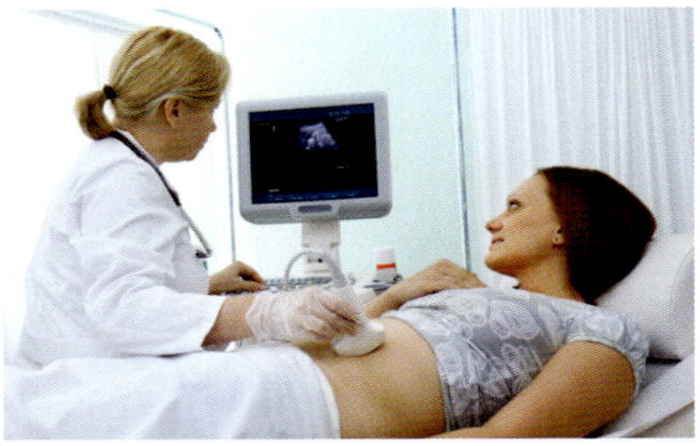
abdominocentesis	복강천자	• 복강의 외과적 천자(paracentesis) 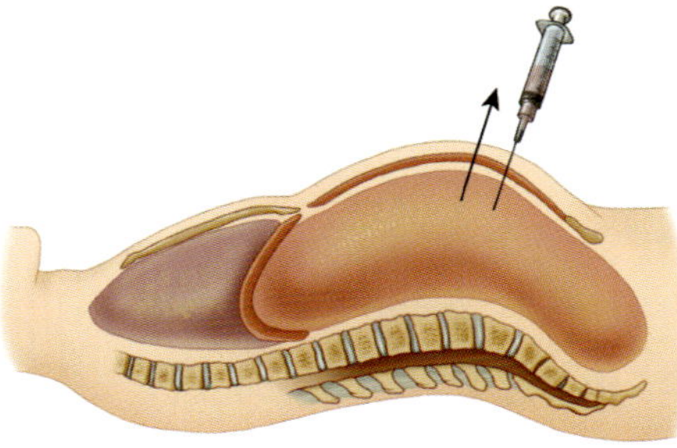

용어	의미	설명
barium enema(BE)	바륨관장	• 바륨을 대장에 주입하여 직접적으로 촬영하는 방법 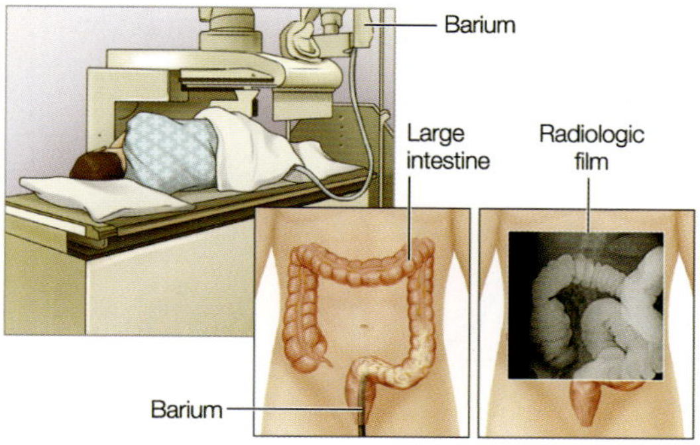
gastroscope	위내시경, 위보개	• 위 속을 눈으로 보면서 하는 검사기구
gastroscopy	위내시경검사, 위보개검사	• 위 속을 눈으로 보면서 하는 검사 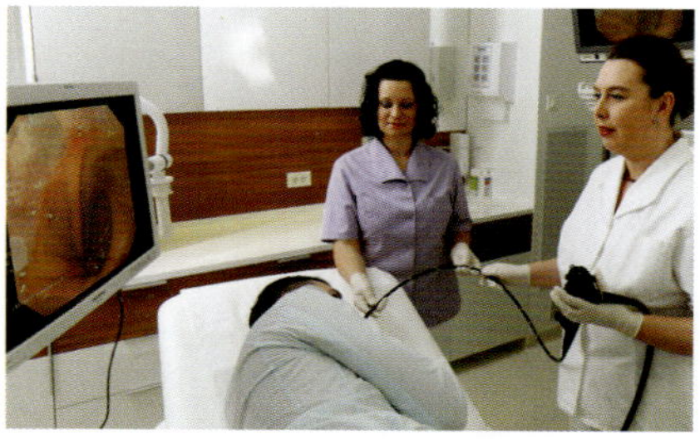
Helicobacter pylori	헬리코박터 파이로리	• 헬리코박터 파이로리는 위에서 사는 나선 모양의 그람 음성 세균(Gram negative bacillus)으로, 산소 농도가 낮은 환경에서 자라는 특성이 있음 • 길이는 3μm 정도 되며 편모를 가지고 있어 빠른 속도로 운동할 수 있음
laparoscope	복강경, 배안보개	• 복강 안을 눈으로 보면서 하는 검사기구
laparoscopy	복강경검사, 배안보개검사	• 복강 내부를 눈으로 보면서 하는 검사
upper GI(gastrointestinal) series	상부위장관시리즈, 상부위창자관시리즈	• 바륨을 삼킨 후 위와 십이지장의 영상을 연속적으로 촬영하는 것

EXERCISES

1

다음 그림을 보고 해부학적 명칭을 쓰시오.

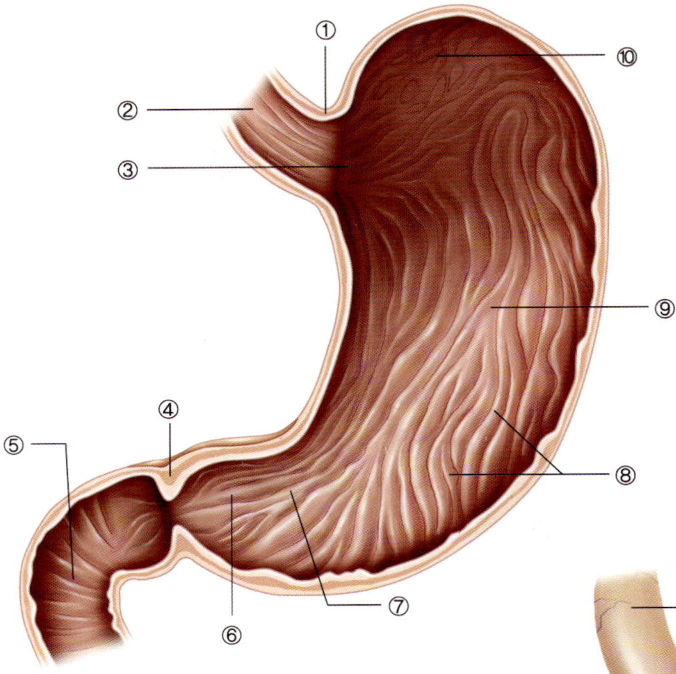

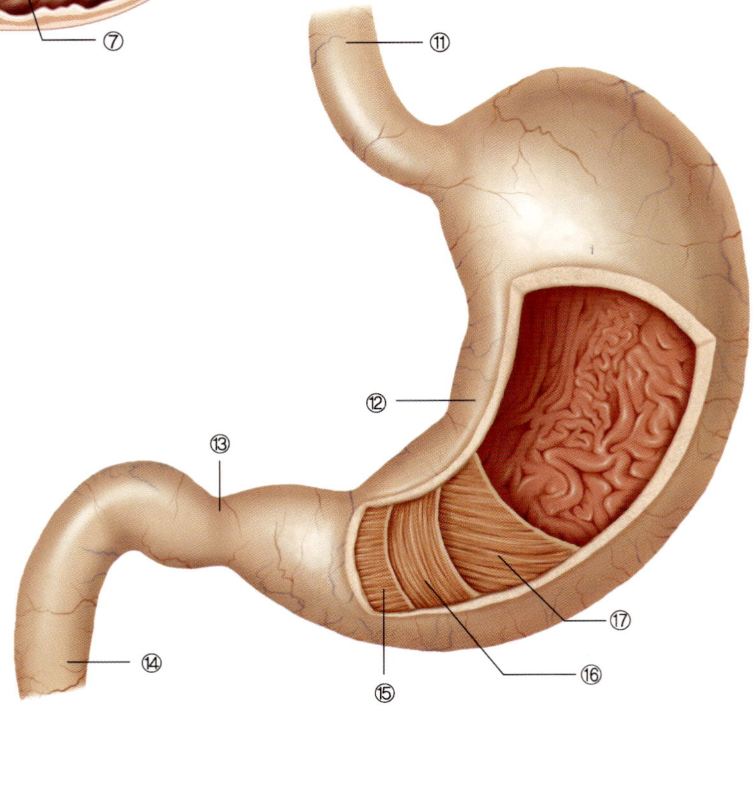

2

임상사례 (Clinical case)

50대 황씨는 식후 1시간 30분~3시간 후에 상복부의 타는 듯한 통증이 발생하여 수면 중에 통증이 발생하여 자주 깨어났다. 혈변(①)이 토혈(②)보다 잘 발생하여 병원을 방문하게 되었다. 상부 위장관 촬영술(③), 위 내시경 검사(④)와 조직 생검(⑤)을 한 결과 소화성 궤양(⑥)을 진단 받았다. 내과적 치료를 하였으나 증상이 호전되지 않아 외과적 치료로 미주신경 절단술(⑦)을 받게 되었다.

3

임상사례 (Clinical case)

최 여사는 이틀 전 위공장문합술(①)을 받았다. 혈당이 급격히 상승하여 그 자극으로 인해 인슐린 과다분비되어 저혈당증 증상이 발생되는 급성이동증후군 (②)을 경험하게 되었다.

4

소화관 내에서 대량의 출혈이 발생하여 피를 토하는 경우를 말하는 것를 표현한 용어는 무엇인가요?

① hematemesis ② hypochlorohydria ③ melena
④ nausea ⑤ peritonitis

5

비타민 B_{12} 흡수에 필요한 물질(intrinsic factor 내인자)을 위가 분비하지 못하여 유발되는 빈혈의 한 종류를 표현한 용어는 무엇인가요?

① peptic ulcer ② pernicious anemia ③ peritonitis
④ polyphagia ⑤ pyloric stenosis

6

복벽을 통하여 위에 인위적인 통로를 만드는 것를 표현한 용어는 무엇인가요?

① gastroplasty ② gastrostomy ③ laparotomy
④ pyloromyotomy ⑤ pyloroplasty

Answer |

1. 해부학용어 참조 **2.** ① melena, ② hematemesis, ③ upper GI(gastrointestinal) series, ④ gastroscope, ⑤ biopsy, ⑥ peptic ulcer, ⑦ vagotomy **3.** ① Billroth II operations, ② dumping syndrome **4.** ① **5.** ② **6.** ②

빵터지는 넌센스 퀴즈

QUIZ

01. 세상에서 제일 짠 약은?	간장약
02. 세상에서 제일 짠 음식은?	짜요짜요
03. 파마한 사람이 한 명도 없으면?	무파마
04. 어린이가 먹는 우유는?	아이유
05. 청바지를 입고 싶어하는 꽃은?	진(jean)달래
06. 우리엄마를 영어로 하면?	마이애미
07. 산타할아버지보다 건강한 할아버지는?	산타는 할아버지
08. 가장 야한 옷을 입는 연예인은?	다비치
09. 만나도 서로 인사하지 않은 걸 뭐라고 할까?	하이(hi~~~)실종
10. 사람의 옷을 벗길 수 있는 식물은?	버섯

V 소장과 대장(Small intestine and Large intestine)

1 해부학적 용어(Anatomical terms)

1) 소장(Small intestine)

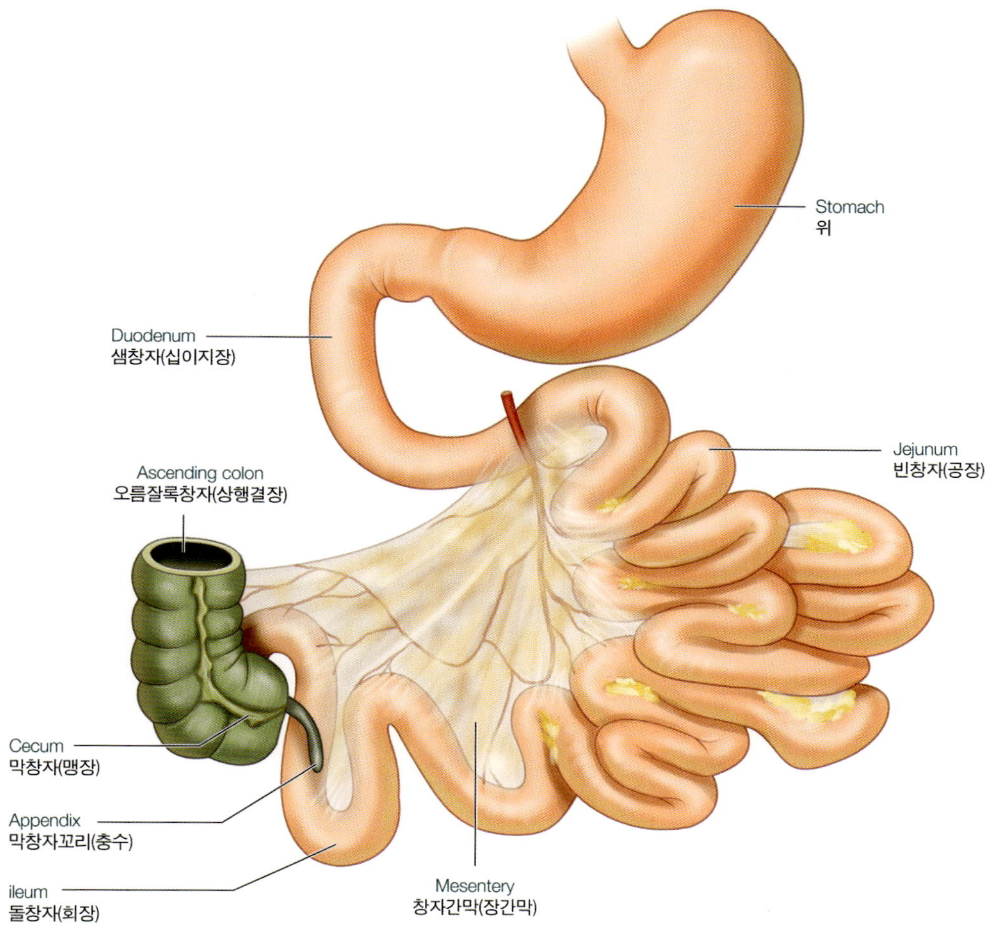

그림 7-8 소장

용어	의미	설명
duodenum	십이지장, 샘창자	• 작은창자의 첫 번째 부분으로 길이는 대략 25cm 정도
jejunum	공장, 빈창자	• 작은창자 두 번째 부위로 큰창자와 연결되어 있으며, 약 3.3m 정도 되는 긴 길이의 소화기계 통로
mesentery	장간막	• 장 위에 펼쳐져서 장을 지지하는 복막의 부분
small intestine	소장, 작은창자	• 날문조임근에서 큰창자에 이르는 6m 길이의 통로

2) 대장(Large intestine)

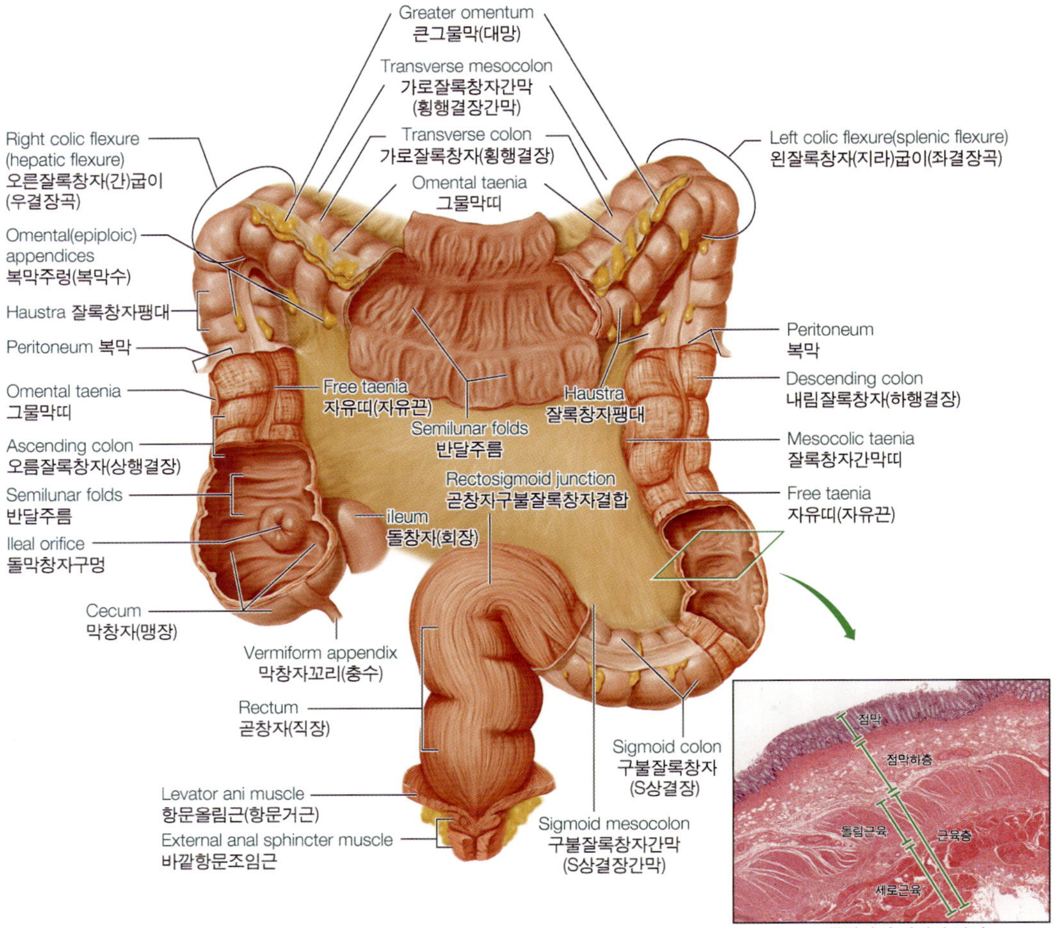

그림 7-9 대창

용어	의미	설명
anus	항문	• 소화기계의 끝에 있는 조임근육 • 출구가 꽉 조여진 상태로 유지되도록 근육섬유가 고리모양띠 형태로 되어 있음
appendix	충수, 꼬리	• 작은 주머니로 소화기능은 없으며 막창자에 붙어 있음
ascending colon	상행결장, 오름잘록창자	
cecum	맹장, 막창자	• 이 막힌 U자 모양의 주머니로 대장(큰창자)의 첫 번째 부분
colon	결장, 잘록창자	• 맹장(막창자)의 다음 부위

용어	의미	설명
descending colon	하행결장, 내림잘록창자	
hepatic flexure	간 만곡	• 결장 우측의 굽어진 곳으로 상행결장과 횡행결장 사이의 연결부
ileocecal valve	회맹판	• 소장의 회장과 대장의 맹장 사이에 있는 판막 같은 구조물
large intestine	대장, 큰창자	• 약 1.5cm의 길이이며, 맹장(막창자)에서 항문까지의 통로
mesocolon	결장간막	• 결장 위에 펼쳐져서 결장을 지지하는 복막의 부분
rectum	직장, 곧창자	• 대장의 끝부분으로 약 20cm 정도이며 S자 결장에서 항문까지 이어짐
sigmoid colon	S상 결장, 구불잘록창자	
transverse colon	횡행결장, 가로잘록창자	

2 의학용어(Medical terms)

1) 증상 및 병리적 용어(Symptomatic & Pathologic terms)

용어	의미	설명
anal fissure	치열, 항문열상	• 항문 입구에서 항문 안쪽 치상선에 이르는 항문관 부위가 찢어지는 현상
anal fistula	치루, 항문루	• 항문 주변의 만성적인 농양이나 항문선의 염증으로 시작하여 고름이 배출되고 나면 항문선의 안쪽과 항문 바깥쪽 피부 사이에 터널이 생겨 바깥쪽 구멍을 통해 분비물이 나오는 현상 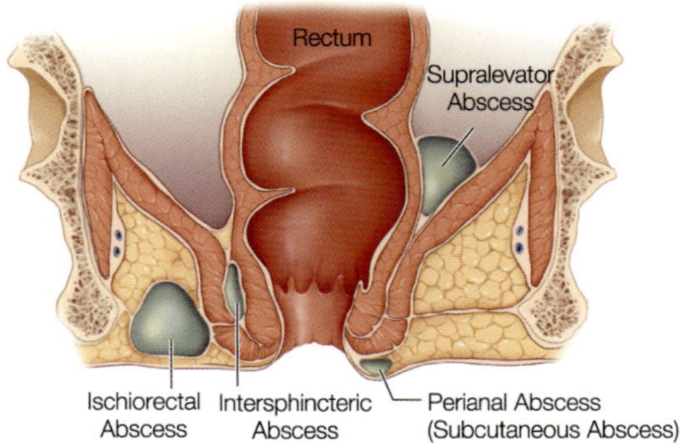
borborygmus	복명	• (장의 가스 이동으로 나는) 복명, 꾸르륵 소리

용어	의미	설명
colorectal carcinoma	결장직장암	• 암이 발생하는 위치에 따라 결장에 생기는 암을 결장암, 직장에 생기는 암을 직장암이라고 하며, 이를 통칭하여 대장암 혹은 결장 직장암이라고 함
constipation	변비	• 배변과 딱딱하고 건조한 분변이 통과되는 것이 어렵거나 빈도가 감소된 상태
convulsion	경련	• 전신 또는 국소의 근육이 자신의 의사와는 관계없이 급격히 수축하는 현상
Crohn's disease	크론병	• 궤양형성(조약돌이모양)과 반흔조직 형성으로 장폐색을 초래하는 것이 특징이며, 주로 회장에 발생하는 만성염증(국소적 회장염 또는 국소적 장염)을 말함
diarrhea	설사	• 물과 같은 장 배설행위의 잦은 배출
dysentery	이질	• 설사와 복통이 특징적인 장(주로, 대장)의 감염성 질환
enterolith	장결석	• 장에 이물질이 응괴되어 돌같이 단단하게 된 것 • 대결장 또는 맹장에 형성되는 것이 많음
familial adenomatous polyposis(FAP)	가족성 선종양 용종증	• 결장－직장암을 예고하는 다발성 용종이 결장과 직장에 형성되는 유전질환
femoral hernia	대퇴탈장	• 대퇴륜을 통한 탈장
flatulence	고창, 방귀	• 위장관에 가스나 공기가 있는 상태
flatus	팽만, 방귀	• 위장관에 있는 가스나 공기로 항문을 통해 배출되는 가스나 공기를 말함
hemorrhoid	치핵, 치질	• 항문주위 정맥의 확장으로 항문괄약근을 중심으로 위쪽 내부에 생기면 내치핵이라 하고 외부로 나타난 것은 외치핵이라 함 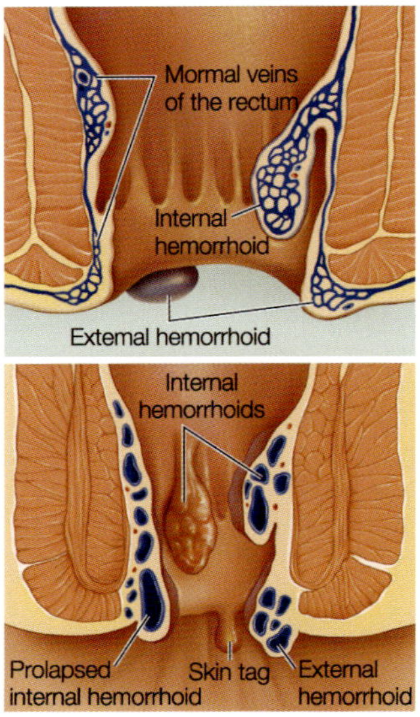

용어	의미	설명
Hirschsprung's disease, congenital megacolon	히르쉬스프룽 병, 거대결장증	• 결장과 직장에 분포해야 할 부교감 신경절의 선천적 결손으로, 장의 추진운동이 안되고 장폐색이 오는 질환
inguinal hernia	서혜탈장	• 서혜관 내로부터 탈출하는 탈장으로 간접 탈장(indirect hernia)과 직접 탈장(direct hernia)이 있음 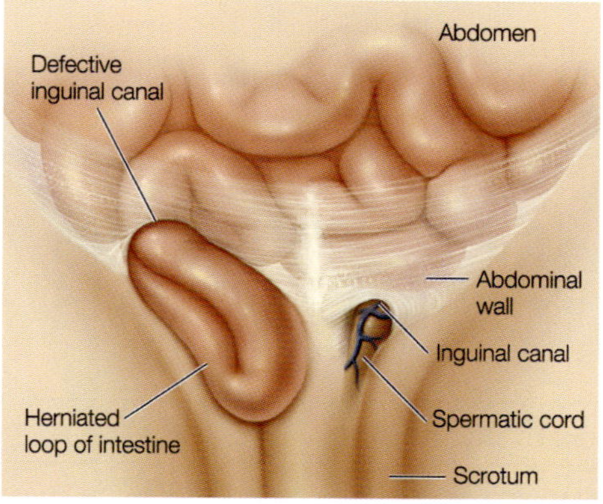
intestinal obstruction, ileus	장폐색증	• 장폐색은 탈장(hernia)이나, 장유착, 장중첩(증)(intussusception), 장축염전증(volvulus) 등으로 인한 기계적 폐색(mechanical obstruction)과 복부수술 후 연동운동(peristalsis)이 정지되어 나타나는 마비성 장폐색(paralytic ileus) 등이 있음 • 증상은 복부팽창과 심한 변비(obstipation) 구토(vomiting)와 복통, 심한 발한 등이 나타남
intussusception	장중첩증, 창자겹침증	• 장의 일부가 다른 부분의 아래로 미끄러져 들어간 상태 • 주로 남아에서 회맹부위에 발생함 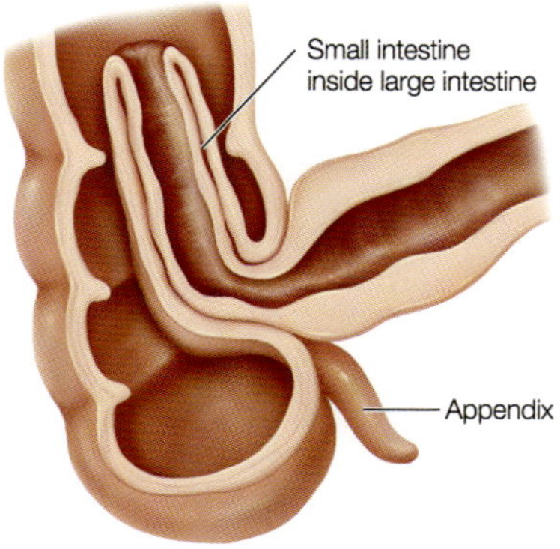

용어	의미	설명
irritable bowel syndrome (IBS)	과민대장증후군	• 만성 스트레스 관련성 질환으로 설사, 변비 그리고 장의 규칙적 수축이 동반되는 통증이 특징 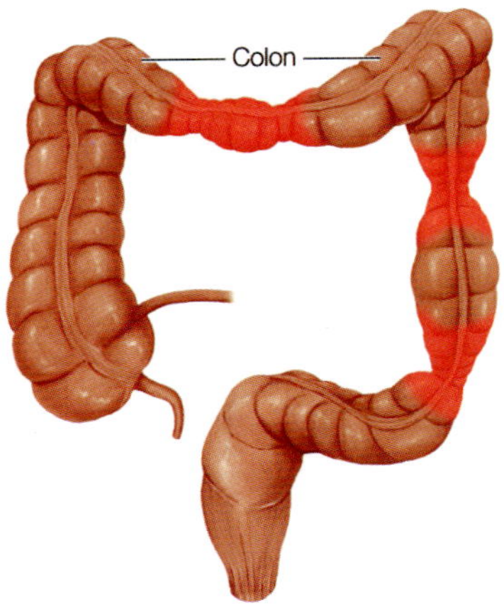
Mackel's diverticulum	메켈 게실	• 회장에 잘 생기는 소화기계의 선천성 질환
megacolon	거대결장	• 지나치게 확장된 결장을 말함 • 보통은 선천적이지만 급성 궤양성 대장염에서도 나타날 수 있음
occult blood	잠혈	• 현미경적으로 혹은 화학적으로만 발견할 수 있는 극히 소량의 혈액이 존재하는 상태 • 대변에서의 장출혈의 징후
pilonidal cyst	모소낭	• 털을 포함한 천골, 미골의 유피낭포 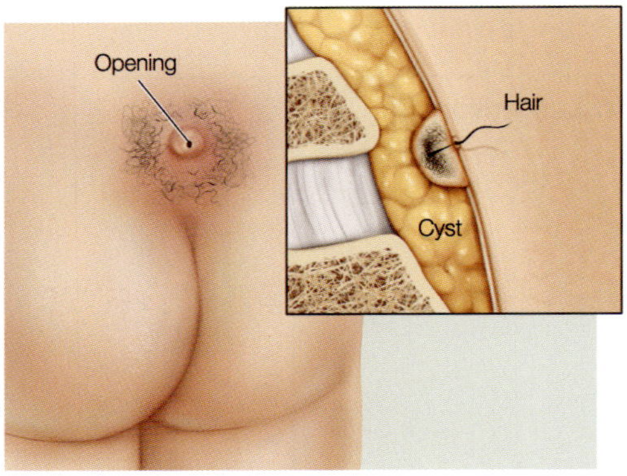
polyp	용종, 폴립	• 점막조직에서 바깥쪽으로 종양모양처럼 성장한 것으로 보통은 양성인 경우가 많음
polyposis	폴립증	• (다발성)폴립의 비정상적인 상태(장의 점막, 특히 결장 부분에 발생; 악성일 가능성이 높음)를 말함
proctoptosis	직장하수증, 곧창자처짐증	• 항문탈출

용어	의미	설명
rebound tenderness	반동 압통	• 복막에 염증이 파급된 경우, 이 부위의 복막을 서서히 압박해서 급히 손을 떼면 통증을 호소하는 현상
rectocele	직장류, 곧창자탈출	• 직장의 일부가 허니아 모양으로 돌출한 것
regional enteritis	국한성 회장염	• 장(intestine)의 염증으로, 특히 회장(ileum)에 잘 발생하고 설사(diarrhea), 열(fever), 복부경련(abdominal cramping) 등의 증상이 나타남
steatorrhea	지방변	• 지방의 소화흡수장애에 의해 분변 중에 지방이 증가하는 병적 상태
ulcerative colitis	궤양성 대장염	• 하루 수 십 회의 출혈성, 화농성, 점액성 변이 특징이고, 치료는 상태와 부위에 따라 결장절제술(colectomy)과 회장조루술(ileostomy)을 시행하게 됨
umbilical hernia	제대탈장	• 배꼽에서 장관의 일부가 탈출한 것
volvulus	장염전, 창자꼬임	• 장이 꼬이거나 비틀어진 상태로, 장폐색의 원인이 됨

Exercises 다음의 용어들을 읽고 관련 있는 것끼리 연결하세요.

irritable bowel syndrome(IBS) •	• 반동 압통
rebound tenderness •	• 골과민대장증후군
inguinal hernia •	• 제대탈장
constipation •	• 서혜탈장
umbilical hernia •	• 변비

2) 치료 및 수술 용어(Treatment & Surgical terms)

용어	의미	설명
anoplasty	항문성형술	
appendectomy	충수절제술	
cecectomy	맹장절제술	
cecopexy	맹장고정술	
celiotomy, laparotomy	개복술	• 복강의 외과적 절개
colectomy	결장절제술, 잘록창자절제술	

용어	의미	설명
colocolostomy	결장결장문합술	
colostomy	결장조루술, 결장루설치술, 인공항문성형술	• 잘록창자에 인공적인 통로를 만드는 것(복벽을 통하여). • 주로 배변을 위하여 사용 • 결장에 치유되지 않는 악성종양이나 질환으로 인해 직장과 항문을 절제하고 결장에 인공항문을 형성하여 복벽에 개구하는 시술
Duhamel's operation	듀하멜 수술	• 선천성 거대결장증의 수술로, 부교감 신경절 결손이 있는 결장은 제거하고, 신경절이 존재하는 결장(colon)과 직장(rectum)을 문합(anastomosis) 해주는 수술
enterocolostomy	소장결장문합술	• 소장과 결장 사이에 연결로를 외과적으로 형성하는 것
enterolysis	장유착박리술	• 장의 부분 사이 또는 장과 복벽 사이의 유착을 떼어 놓는 수술
enterorrhaphy	장봉합술	• 장의 수복 또는 봉합
exploratory laparotomy	시험적 개복술	
hemicolectomy	결장반절제술, 잘록창자반절제술	• 대장의 절반을 절제하는 것
hemorrhoidectomy	치질절제술	• 직장 정맥류인 치핵을 제거하는 수술
herniorrhaphy	허니아(헤르니아) 봉합술	
ileostomy	회장조루술, 돌창자창냄술	• 돌창자에 인위적인 통로를 만드는 것(복벽에 입모양의 통로를 만드는 것) • 변의 출구로 사용함
ileocolostomy	회결장문합술	
ileostomy	회장루조성술, 회장루형성술	• 궤양성 대장염인 경우 결장절제술을 한 후 대변배출을 위해 시행
jejunorrhaphy	공장봉합술	
Miles's operation	마일즈 수술	• S-상 결장하부암 및 직장암에서의 복회음식 수술로서 영구적 결장루를 만들고 골반부 결장, 결장간막 및 인접 림프절(lymph node)을 제거하고, 직장과 항문 등 광범위한 절제를 행하는 수술
ostomy	조루술	• 신체에 있는 개구부 • 일반적으로 신체 노폐물 배설을 위해 형성된 개구부를 의미함. 또한 그러한 개구부를 만들기 위해 행해지는 수술을 의미함

용어	의미	설명
polypectomy	용종절제술, 폴립절제술	• 외피, 점막, 장막 등의 면에 돌출한 종류를 폴립이라고 하며, 위, 장, 자궁, 방광 등에 발생하는 경우가 많음
reduction of intussusception	장중첩증의 정복	

3) 진단 검사(Laboratory & Special procedures)

용어	의미	설명
colonoscope	대장내시경	• 대장을 눈으로 보면서 바는 검사기구
colonoscopy	대장내시경검사	• 대장을 눈으로 보면서 하는 검사
digital examination	직장 수지 촉진	• 검사 항문으로 손가락을 넣어 직접 촉진하는 검사
Dukes classification	Dukes 분류법	• 장벽의 침투와 림프결절 침범 정도에 따라서 결장-직장암을 단계화하는 분류체계 • 중증 정도는 A부터 C까지 등급화 함
endoscopic ultrasound (EUS)	내시경 초음파검사	• 초음파 침기가 부착된 내시경을 사용하여 장의 벽 층을 검사 • 종양이나 낭종의 발생을 발견하거나 악성종양의 단계를 구분할 때 사용하는 검사
fecal occult blood test (FOBT)	대변잠혈검사	• 대변의 잠혈유무를 구별하는 검사 • 대장암이나 용종을 발견하는데 사용

MEMO

EXERCISES

1

다음 그림을 보고 해부학적 명칭을 쓰시오.

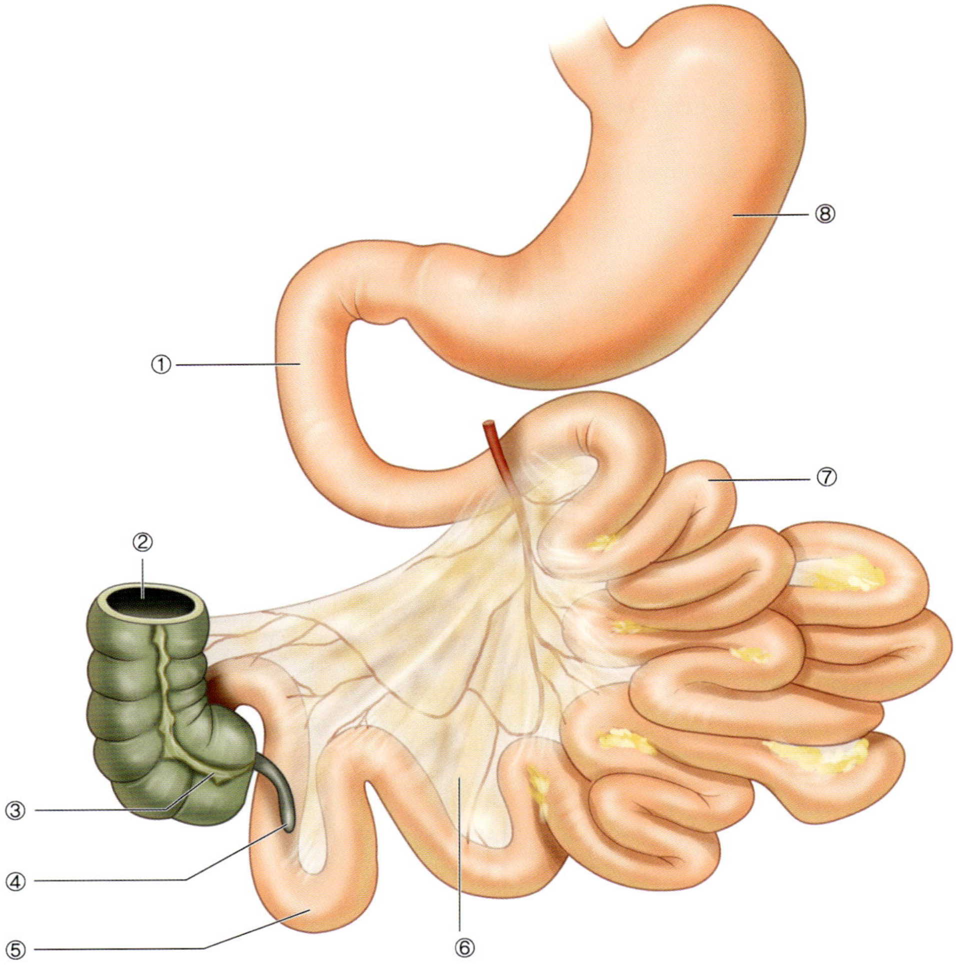

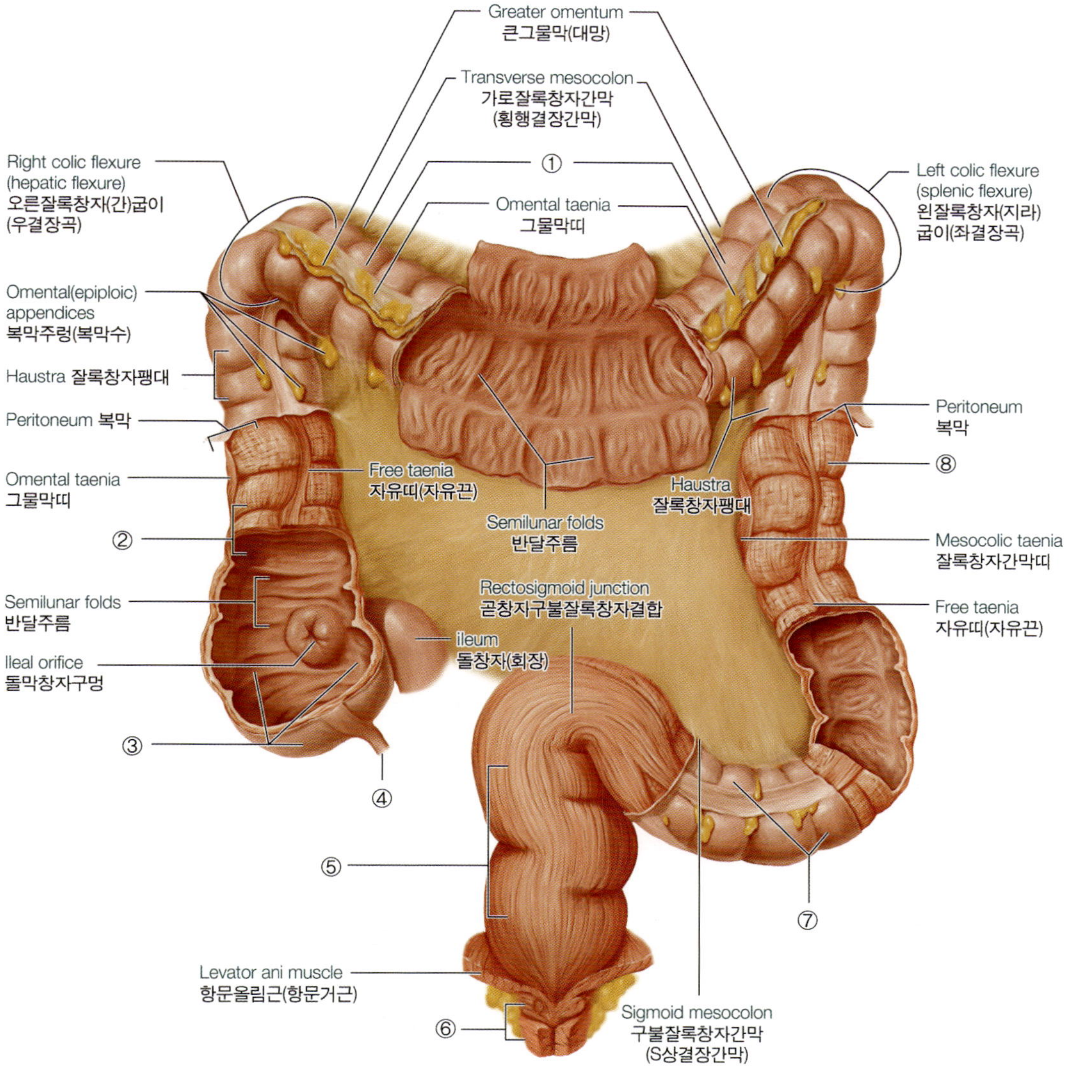
Greater omentum
큰그물막(대망)
Transverse mesocolon
가로잘록창자간막
(횡행결장간막)
Right colic flexure
(hepatic flexure)
오른잘록창자(간)굽이
(우결장곡)
①
Omental taenia
그물막띠
Left colic flexure
(splenic flexure)
왼잘록창자(지라)
굽이(좌결장곡)
Omental(epiploic)
appendices
복막주렁(복막수)
Haustra 잘록창자팽대
Peritoneum 복막
Peritoneum
복막
⑧
Omental taenia
그물막띠
Free taenia
자유띠(자유끈)
Haustra
잘록창자팽대
Semilunar folds
반달주름
②
Mesocolic taenia
잘록창자간막띠
Semilunar folds
반달주름
Rectosigmoid junction
곧창자구불잘록창자결합
Free taenia
자유띠(자유끈)
ileum
돌창자(회장)
Ileal orifice
돌막창자구멍
③
④
⑤
⑦
Levator ani muscle
항문올림근(항문거근)
Sigmoid mesocolon
구불잘록창자간막
(S상결장간막)
⑥

2

임상사례 (Clinical case)

30대 직장인 황양은 최근 체중 감소(①), 피로(②), 빈혈(③), 지방변(④)을 보게 되었고, 배꼽 주위 우측 하복부 통증, 경련(⑤), 압통(⑥), 고창(⑦)이 나타나 병원을 방문하게 되었다. 대변잠혈검사(⑧), 바륨 관장(⑨), CT, 대장내시경 검사(⑩)을 통해 크론병(⑪)을 진단받게 되었다. 약물요법 및 회장루 형성술(⑫)을 통해 증상이 호전되었다.

3

임상사례 (Clinical case)

62세 이 할머니는 최근 체중감소(①), 식욕부진(②), 오심(③), 구토(④), 복통(⑤), 빈혈(⑥)이 있어서 가까운 약국에서 소화제만 먹고 지내다가 갑작스런 직장 출혈(⑦), 아랫배에 덩어리가 만져져 병원에 방문하게 되었다. 직장 수지 촉진(⑧), 대변 잠혈 검사(⑨), 바륨관장(⑩), S자 결장경 검사(⑪) 및 임상병리검사 등등 진단 검사 후 결장직장암(⑫)을 진단 받게 되었다. 외과적인 치료로 병변이 있는 부분을 결장절제술(⑬) 후 일시적인 결장루술(⑭)을 하게 되었다.

4

배변과 딱딱하고 건조한 분변이 통과되는 것이 어렵거나 빈도가 감소된 상태를 표현한 용어는 무엇인가요?

① anal fissure ② anal fistula ③ constipation
④ convulsion ⑤ diarrhea

5

장의 일부가 다른 부분의 아래로 미끄러져 들어간 상태를 표현한 용어는 무엇인가요?

① hemorrhoid ② inguinal hernia ③ intestinal obstruction
④ intussusception ⑤ occult blood

Answer |

1. 해부학용어 참조 2. ① wight loss, ② fatigue, ③ anemia, ④ steatorrhea, ⑤ convulsion, ⑥ tenderness on pressure, ⑦ flatulence, ⑧ fecal occult blood test(FOBT), ⑨ barium enema(BE), ⑩ colonoscopy, ⑪ Crohn disease, ⑫ ileostomy 3. ① weight loss, ② anorexia, ③ nause, ④ vomiting, ⑤ abdominal pain, ⑥ anemia, ⑦ rectal bleeding, ⑧ rectal bleeding, ⑨ fecal occult blood test(FOBT), ⑩ barium enema(BE), ⑪ sigmoidoscopy, ⑫ colorectal carcinoma, ⑬ colectomy, ⑭ colostomy 4. ③ 5. ④

OX 퀴즈문제

QUIZ

01. 달팽이도 이빨이 있다. ○

02. 세계에서 제일 처음으로 텔레비전 방송을 시작한 나라는 영국이다. ○

03. 말은 잠을 잘 때 사람과 같이 코를 곤다. ○

04. 셰익스피어 희곡 햄릿의 주인공인 햄릿은 네덜란드 사람이다. ×

05. 늑대는 개과 호랑이는 고양이과에 속한다. 닭은 꿩과에 속한다. ○

06. 달걀은 어린이 닭이 낳은 것일수록 그 크기가 크다. ×

07. 탱고의 고장은 아르헨티나다. ○

08. 남자와 여자의 목소리 중 멀리 들리는 것은 여자 목소리이다. ○

09. 원숭이도 지문이 있다. ○

10. 백설공부에 나오는 일곱 난쟁이의 직업은 광부였다. ○

Ⅵ 기타 부속기관

1 해부학적 용어(Anatomical terms)

1) 간(Liver)

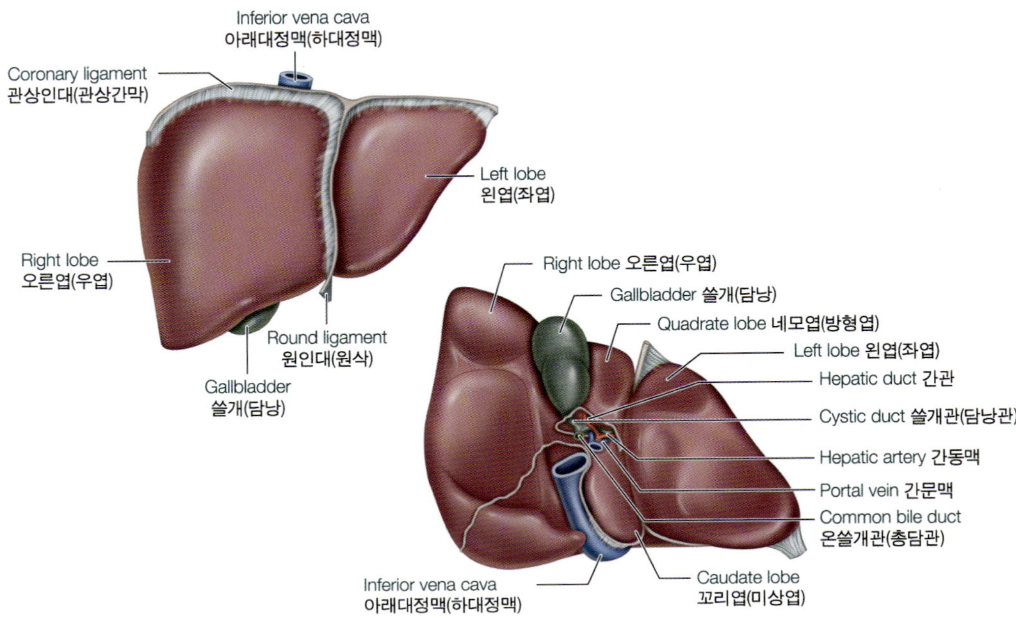

그림 7-10 간의 구조

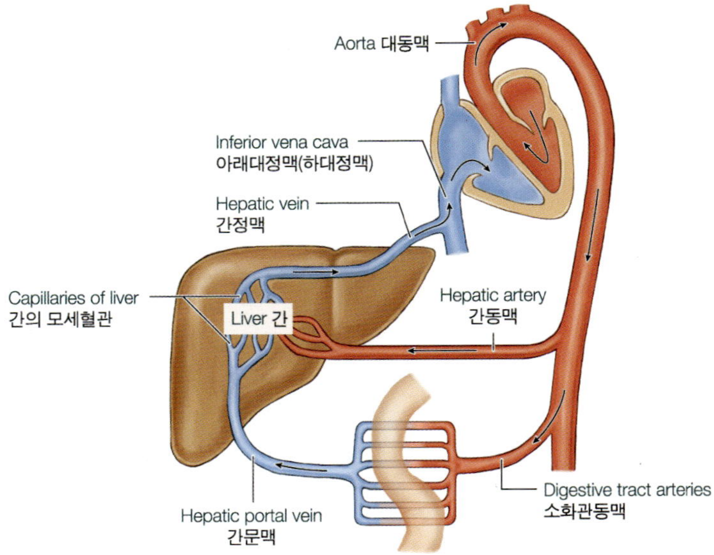

그림 7-11 간 문맥계

용어	의미	설명
gallbladder	쓸개, 담낭	• 간(liver) 아래 위치하며 담즙(bile)이 저장되는 장소
hepatic portal system	간문	• 복부기관으로부터 간에 직접적으로 혈액을 가져다주는 순환의 특별한 경로(간단하게 문맥계라 고함). 간으로 유입되는 혈관은 간문맥이라 함
liver	간	• 간은 횡격막(diaphragm) 아래 우상복부(RUQ)에 위치하며 담즙(bile)을 생성함 • 간의 기능(function)은 정상혈당을 유지하고 혈액 응고에 필요한 물질을 생성하며, 해독작용 등을 함

2) 담낭(Gallbladder)

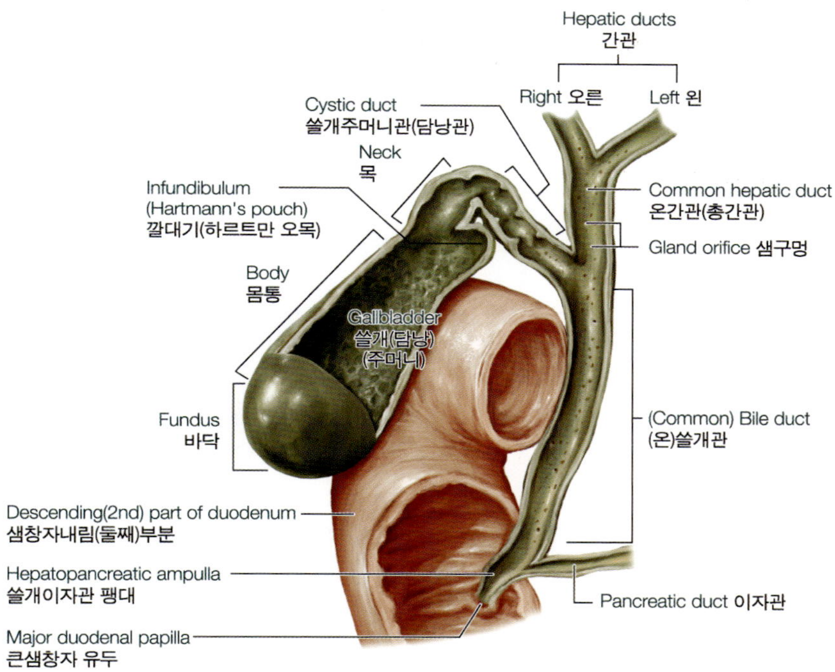

그림 7-12 담낭구조

용어	의미	설명
bile	담즙	• 소화와 지방의 흡수를 도와주는 간에서 분비되는 소화액
bile ducts	쓸개관, 담관	• 쓸개즙의 운반통로 • 간관은 간에서 쓸개즙을 운반하는 경로이고, 쓸개주머니관은 쓸개에서 쓸개즙을 운반함. 이 둘(간관&쓸개주머니관)은 온담관(총담관)에서 합해지며, 쓸개즙(담즙)을 샘창자(십이지장)로 운반함

3) 췌장(Pancreas)

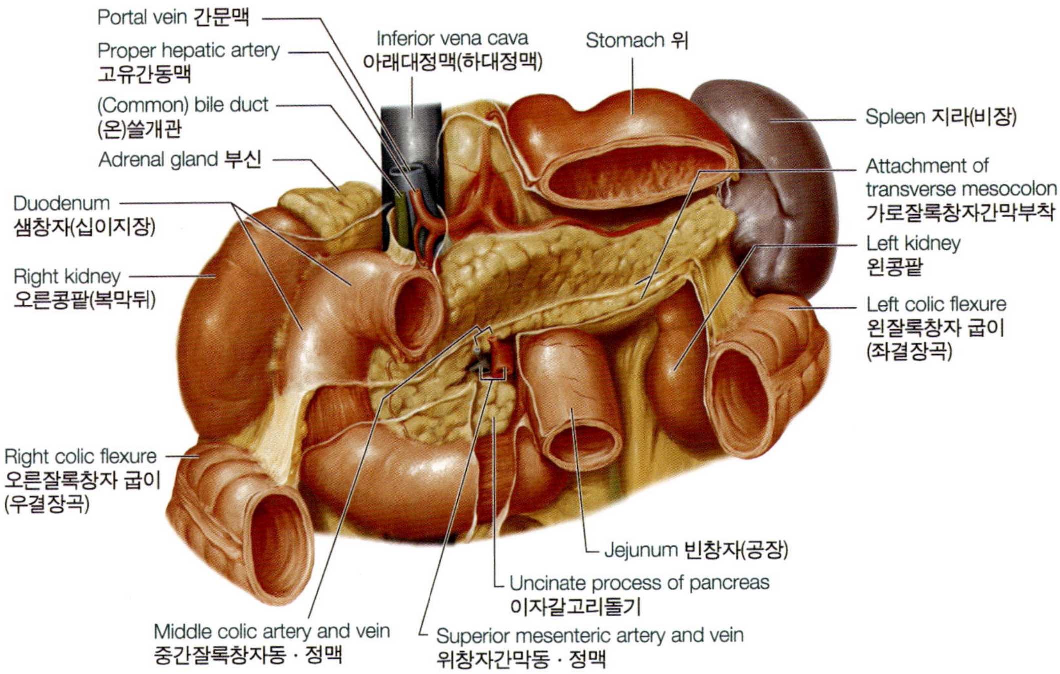

그림 7-13 췌장의 구조

용어	의미	설명
pancreas	췌장, 이자	• 췌장은 내분비 기능으로 insulin과 glucagon을 혈액 속으로 분비하고 외분비 기능으로 전분을 소화시키는 효소인 amylase와 지방을 분해하는 효소인 lipase를 포함한 췌장액(pancreatic juices)을 췌장관(pancreatic duct)을 통해 십이지장(duodenum)의 바터팽대부(ampulla of Vater)로 분비함 • 췌장은 세 부분인 head, body, tail로 구성
pancreatic duct	췌장관	• 십이지장(duodenum)에 들어가기 전 총 담관(common bile duct)과 합쳐짐
pancreatic islets, islets of Langerhans	랑게르한스 섬	• 췌장 세포 중의 하나로, 이중 α세포는 glucagon을, β세포는 insulin을 분비 함
sphincter of Oddi	오디괄약근	• 총담관내에 있는 괄약근으로 십이지장(duodenum)이 비게 되면 오디괄약근은 닫히고, 담즙(bile)은 담낭관(cystic duct)을 통해 담낭(gallbladder)으로 가서 저장함

2 의학용어(Medical terms)

1) 증상 및 병리적 용어(Symptomatic & Pathologic terms)

용어	의미	설명
biliary atresia	담도폐쇄증	• 태아의 성장정지로 인해 담관 구성부의 일부가 폐쇄 또는 형성 부전되어, 그 결과 폐쇄성 황달과 담즙성 간경변 등의 간장장애가 일어남
biliary stricture	담도 협착	
bilirubin	빌리루빈	• 적혈구로부터 헤모글로빈이 파괴되어 방출된 색소. 주로 간에 의해 담즙으로 배설됨
carcinoma of pancreas	췌장암	
cholangioma	담관암	• 담관의 안쪽을 둘러싸고 있는 상피세포에 발생한 암
cholangitis	담관염	• 담관계통에 발생하는 급성 또는 만성의 염증질환을 말함
cholecystitis	담낭염	• 담관의 폐쇄에 따른 이차적인 세균 감염으로 생기는 염증성 질환
choledocholithiasis	총담관결석증	• 총담관에 결석이 생기는 질환
cholelithiasis	담석증	• 담즙 내 구성 성분이 담낭이나 담관 내에서 응결, 침착되어 형성된 결절성 구조물(담석)로 인해 증상이 발생하는 것
cholestasis	담즙울혈	• 종양, 결석, 협착성염증, 선천성형성부전, 인공적 협착 등 여러 가지의 원인으로 간내 또는 간외 담관이 기계적으로 부분적 또는 완전히 폐색되면 담즙의 흐름이 방해되어 담즙울혈이 일어남
cirrhosis	경변증, 경화증	• 알코올로 인해 지속적인 세포파괴와 반흔조직을 형성하게 되는 간의 만성질환 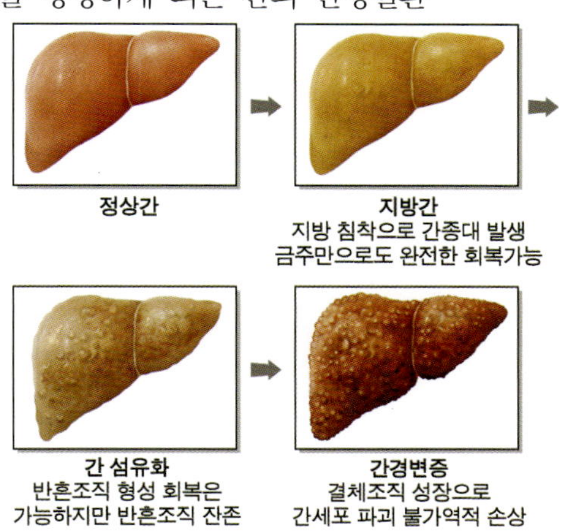 알코올에 의한 간 손상이 과정

용어	의미	설명
colic	산통	• 담관에서 담석에 의해 유발된 담석산통과 같은 급성 복통
diabetes mellitus	당뇨병, 진성당뇨병	• 인슐린의 부족으로 발생하며, 다식(polyphagia), 다갈(polydipsia), 다뇨(polyuria), 과혈당증(hyperglycemia), 당뇨(glycosuria) 등의 증상이 나타남 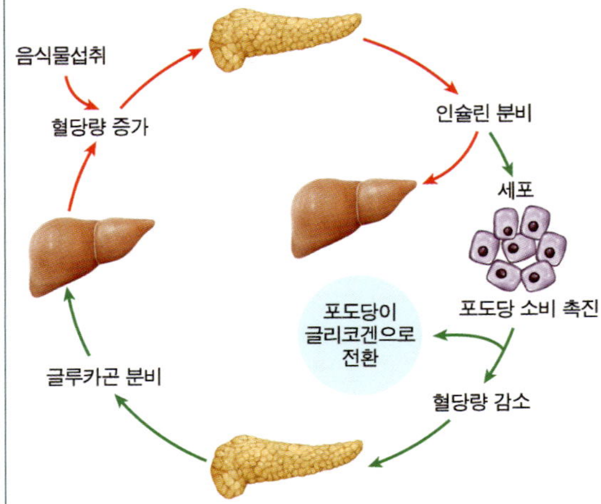 혈당이 조절되는 원리
empyema of gallbladder	담낭농양	• 담낭 내의 담즙에 세균이 증식하여 농을 형성하는 질환 • 담낭축농증이라고도 함 • 담낭관이 막혀서 담낭에 정체된 담즙에서 세균이 증식하여 담낭 자체가 고름주머니를 형성하는 질환 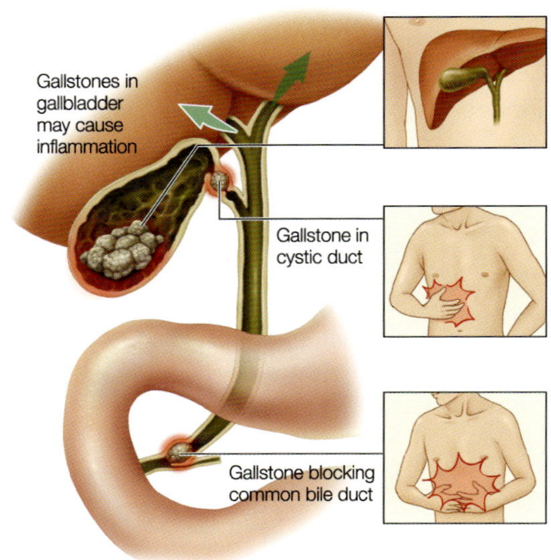

용어	의미	설명
esophageal varix	식도정맥류	• 문맥압 증가에 의해 식도 정맥의 수가 증가하고 크기가 커져서 정맥이 혹처럼 부풀어 오르는 것을 말함 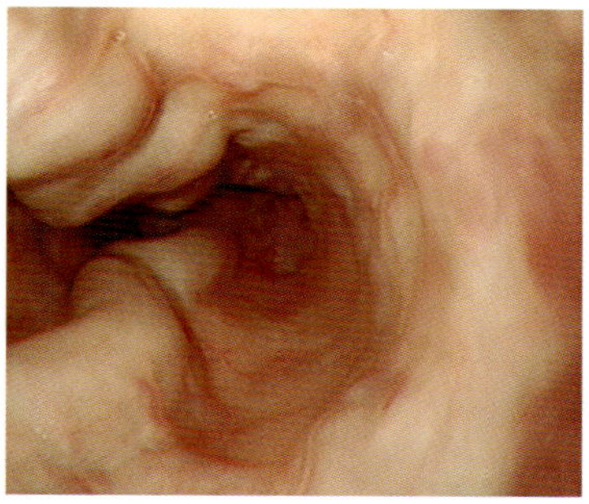
fatty liver	지방간	• 간 세포 속에 지방이 축적된 상태
hemochromatosis	혈색소증	• 철에 대한 체내 대사에 이상이 생겨 음식을 통해 섭취한 철이 너무 많이 흡수되는 질환
hepatic coma	간성혼수	• 혈액과 뇌척수액내에 단백질 분해산물은 ammonia의 상승 원인으로, 간부전에 의한 중추신경계의 장애로 발생되며, 증상은 손이 떨리거나(flapping tremor), 지남력상실(disorientation), 혼돈(confusion), 혼수(coma) 등이 나타남
hepatitis	간염	• 간세포 및 간 조직의 염증을 의미 • 간의 염증상태 원인에 따라 바이러스성 간염(viral hepatitis), 알코올성 간염(alcoholic hepatitis), 중독성 간염(toxipathic hepatitis) 등으로 나누기도 하며, 일반적 증상은 피로(fatigue), 관절통(joint pain), 오심(nausea), 식욕부진(anorexia), 황달(jaundice) 등이 나타남
hepatitis A (infectious hepatitis)	A형 간염 (감염성 간염)	• A형 바이러스가 원인으로 감염된 물과 음식물에 의해 전파되며, 위생상태가 불량한 곳에서 특히 많이 발생함
hepatitis B (serum hepatitis)	B형 간염 (혈청성 간염)	• B형 바이러스가 원인으로 혈액, 눈물, 타액, 정액과 같은 체액(body fluids)을 통하여 비경구적으로 전염됨 • 감염을 일으키는 주 근원은 보균자나 급성과정이 있는 대상자임
hepatitis C	C형 간염	• 혈액이나 혈액제제, 사람과의 접촉에 의해, 그리고 대변에 오염된 것을 섭취하므로 감염되며, 증상은 권태감(malaise), 관절통(joint pain)이 있고, 심한 경우에 오심(nausea), 식욕부진(anorexia), 황달(jaundice)이 나타남

용어	의미	설명
hepatitis D	Delta 간염	• 델타 간염은 혈액을 통해서만 전염되며, 대부분의 환자는 약물중독이나 혈우병환자 같은 혈액이나 혈액제품 사용자들임
hepatoma	간암, 간세포암	• 간세포 자체에서 발생하는 암 • 간에서 발생하는 원발성 간암을 의미함
hepatomalacia	간연화증	
hepatomegaly	간비대	• 간의 일부 또는 전부가 어떤 원인으로 인해 정상보다 커지는 상태를 의미함
hyperbilirubinemia	고빌리루빈혈증	• 혈액 내에 빌리루빈이라는 담즙 색소의 농도가 증가한 상태를 고빌리루빈혈증이라 함 • 빌리루빈이 증가하여 여러 조직에 침착되어 피부나 점막이 노랗게 보이는 증상을 황달이라고 함
hyperglycemia	고혈당증	• 혈액 속의 포도당 농도(혈당)가 비정상적으로 상승한 상태
hypocholesterolemia	저콜레스테롤혈증	• 혈액 중의 콜레스테롤 함량이 비정상적으로 감소된 상태
hypoglycemia	저혈당증	• 정상인에서 혈당은 약 70～150mg/dL로 일정하게 유지되어 우리 몸의 각 부분에 보내지는 에너지의 주요 공급원이 됨 • 저혈당증이란 여러 가지 원인에 의해서 혈당이 정상 수치 이하로 감소함으로써, 신체기관에 공급되는 포도당의 양이 감소하여 다양한 증상을 나타내는 상태를 일컬음
icterus, jaundice	황달	• 황달은 혈색소(헤모글로빈)와 같이 철분을 포함하고 있는 특수 단백질이 체내에서 분해되는 과정에서 생성되는 황색의 담즙색소(빌리루빈)가 몸에 필요 이상으로 과다하게 쌓여 눈의 흰자위(공막)나 피부, 점막 등에 노랗게 착색되는 것을 말함 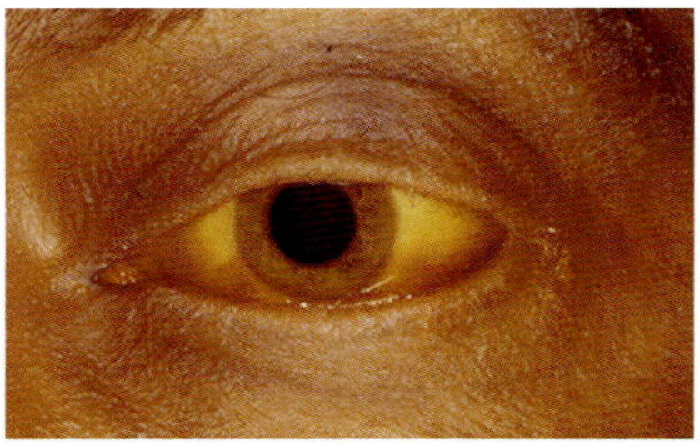

용어	의미	설명
liver cirrhosis	간경변증, 간경화	• 간세포가 손상되어 섬유화되고 퇴행성 변화가 생기는 질환 • 증상은 간염(hepatitis) 증상과, 복수(ascities)가 차게 되고 간비대(hepatomegaly), 토혈(hematemesis), 황달(jaundice), 식도정맥류(esophageal varices), 섬망상혈관종(spider angioma), 출혈성 경향(bleeding tendency)이 증가되기도 함
portal hypertension	문맥성 고혈압	• 문맥계의 비정상적인 압력 상승 • 간경화, 감염, 혈전 혹은 종양에 의해 유발
splenomegaly	비장종대	• 비장의 크기가 커진 상태
steatohepatitis	지방간염	• (과도한)지방과 관련된 간의 염증 • 과한 음주와 작은 음주가 원인이며, 이는(지방간) 간경화의 원인이 될 수 있음
steatorrhea	지방변증	• 지방의 소화흡수장애에 의해 분변중의 지방이 증가하는 병적 상태 • 지방성 설사를 수반함
steatosis	지방증	• 지방의 비정상적인 상태

Exercises 다음의 용어들을 읽고 관련 있는 것끼리 연결하세요.

hypoglycemia •	• 식도정맥류
hepatitis •	• 문맥성 고혈압
esophageal varix •	• 간염
liver cirrhosis •	• 저혈당증
portal hypertension •	• 간경변증

2) 치료 및 수술 용어(Treatment & Surgical terms)

용어	의미	설명
cholecystectomy	담낭절제술	
cholecystogastrostomy	담낭위문합술	
cholecystostomy	담낭조루술, 담낭누공성형술	• 배출을 위하여 담낭에 구멍을 만드는 것
cholecystotomy	담낭절개술	
choledocholithotripsy	총담관쇄석술	

용어	의미	설명
choledochoduodenostomy	총담관십이지장 문합술	
choledocholithotomy	총담관결석제거술, 총담관결석절개	• 결석제거를 위하여 총담관을 절개하는 것
hepatic lobectomy	간엽절제술	
hepatorrhaphy	간봉합	
hepatotomy	간절개술	
laparoscopic cholecystectomy	복강경담낭절제술	• 배꼽의 복벽에 작은 절개나 천자를 넣어 복강경이나 내시경으로 담낭절제를 시행하는 것 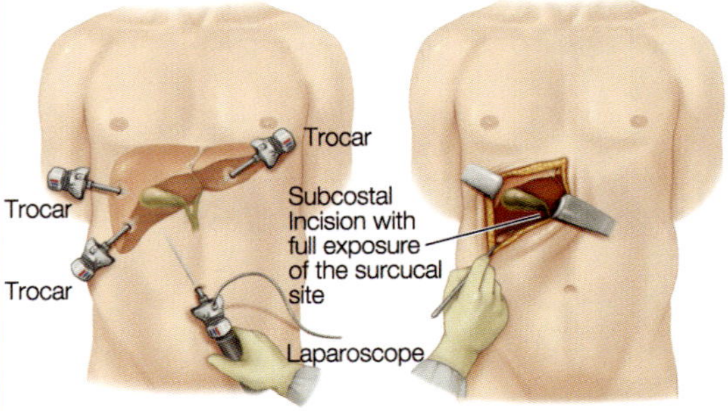
liver biopsy	간생검	• 간생검에는 개복해서 간조직을 쐐기형으로 잘라내는 쐐기형 간생검과 복강경에 의한 침생검이 있음 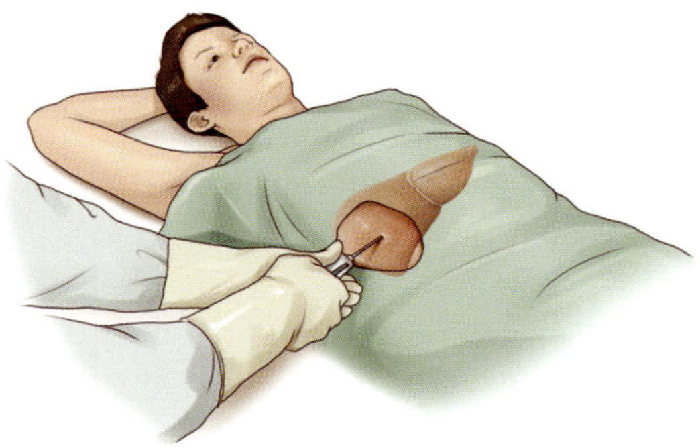
pancreatectomy	췌장절제술	
pancreatojejunostomy	췌장관공장조루술	
sphincteroplasty(Vater)	바터괄약근 형성술, 괄약근절개술	• 파터유두부의 기질적 협착이나 오디 Oddi근의 수축에 의한 담즙의 유출장애 치료 및 총담관결석의 재발방지 등을 목적으로 행하여지는 수술

용어	의미	설명
Whipple's operation	휘플수술	• 췌장암 발생 시 시행하는 수술로 췌장 두부(head), 십이지장과 위의 말단부위, 총담관 하단부를 절제한 후 남아있는 췌장, 위, 총담관을 공장에 문합해 주는 췌장·위·총담관·공장문합술 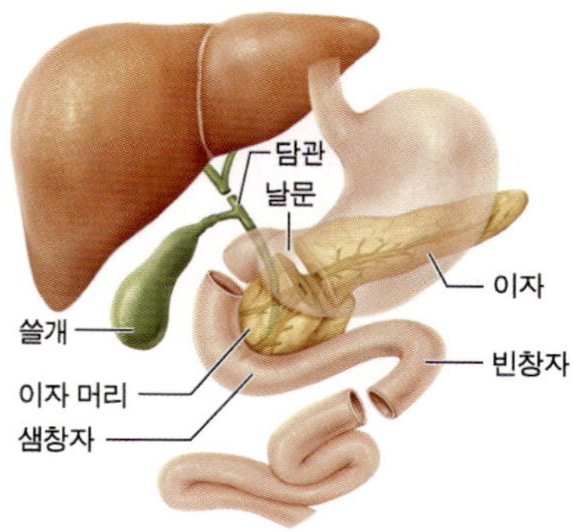 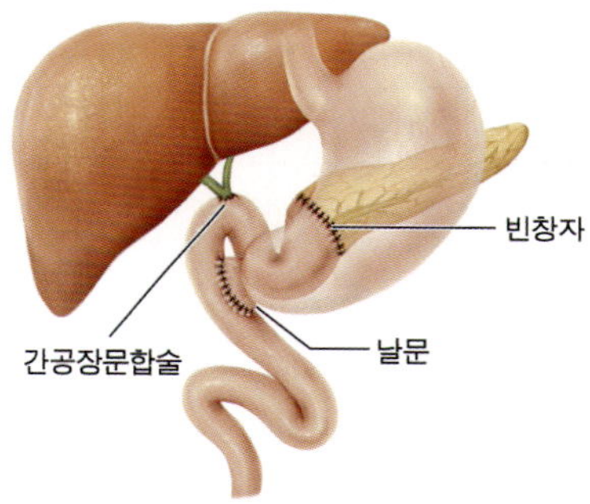

3) 진단 검사(Laboratory & Special procedures)

용어	의미	설명
abdominocentesis	복강천자	• 복강의 외과적 천자(paracentesis)
cholangiogram	담관조영상, 쓸개관조영상	• 담낭과 담관의 X선 사진
cholangiography	담관조영술, 쓸개관조영술	• 쓸개관의 방사선 영상(조영제를 주입하여 담관의 형태를 봄)
cholecystogram	담낭조영상, 쓸개조영상	• 쓸개의 방사선 영상(구강을 통한 쓸개조영상의 경우 담석증의 진단에 이용되나 초음파는 선택적 검사임)
endoscopic retrograde cholangiopancreatography(ERCP)	내시경 역행 췌담관 조영술	• 십이지장경을 사용하여, 십이지장 유두부를 내시경 하에서 관찰하면서 조영용 테프론 튜브를 유도부에 삽관하여 췌담관을 조영하는 것

용어	의미	설명
liver function test	간 기능 검사	• 간손상의 정도와 존재 여부, 간질환의 경과를 파악하기 위한 검사
Murphy sign	Murphy 징후	• 손가락으로 우측 늑골 경계부(간) 아래를 강하게 눌렀을 때 심호흡을 할 수 없는 상태 • 담낭질환을 암시함

4) 약어(Abbreviations)

약어	원어	의미
Bx	biopsy	생검
CBD	common bile duct	총담관
CFS	colonofiberscopy	대장내시경
CHR	chronic hypertrophic rhinitis	만성 비후성 비염
COME	chronic otitis media effusion	만성 삼출성 중이염
EGC	early gastric cancer	조기위암
EGD	esophago gastro duodenoscopy	식도, 위, 십이지장 내시경
ERCP	endoscopic retrograde cholangiopancreatography	내시경적 역행성 담관 췌장 검사법
GB	gall bladder	담낭
GERD	gastroesophageal reflux disease	위식도역류질환
GFS	gastrofiberscopy	위내시경
HCC	hepatocellular carcinoma	간세포암
I & D	incision & drainage	절개 및 배농
IBD	inflammatory bowel disease	염증성 장질환
IBS	irritable bowel syndrome	과민성 대장 증후군
Intu	intussusception	장중첩증
IVC	intraveous cholangiography	정맥 내 담관조영술
IVP	intra venous pyelography	경정맥 신우 조영술
LC	liver cirrhosis / liver cancer	간경화 / 간암
LFT	liver fuction test	간기능검사
TCAE	transcatheter aterial embolization	간동맥색전요법
TPN	total parenteral nutrition	전 비경구적 영양
UGI	upper gastrointestinal	상부위장관

1

다음 그림을 보고 해부학적 명칭을 쓰시오.

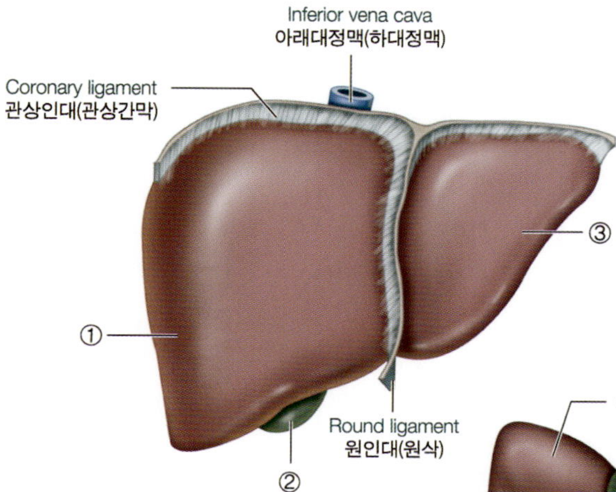

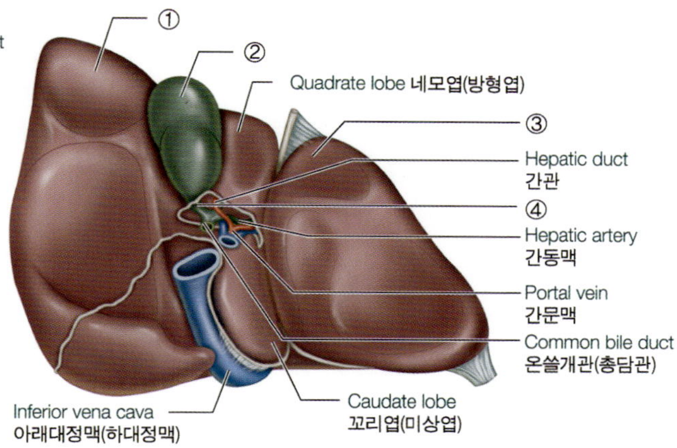

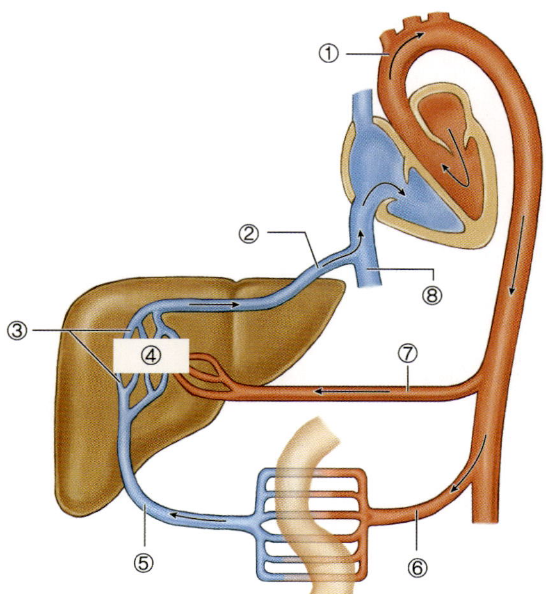

EXERCISES

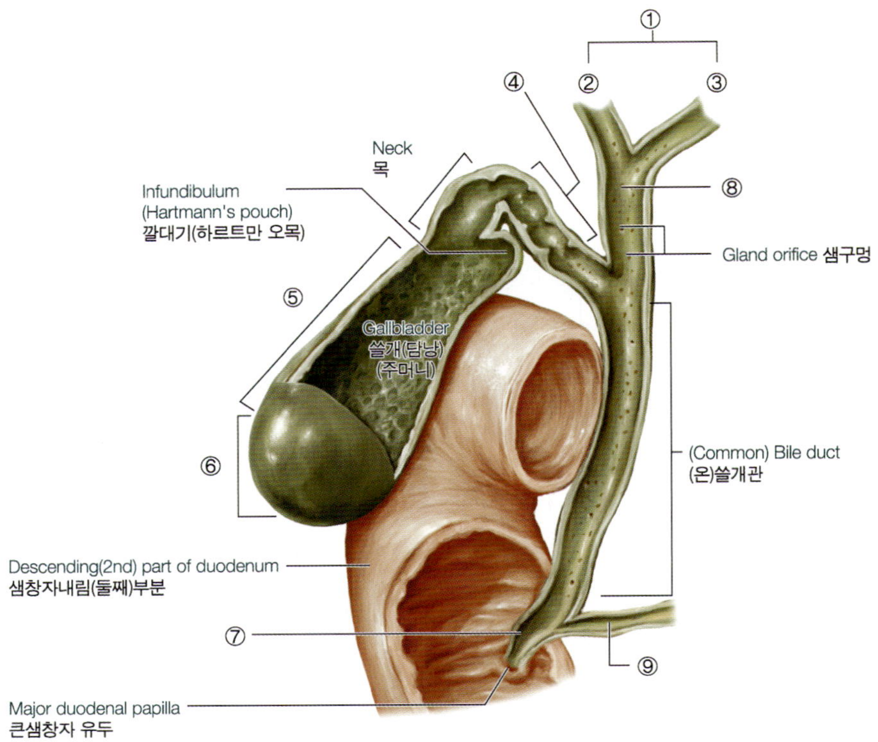

①
②
③
④
Neck
목
⑧
Infundibulum
(Hartmann's pouch)
깔대기(하르트만 오목)
Gland orifice 샘구멍
⑤
Gallbladder
쓸개(담낭)
(주머니)
⑥
(Common) Bile duct
(온)쓸개관
Descending(2nd) part of duodenum
샘창자내림(둘째)부분
⑦
⑨
Major duodenal papilla
큰샘창자 유두

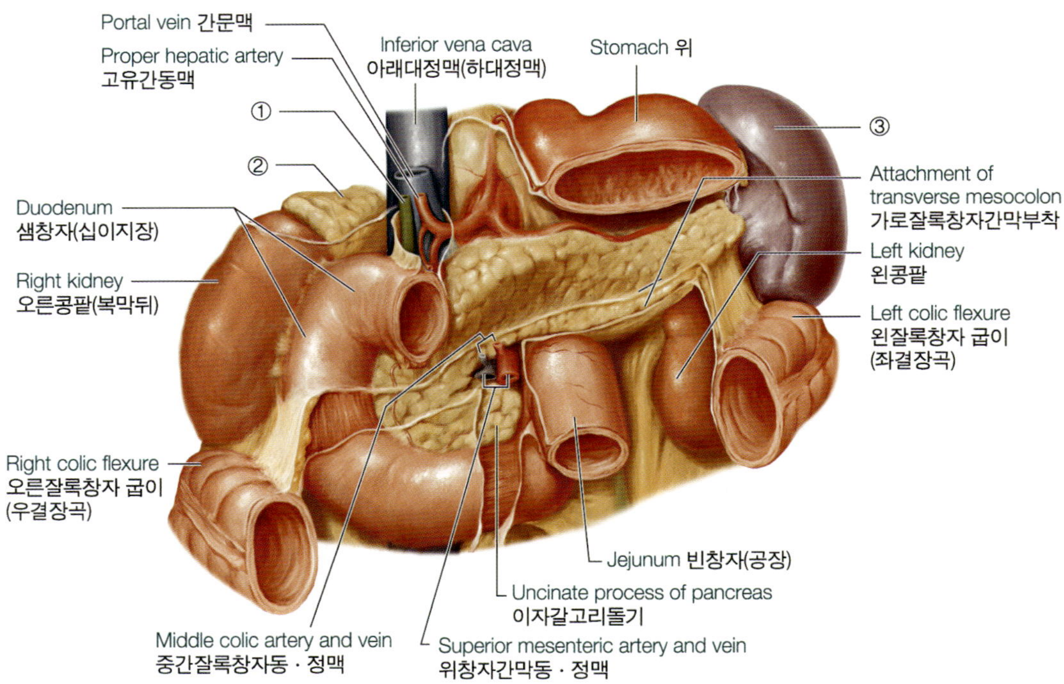

Portal vein 간문맥
Proper hepatic artery
고유간동맥
Inferior vena cava
아래대정맥(하대정맥)
Stomach 위
①
③
②
Attachment of
transverse mesocolon
가로잘록창자간막부착
Duodenum
샘창자(십이지장)
Left kidney
왼콩팥
Right kidney
오른콩팥(복막뒤)
Left colic flexure
왼잘록창자 굽이
(좌결장곡)
Right colic flexure
오른잘록창자 굽이
(우결장곡)
Jejunum 빈창자(공장)
Uncinate process of pancreas
이자갈고리돌기
Middle colic artery and vein
중간잘록창자동 · 정맥
Superior mesenteric artery and vein
위창자간막동 · 정맥

2

임상사례 (Clinical case)

70대 강 할머니는 몇 일 동안 체중감소(①)가 되더니 오심(②), 발열(③), 고혈당(④), 지방변(⑤), 황달(⑥) 이 심해져서 병원을 방문하게 되었다. 혈청 amylase, lipase 검사, 소변 내 amylase 검사 및 WBC 검사, 내시경역행췌장담관조영술(⑦)을 통해 췌장염(⑧)을 진단 받았다. 금식(⑨)유지, 저지방·저단백 식이를 조금씩 섭취하고 알코올 섭취 및 과식 금지 등 식이를 조절함에도 불구하고 증상이 호전되지 않아 전체 췌장 절제술(⑩)을 시행하게 되었다.

3

임상사례 (Clinical case)

50대 백씨는 15년 동안 매일 술을 2병씩 먹어왔다. 간 세포의 광범위한 손상과 파괴가 특정적인 만성적, 진행성 간 질환인 간경화(①)를 진단 받았으나 술을 끊지 못하였다. 합병증으로 문맥성 고혈압(②), 복수(③), 식도정맥류 출혈(④), 황달(⑤) 등 간성 혼수(⑥)가 나타나 중환자실(⑦)에 입원하게 되었다.

4

총담관에 결석이 생기는 질환를 표현한 용어는 무엇인가요?

① cholangioma ② cholangitis ③ cholecystitis
④ choledocholithiasis ⑤ cholelithiasis

5

문맥압 증가에 의해 식도 정맥의 수가 증가하고 크기가 커져서 정맥이 혹처럼 부풀어 오르는 상태를 표현한 용어는 무엇인가요?

① colic ② diabetes mellitus ③ esophageal varix
④ hepatitis ⑤ hepatomegaly

Answer |

1. 해부학용어 참조 **2.** ① weight loss, ② nause, ③ fever, ④ hyperglycemia, ⑤ steatorrhea, ⑥ icterus, jaundice, ⑦ endoscopic retrograde cholangiopancreatography(ERCP), ⑧ pancreatitis, ⑨ nothing per oral, ⑩ pancreatectomy **3.** ① liver cirrhosis, ② portal hypertension, ③ ascites, ④ esophageal varix, ⑤ icterus, jaundice, ⑥ hepatic coma, ⑦ intensive care unit **4.** ④ **5.** ③

짧고 좋은 글귀

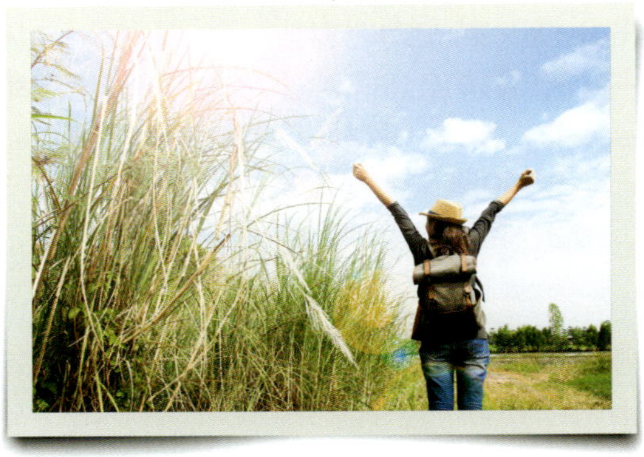

인생은 우리가 만드는 것이다.

항상 그래왔고,

앞으로도 그럴 것이다.

-그랜마 모제스-

우리의 인생은 누군가가 대신 살아주지 않습니다.

어떠한 선택을 하고, 결정을 하고,

어떠한 경험과 깨우침을 얻을 때

그것은 바로 내 스스로의 마음가짐과

결심을 통해 결정하게 됩니다.

내 인생의 주체는 '나'입니다.

언제나 올바른 결정, 능동적인 자세,

끊임없이 노력하고 발전하는 나를 만들기 위해

노력해야 할 것 같습니다.

MEDICAL
TERMINOLOGY

08

C.H.A.P.T.E.R

호흡기계

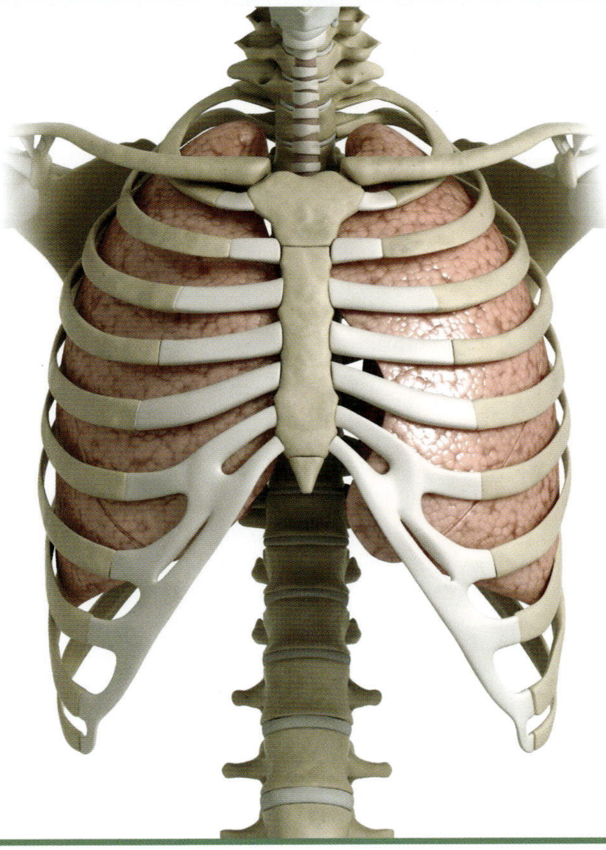

MEDICAL TERMINOLOGY

08 CHAPTER

호흡기계
Respiratory System

1 해부학적 용어(Anatomical terms)

1) 호흡기계

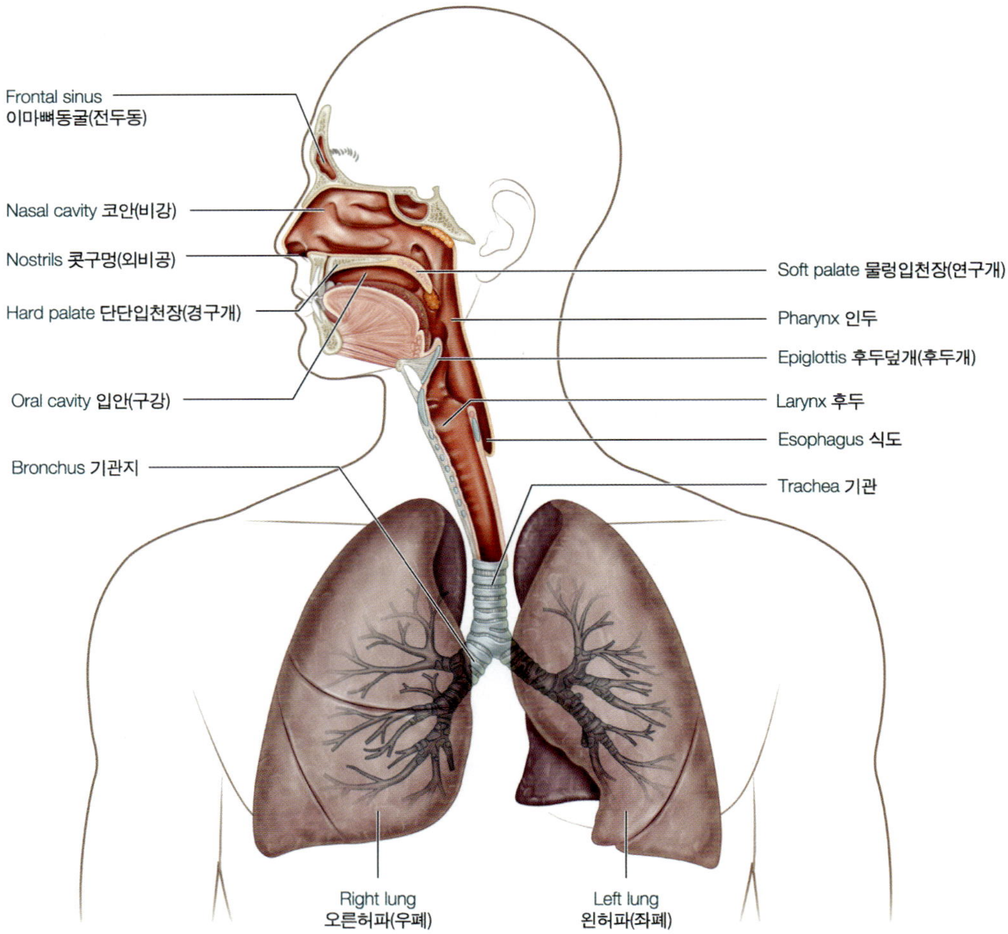

그림 8-1 호흡기계

용어	의미	설명
adenoid	아데노이드	• 비인두에 위치하고 있는 림프 조직, 인두편도
diaphragm	횡격막	• 복강과 가슴강을 나누는 근육성 막으로 공기를 들이켜 수축하고, 내뱉으면서 이완함으로 호흡 과정을 도움
epiglottis	후두개	• 연골조직의 일종으로 후두(larynx)에 위치하여, 음식물(food)이 식도(esophagus)로 넘어갈 때 기관과 후두로 들어오지 못하도록 후두(larynx)를 덮고 있음 • 연골로 된 판으로 이루어져 있음
laryngopharynx	후두인두	• 입으로부터 음식물과, 코로부터 공기가 지나는 통로
lung	폐	• 좌기관지(left bronchus)와 우기관지(right bronchus)를 중심으로 좌폐(left lung)와 우폐(right lung)로 나뉘어지는데, 좌측 폐는 2개엽(lobes), 우측 폐는 3개 엽(lobes)으로 이루어짐 • 폐(lung)의 윗부분을 폐첨(apex)이라 하고 폐의 아랫부분을 폐저(base)라고 하며, 기관지·혈관·림프관·신경 등이 폐로 들어가는 입구를 폐문(hilum)이라고 함
mediastinum	가슴 세로칸, 종격	• 폐사이의 공간 • 심장, 식도, 기관, 대혈관 그리고 다른 구조를 포함 • 양쪽 폐(lung) 사이의 공간으로 아래는 횡격막(diaphragm), 앞은 흉골(sternum), 뒤는 척추(vertebrae)로 둘러싸여 있는데, 이곳은 심장(heart), 대동맥(aorta), 기관(trachea), 식도(esophagus), 흉선(thymus gland)이 위치해 있음
nasal cavity	비강	• 외부에서 인두(pharynx)로 연결되는 부분으로 점막으로 되어있고, 섬모(cilia)가 있어 이물질을 걸러냄 • 비강은 비중격(nasal septum)에 의해 좌우로 나뉘며, 얼굴 쪽에 있는 2개의 구멍을 외비공(external naris), 인두쪽에 있는 2개의 구멍을 후비공(choana)이라 함 • 비강의 외측벽에는 상, 중, 하 3의 돌기가 있는데, 이 돌기를 비갑개(concha)라고 하며, 비갑개 사이의 공간을 비도(meatus)라고 함
nasal septum	코사이막, 비중격	• 코 안을 오른쪽과 왼쪽 비강을 나누는 사이막
nasopharynx	비인강	• 인두의 첫 부분으로 인두편도(pharyngeal tonsil)가 있고, 중이(middle ear)와 이관(Eustachian tube)으로 통해 있어, 귀와 인두의 기압차를 조정해주고 호흡기계의 통로역할을 함

용어	의미	설명
nose	코	• 점막과 미세한 털로 구성된 조직 • 안으로 들어오는 공기에 수분을 공급하고 따뜻하게 하기 위한 거름장치로 작용함
oropharynx	구강인두	• 인두의 두 번째 부위로, 비부인두(nasopharynx) 아래 위치하며, 구개편도(palatine tonsils)가 있음
palatine tonsils	구개편도	• 림프조직(lymphatic tissue)으로 구성되어 있으며, 구부인두에 위치해 있음
paranasal sinuses	부비동	• 비강 주위의 두개골에 속이 비어 공기로 차있는 공간을 부비동이라 하며 4가지 종류로 상악동(maxillary sinus), 사골동(ethmoid sinus), 전두동(frontal sinus), 접형골동(sphenoidal sinus) 등이 있음
parietal pleura	벽측 흉막	• 흉벽을 싸고 있는 막
pharyngeal tonsil	인두편도	• 림프조직(lymphatic tissue)의 덩이로, 인두 편도가 병적으로 비대되어 있는 것을 선양조직(adenoids)이라고 함
pharynx, throat	인두	• 음식물과 공기의 통로로 작용 • 공기는 코 안으로부터 들어와서 인두를 통해 후두로 통하게 되고, 음식물은 입으로부터 인두로 들어와서 식도로 통하게 되며 인두는 비강(nasal cavity), 구강(oral cavity), 식도(esophagus), 후두(larynx) 사이에 교차부를 이루는 관으로 비인강(nasopharynx), 구강인두(oropharynx), 후두인두(laryngopharynx, hypopharynx)의 3부분으로 나뉘어짐
pleura	흉막	• 흉벽, 가로막 및 종격동의 표면을 둘러싸는 막으로, 이중막으로 벽측흉막(parietal pleura)과 장측흉막(visceral pleura)으로 되어 있음
surfactant	표면활성물질	• 폐포 내의 표면장력을 감소시키는 물질로 폐의 팽창을 용이하게 함
tonsil	편도	• 목의 안쪽과 코의 뒷부분에는 우리 몸의 바깥으로부터 침입할 수 있는 세균 등의 물질로부터 일차적으로 우리 몸을 방어하는 조직들임 • 이중에 크기가 큰 조직으로 대표적인 것이 편도 편도조직에는 인두편도, 귀인두관편도, 구개편도, 혀편도 등이 있음
visceral pleura	장측흉막	• 폐를 싸고 있는 막 • 벽측흉막과 장측흉막 사이의 공간을 흉막강(pleural cavity)이라고 하며, 여기에 흉막액이 들어있음

2) 기관지

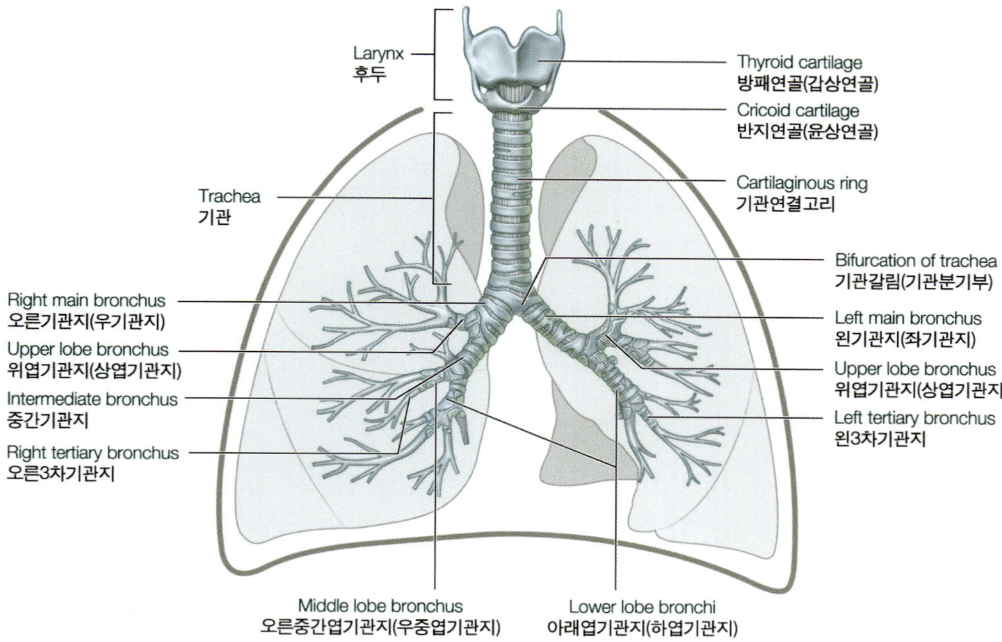

그림 8-2 기관지

용어	의미	설명
alveoli, alveolus	폐포	• 세기관지 끝에 있는 공기 주머니, 산소와 이산화탄소의 가스교환(gas exchange)이 일어나는 세포로 구성되어 있고, 계면활성물질(surfactant)이라고 알려진 물질로 인해 세포가 계속 팽창된 상태를 유지하게 함
bronchi, bronchus	기관지	• 폐안으로 공기가 전달되는 기관으로부터 나누어지는 두 개의 가지 중 하나
bronchioles	세기관지	• 문(hilum)을 들어온 기관지(bronchus)는 세기관지(bronchioles)로 나뉘어지며, 세기관지의 끝은 폐포(alveoli)에 의해 싸여 있음
larynx	후두	• 인두(pharynx)와 기관(trachea) 사이에 위치하며, 여러 개의 연골(cartilage)로 이루어진 호흡기계의 일부로 발성기관인 성대(vocal cords)를 가지고 있음 • 인두로부터 공기가 들어옴(voice box라고도 함)
trachea, windpipe	기관	• 기관지로 공기가 들어오는 통로(기관(windpipe)이라고도 함)로 공기를 후두(larynx)에서 좌우 기관지(bronchi)까지 보내는 10cm 정도의 통로 • 기관(trachea)에서 좌·우 기관지(bronchi)로 나뉘어지는 곳을 분기(bifurcation)라고 함

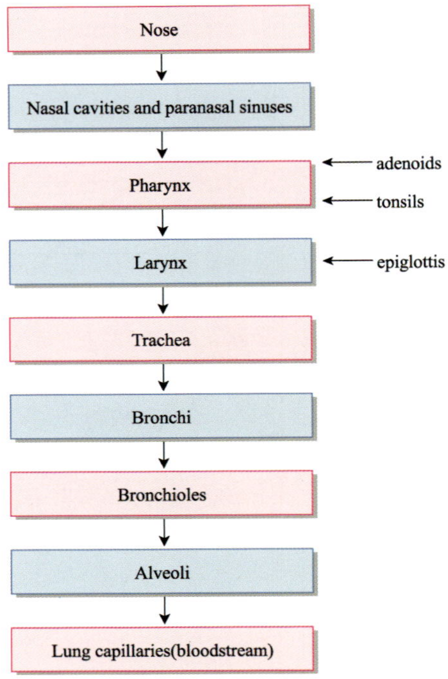

그림 8-3 Pathway of air from the nose to the capillaries of the lungs

2 의학용어(Medical terms)

1) 어근, 접두사, 접미사(Root, Perfix, Suffix)

어근(Root)	의미(meaning)
adenoid/o	adenoid 선양조직
alveol/o	alveolus 폐포, 허파꽈리
atel/o	incomplete 불완전한
bronch/o, bronch/i	bronchus 기관지
bronchiol/o	bronchiole 세기관지
-capnia	carbon dioxide 이산화탄소
diaphragm/o	diaphragm 횡격막, 가로막
epiglott/o	epiglottis 후두개, 후두덮개
laryng/o	larynx 후두
lob/o	lobe 엽
naso/o, rhin/o	nose 코
ox/o, ox/i	oxygen 산소
-oxia	oxygen 산소

어근(Root)	의미(meaning)
pharyng/o	pharynx 인두
pleur/o	pleura 흉막, 가슴막
pneumon/o, pneum/o, pneumat/o, pulmon/o	lung 폐, 허파
py/o	pus 농, 고름
sept/o	septum 중격, 사이막
sinus/o	sinus 동, 굴
-spasm	contraction 경련
spir/o, -pnea	breath, breathing 호흡
thorac/o, -thorax	thorax, chest 가슴 흉부
trache/o	trachea 기관

2) 증상 및 병리적 용어(Symptomatic & Pathologic terms)

(1) 상부 호흡장애(Upper Respiratory Disorders)

용어	의미	설명
adenoiditis	아데노이드 인두염	• 비인강의 선양조직의 염증
choanal atresia	후비공 폐쇄증, 뒷콧구멍폐쇄	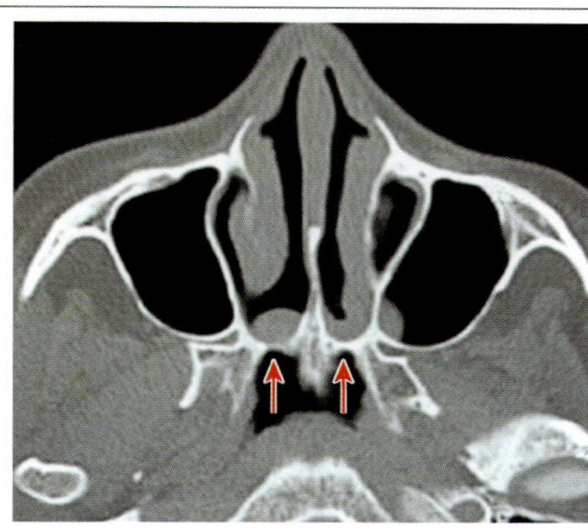
coryza	코감기	
croup	크룹, 가막성 후두염	• 영유아나 소아에게서 인두가 급성으로 폐쇄되어 일어나며, 질식성 호흡곤란, 후두경련 등을 특징으로 쉰목소리, 짖는 것 같은 기침, 천명이 나타남 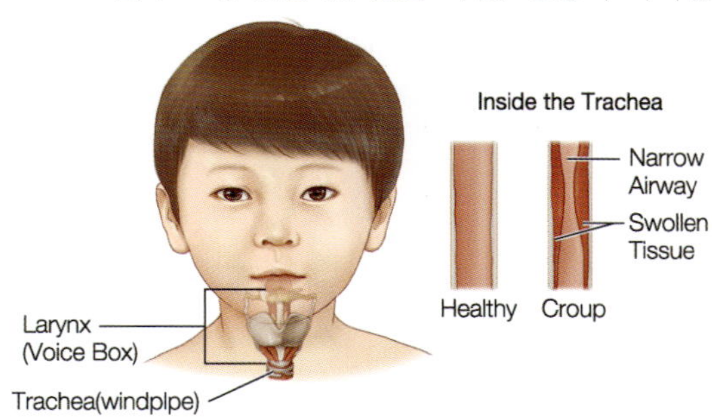

용어	의미	설명
deviated nasal septum (DNS)	삐뚠코중격, 중격만곡	• 비중격이 휘어져 있거나, S자 모양을 하며, 증상은 비폐쇄(nasal obstruction), 두통(headache), 부비동염(paranasal sinusitis) 등이 있고, 치료는 점막하절제술(submucous resection, SMR) 혹은 비중격절제술(septectomy)을 시행함 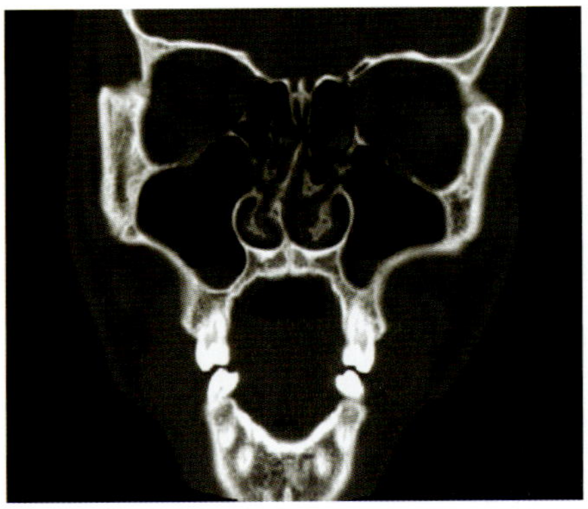
epiglottitis	후두개염	• 박테리아에 의해 후두개와 성문 상부구조에 부종이 발생하는 질환 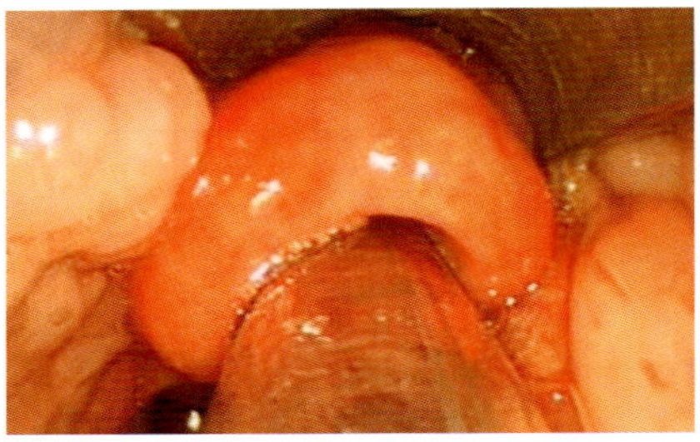
ethmoiditis	사골염	
influenza	인플루엔자, 유행성 감기	• 바이러스로 인한 감염성 호흡질환(flu라고도 함)
laryngeal cancer	후두암	
laryngitis	후두염	
laryngopharyngitis	인후염	• 바이러스나 세균 등에 감염되어 인두와 후두에 생긴 염증
laryngotracheitis	후두기관염	
laryngotracheobronchitis (LTB)	후두기관기관지염	• 후두, 기관, 기관지의 염증(위막성 후두염(croup)이라 불리는 급성 형태)

용어	의미	설명
nasal polyp	비용종	• 포도송이 모양의 양성 부종성 점막이 비강 내로 돌출된 것을 말함 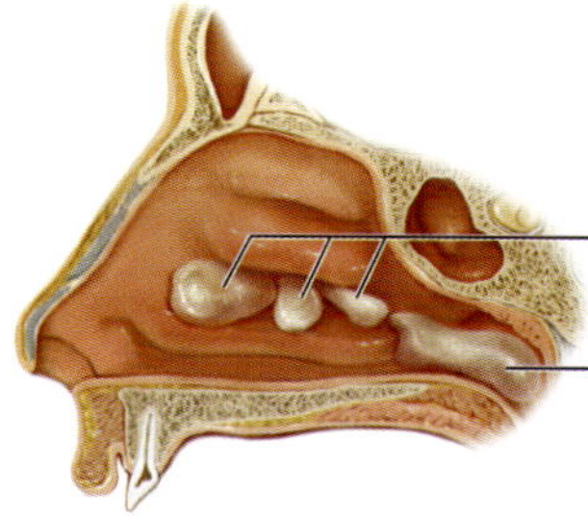
nasopharyngitis	비인두염	
pansinusitis	부비강염	• 부비강은 상악동, 사골동, 전두동, 접형동이 각각 양측에 존재하기 때문에 그 수는 8이 되며 이들 모두 염증에 걸린 경우
pertussis	백일해	• Bordetella pertussis에 의한 호흡기계 염증으로 코감기(coryza), 기침을 동반하고, 특징은 발작적 기침(paroxysmal cough)을 함 • 예방은 DPT 접종을 하며, 이는 디프테리아(diphtheria), 백일해(pertussis), 파상풍(tetanus)에 대한 예방접종임
pharyngitis	인두염	
rhinitis	비염	–allergic 알레르기성 비염 –atrophic 위축성비염 : 비점막에 위축이 오며 비강 내에 딱지(crust)가 형성되어 비폐쇄를 가져오는 경우 –hypertrophic 비후성 비염 : 비점막의 부종(swelling) 및 비폐쇄(nasal obstruction)를 가져오는 경우
rhinomycosis	비강(사상)균증	• 코의 사상균(감염)으로 인한 비정상적인 상태
sinusitis	부비동 감염	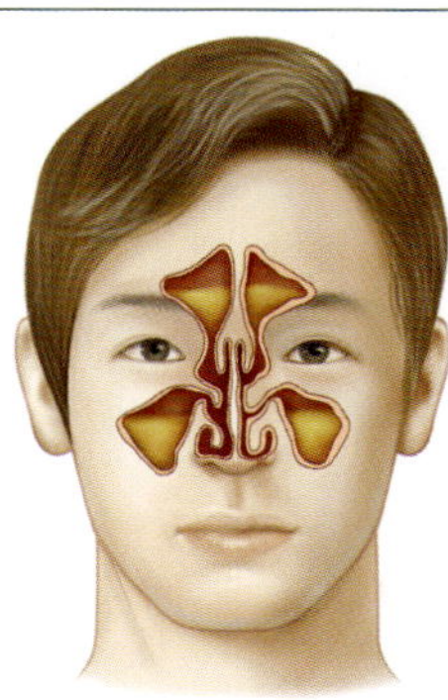

용어	의미	설명
tonsillitis	편도염	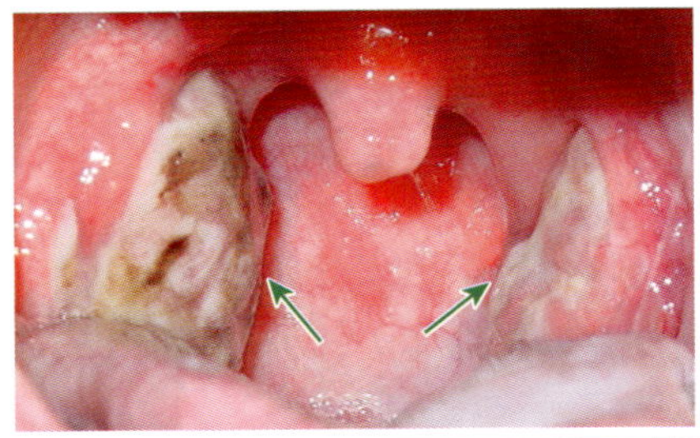
vocal nodules	성대결절	• 지속적인 음성(목소리) 남용이나 무리한 발성에 의해 발생하는 성대의 양성점막 질환 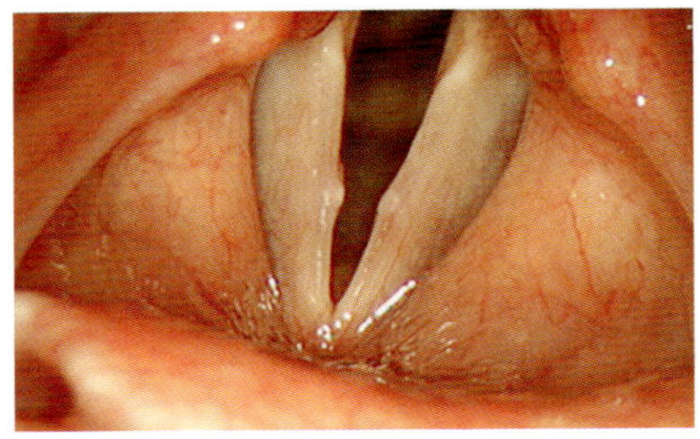
vocal polyp	성대낭종	• 후두에 말미잘 모양의 물혹이 생기는 질환 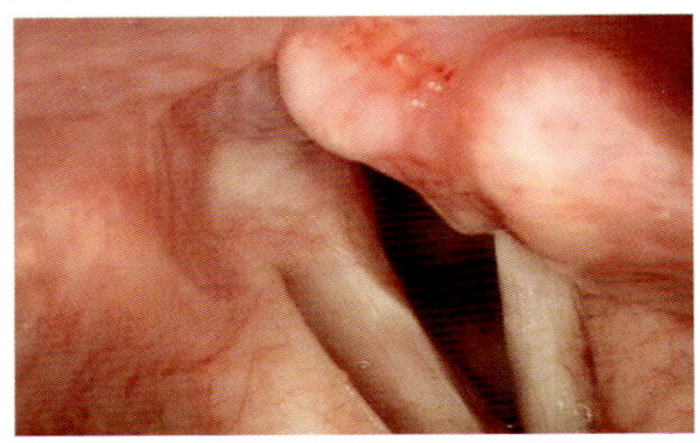

(2) 기도와 기관지 장애(Trachea and Bronchial Tube Disorders)

용어	의미	설명
bronchiectasis	기관지 확장증	• 기관지염이 여러 번 재발할 때 오게 되며 기관지나, 세기관지가 확장된 상태로 만성적 기침, 객담, 객혈 등이 나타남 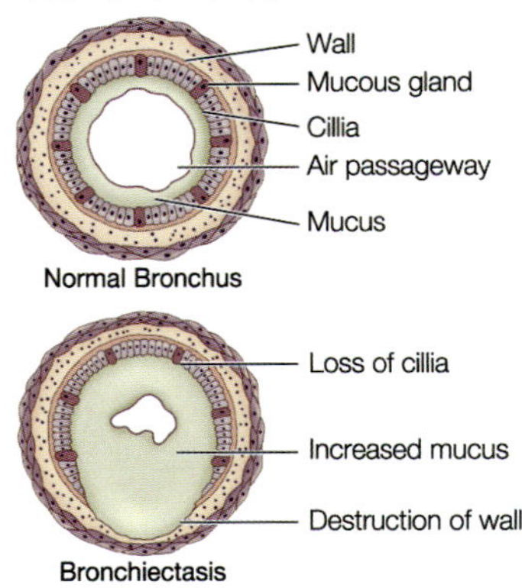

용어	의미	설명
bronchiolitis	세기관지염	
bronchitis	기관지염	
bronchogenic carcinoma	기관지암	• 기관지의 점막에 발생하며 마른기침(dry coughing), 객혈(hemoptysis), 천명(stridor) 등의 증상이 있고, 치료는 폐절제술(pneumonectomy)이나 폐엽절제술(lobectomy)을 시행함
bronchopneumonia	기관지 폐렴	• 감염으로 인한 기관지와 폐의 병적 상태
tracheitis	기관염	• 바이러스나 세균 등의 감염에 의해 급성으로 후두와 그 주변 조직에 염증이 발생하는 상태
tracheobronchitis	기관기관지염	• 기관과 기관지의 염증
tracheal stenosis	기관 협착증	• 선천적 혹은 후천적으로 기관이 완전 또는 불완전하게 폐색되어 있는 상태 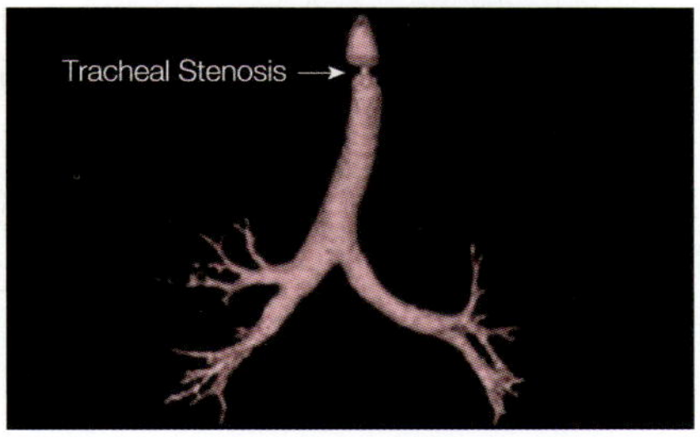

(3) 폐 장애(Lung Disorders)

용어	의미	설명
atelectasis	무기폐	• 어떠한 이유에 의해서 폐의 일부가 팽창된 상태를 유지하지 못하고, 부피가 줄어 쭈그러든 상태(이를 '허탈'이라고 함)
emphysema	폐기종	• 폐와 폐포의 탄력소실로 폐포(alveoli)가 과도 확장되어 공기가 축적되는 것 • 만성 기관지염이 있는 경우 잘 발생 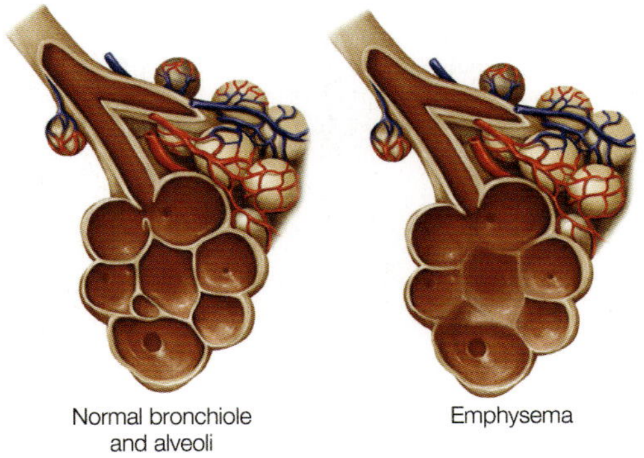

용어	의미	설명
Legionnaire disease	재향군인병	• 레지오넬라 폐렴균인 박테리아 감염에 의한 엽성폐렴(Legionella pneumophilia)
lobar pneumonia	엽성폐렴	• 폐의 엽부분의 질병상태(하나 이상의 엽의 감염)
pneumatocele	폐공기소낭	• 흉곽의 선천성 열구로부터 튀어나온 폐조직의 허니아상 돌출 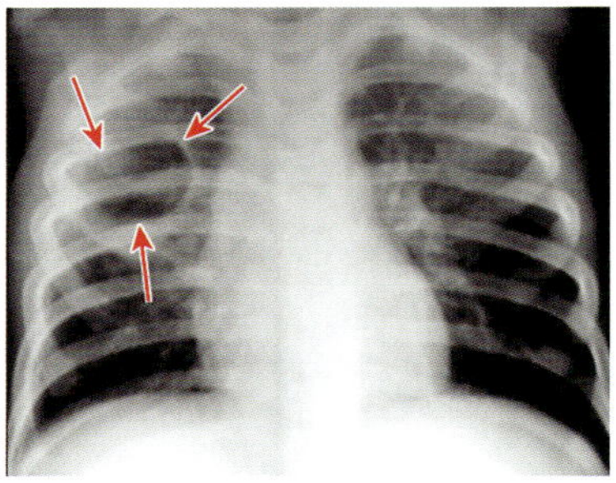
pneumoconiosis	폐진증, 진폐증	• 폐의 먼지가 차여 있는 비정상적 상태. 규폐증(silicosis), 탄분증(anthracosis), 석면폐증(asbestosis), 면공장열(byssinosis), 철침착증(siderosis)으로 구분
pneumonia, pneumonitis	폐렴	• 폐의 질병상태(폐구균, 포도상구균, 연쇄상구균과 같은 박테리아에 의한 폐의 감염과 염증)를 말함. 기관지폐렴(bronchopneumonia), 대엽성 폐렴(lobal pneumonia), 바이러스성 폐렴(viral pneumonia), 경화(consolidation)를 동반하는 폐의 염증 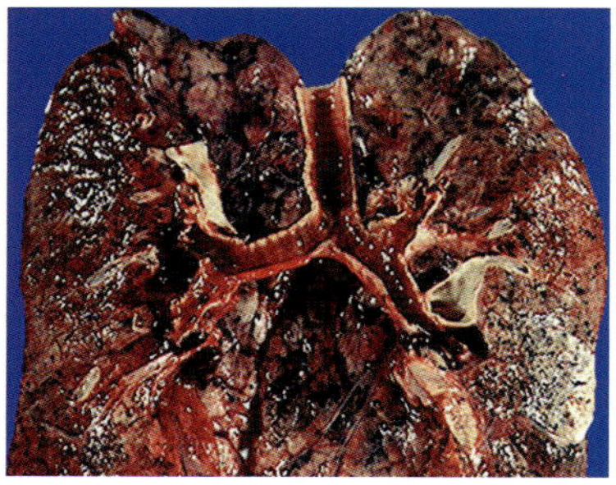
pulmonary abscess	폐농양	
pulmonary edema	폐부종	• 폐포꽈리와 세기관지에 수분이 축적되어 있는 상태 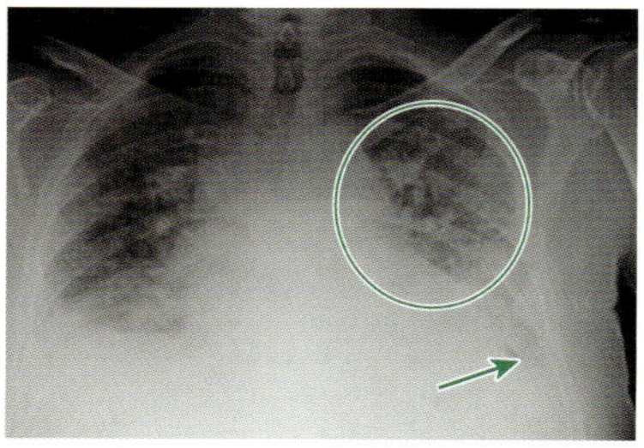

용어	의미	설명
pulmonary embolism (pl. emboli)(PE)	폐색전증	• 혈전, 공기, 지방덩어리와 같은 이물질이 폐동맥으로의 순환에 전달되어 순환이 막히는 상태
pulmonary infarction	폐경색	• 폐색전에 의해 폐색된 부분의 폐혈류가 멈추어 폐의 일부에 출혈성 괴사소가 생긴 상태 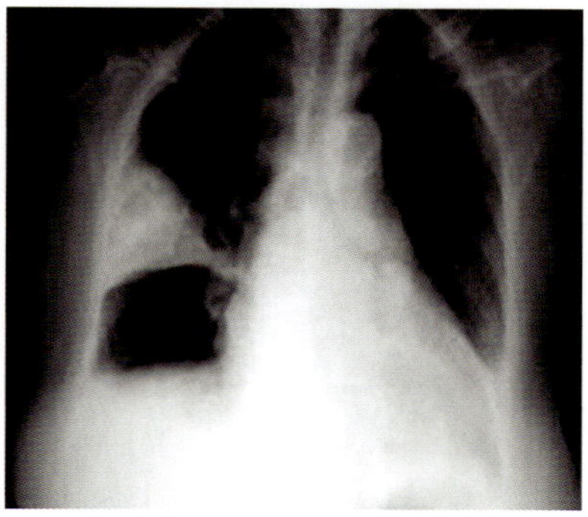
pulmonary tuberculosis	폐결핵	• 결핵간균이 폐로 침입하여 감염되면, 염증이 생기고 인체는 이 감염을 막으려는 과정으로 결절(tubercle)이 형성됨 • 이 결절 중심부의 괴사로 치즈 같은 물질이 형성되는데, 이를 건락화(caseation)라 하고, 기침 등을 통해 치즈 같은 물질이 빠져나가면, 그 부위가 비게 되는 것을 공동현상(cavitation)이라고 함 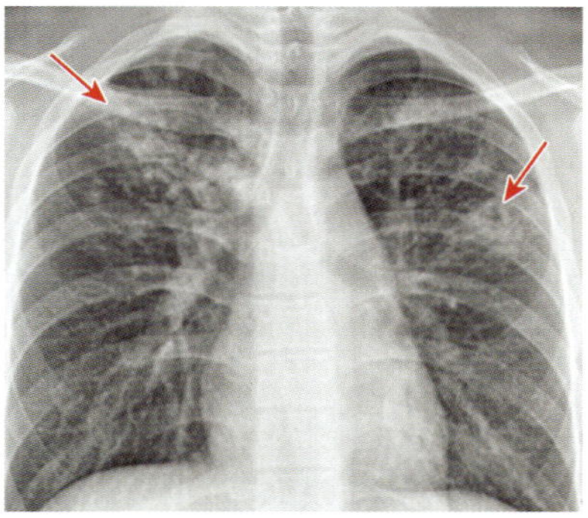

(4) 흉막 장애(Disorders of the Pleura)

용어	의미	설명
diaphragmatocele	가로막탈출, 횡격막 탈장	• 가로막의 탈출
empyema of pleura, pyothorax	농흉	• 흉강내에 농즙이 저류되어 있는 삼출성 화농성 흉막염

<table>
<tr><th>용어</th><th>의미</th><th>설명</th></tr>
<tr><td>hemothorax</td><td>혈흉</td><td>• 흉막강 내에 혈액이 저류한 상태로 외상에 의해서 가장 많이 발생하며, 그밖에 대동맥류의 파열이나 인공기흉, 폐절제술 등에 잇따라 발생할 수 있음

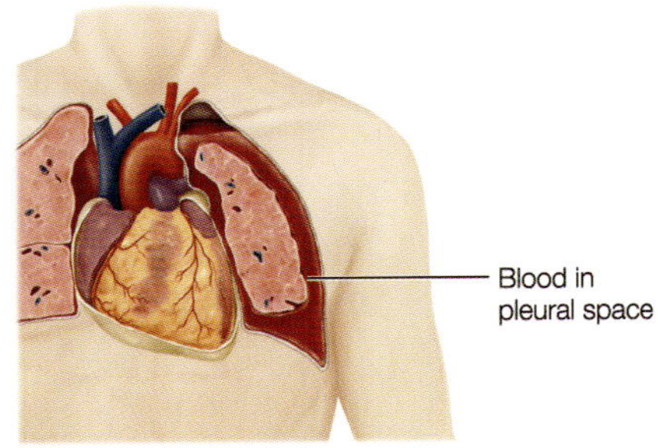

</td></tr>
<tr><td>hydrothorax,
pleural effusion</td><td>흉수</td><td>• 흉막강 내에 괴는 액체
• 정상인도 약 10mℓ 정도 되는 소량의 흉수가 있어, 폐의 호흡운동 때 벽측 흉막(늑막)과 장측 흉막 사이의 윤활유 역할을 함

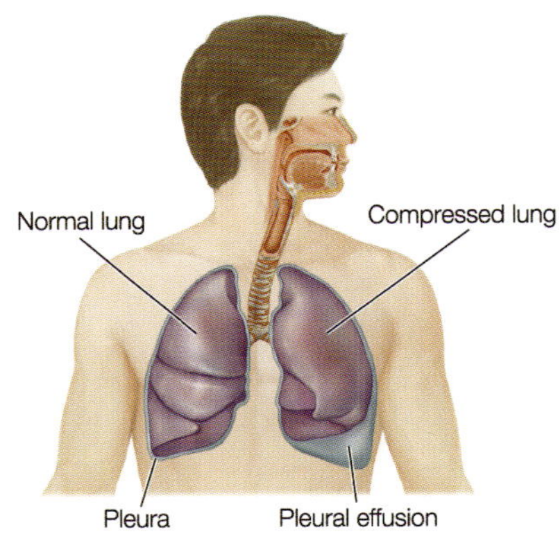

</td></tr>
<tr><td>pleurisy, pleuritis</td><td>흉막염, 늑막염</td><td>• 늑막에 발생하는 염증. 외상이나 결핵이 원인이 되어 발생하며, 가슴에 동통을 느끼고 호흡곤란이 초래됨

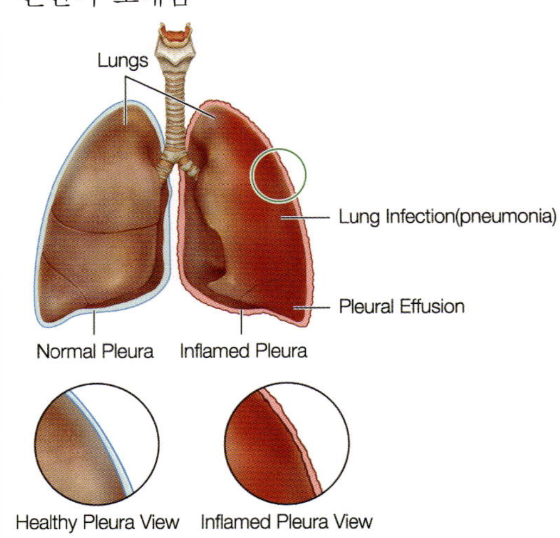

</td></tr>
</table>

용어	의미	설명
pneumothorax	기흉	• 흉막강에 공기나 가스가 축적되는 질환으로, 폐포나 기관지와 흉막강 사이로 통로가 생기면 기흉이 발생할 수 있고, 외상이나 흉벽이 천공되었을 때도 발병할 수 있음 • 폐의 허탈로 인해 가슴에 공기가 차여 있는 상태를 말함 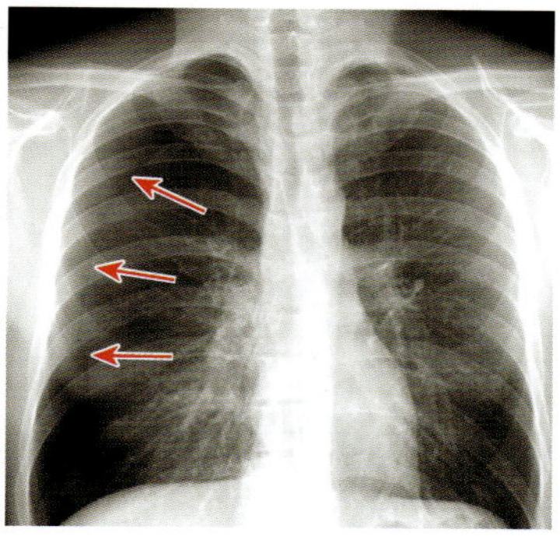

(5) 기타 의학용어(Not built from word parts)

용어	의미	설명
adult respiratory distress syndrome(ARDS)	성인호흡장애증후군	• 질병이나 손상으로 인한 성인에게 보이는 호흡 장애 • 증상은 호흡곤란, 가쁜 호흡, 청색증 등이 있음
anosmia	후각결여, 무후각증	
anoxia	무산소증	• 조직의 산소부족 혹은 없는 상태
apnea	무호흡	
asphyxia	가사, 질식	• 호흡기중 산소결핍에 의한 생명정지의 절박한 상태, 또는 실제로 정지가 일어난 상태
asthma	천식	• 면역학적 기전에 의해 폐 전반에 걸친 기관지 경련(bronchospasm)이 일어나 호흡곤란(dyspnea), 기침(cough), 천명(wheezing)을 특징으로 하며, 치료는 기관지확장제(broncodilator)를 사용하고, 필요시 산소투여(oxygen therapy)를 함 • 기침발작, 쌕쌕거림, 짧은 호흡과 기도의 수축이 특징되는 호흡기계 질환
Biot respirations	비오 호흡	• 깊고 빠른 호흡이 있다가 갑자기 숨을 멈추는 호흡 상태 • 척수막염이나 중추신경계의 장애에 의해 초래
bradypnea	서호흡	• 호흡수가 보통보다도 감소한 상태
bronchospasm	기관지경련	• 기관지벽 평활근의 경련으로 기관지 협착으로 천식이나 기관지염에 의해 초래

용어	의미	설명
Cheyne-Stokes respiration	체인스토크스 호흡, 교대성 무호흡	• 호흡의 깊이가 규칙적으로 증감하며, 무호흡기가 교대하는 특징적인 호흡으로 신경중추장애에 의한 혼수(coma)에서 특히 나타남
chronic obstructive pulmonary disease (COPD)	만성폐쇄성폐질환	• 흡연으로 기인하며 기관지 흐름을 막는 장애 • 폐기종, 만성기관지염, 기관지경련, 세기관지염 등의 하나 혹은 그 이상의 증상이 COPD에서 보임
dyspnea	호흡곤란	• 숨쉬기가 어려운 상태
hemoptysis	객혈	• 호흡기계의 질환으로 출혈이 되어 혈액을 토하는 상태
hiccough, hiccup	딸꾹질	• 가로막의 경련성 수축을 동반한 갑작스러운 호흡
hoarseness	쉰 목소리, 사성	
hyperventilation	과다호흡, 과환기	• 정상적으로 신체가 요구하는 이상으로 폐의 환기가 일어나는 상태
hyperventilation, hyperaeration	과도호흡, 과환기	• 폐포 내에 유입하는 공기의 양이 증대되는 상태(폐포환기의 증대). 그 결과 CO_2 분압의 감소를 초래하여 최종적으로 alkalosis에 이름
hypoventilation	호흡저하, 환기저하	• 정상적으로 신체가 요구하는 정도에 미치지 못하게 폐의 환기가 일어나는 상태
hypoxia	저산소증	• 장기와 조직내에 산소의 양이 부족한 상태
inspiration	흡기	• 폐 안으로 공기를 들이마시는 행위
Kussmaul respiration	쿠스마울 호흡	• 산독증시 나타나는 빠르고 깊은 호흡
obstructive sleep apnea (OSA)	폐쇄수면무호흡 증후군, 폐쇄성무호흡수면	• 수면 동안 반복적인 인두의 허탈로 무호흡이 발생하며, 이로 인해 수면부족이나 혈압을 상승시킬 수 있음
orthopnea	기좌호흡, 좌위호흡	• 호흡곤란 때문에 좌위를 취하지 않으면 호흡할 수 없는 상태
paroxysmal nocturnal dyspnea(PND)	발작성 야간호흡 곤란	• 자세, 특히 밤에 기대어 있는 자세에서 발작적으로 나타나는 호흡곤란의 형태
pleural friction rub	흉막마찰음	• 늑막의 두 층이 마찰되면서 발생되는 음으로 늑막염시 청진됨
rales	수포음, 나음	• 청진으로 청취되는 이상한 호흡음으로 액체가 들어있는 세기관지나 폐포로 공기가 지나가면서 들리는 비정상적은 흉부음 • 어떤 병적 상태를 나타남
respiratory distress syndrome(RDS)	호흡기 장애증후군	• 폐 내 활성제가 부족한 미숙아에게 나타나는 호흡기 장애로 활성제의 주입과 폐를 지지함으로써 치료됨

용어	의미	설명
rhonchi	건성 수포음	• 목에서 덜그럭거리는 소리로 액체가 축적된 기도에서 만들어지는 비정상적인 흉부음. 호기 시 더 두드러진짐. 또한 기관지의 부분적 협착에 의하여 일어나는 건성의 거친 소리임
stridor	천명, 천음, 협착음	• 급성 후두폐색에서 종종 들리는 흡기음과 같은 거칠고 높은 음조의 호흡음
tachypnea	빈호흡	• 호흡수가 증가하고 동시에 호흡이 얕아진 상태
thoracalgia	흉벽통, 흉곽통	• 가슴통증

Exercises 다음의 용어들을 읽고 관련 있는 것끼리 연결하세요.

asthma •	• 비염
pneumothorax •	• 진폐증
pneumoconiosis •	• 기흉
stridor •	• 천식
rhinitis •	• 천명음

3) 치료 및 수술 용어(Treatment & Surgical terms)

용어	의미	설명
adenoidectomy	아데노이드적출술, 인두편도절제술	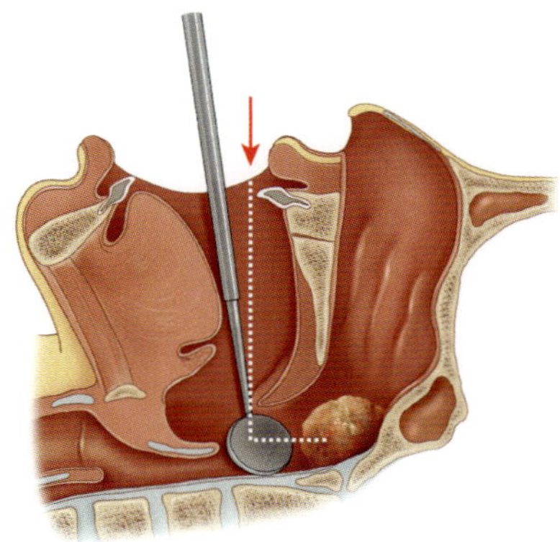
bronchoplasty	기관지성형술	
bronchotomy	기관지절개술	
Caldwell-Luc operation	콜드웰-뤼크 수술	• 상악동염(maxillary sinusitis)의 경우, 상악동 절개후 상악동(maxilla) 내의 점막을 제거해 주는 수술

용어	의미	설명
chest tube insertion	흉관 삽입술	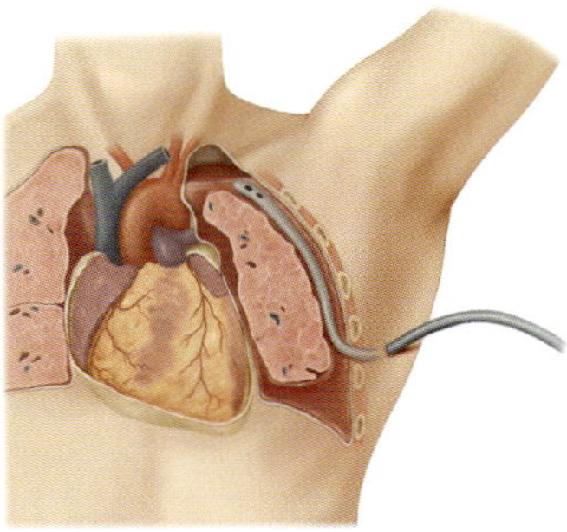
continuous positive airway pressure(CPAP)	지속성 기도양압	• 자발적인 호흡을 하는 환자에게, 호흡주기 동안 압력유지를 위해 기계호흡기를 사용하는 것
cordectomy	성대절제술	
extubation	발관	• 전에 삽입한 튜브를 제거하는 것
hemilaryngectomy	반후두절제술	
intermittent positive pressure breathing(IPPB)	간헐성 양압호흡	• 흡입 시 양압하에서 주기적으로 폐를 확장시키기 위해 호흡기를 사용하는 것
intermittent positive pressure ventilation(IPPV)	간헐성 양압환기	• 수동적인 호기를 하는 동안 폐 내로 공기를 밀어넣기 위해 기계적인 호흡기를 사용하는 것
laryngectomy	후두절제술	
laryngoplasty	후두성형술	
laryngostomy	후두창냄술, 후두개구술	• 후두 안에 인공적인 통로를 형성
laryngotomy	후두절개술	
laryngotracheotomy	후두기관절개술	
lobectomy	폐엽절제술	• 엽 전체 혹은 일부를 제거하는 수술 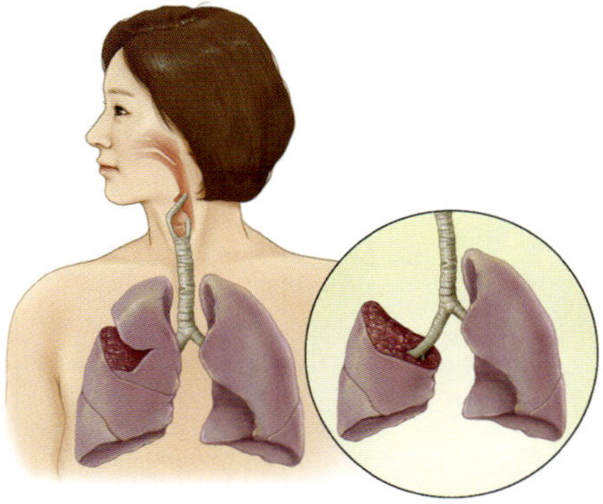
pleurectomy	흉막절제술	
pleuropexy	가슴막고정술, 흉막고정술	

용어	의미	설명
pneumobronchotomy	폐기관지절개술	
pneumonectomy	폐절제술	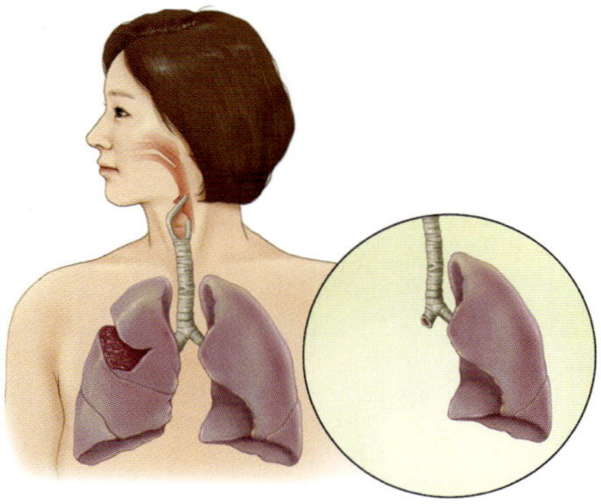
radical neck dissection	근치경부절제술	• 경부 림프절을 포함하여 광범위하게 제거
rhinoplasty	조비수술, 비성형술	
septectomy	비중격절제술	
septoplasty	코사이막 성형술, 비중격형성술	• 비중격 연골의 탄성을 이용하여 휘어 있는 연골과 뼈를 교정하는 수술 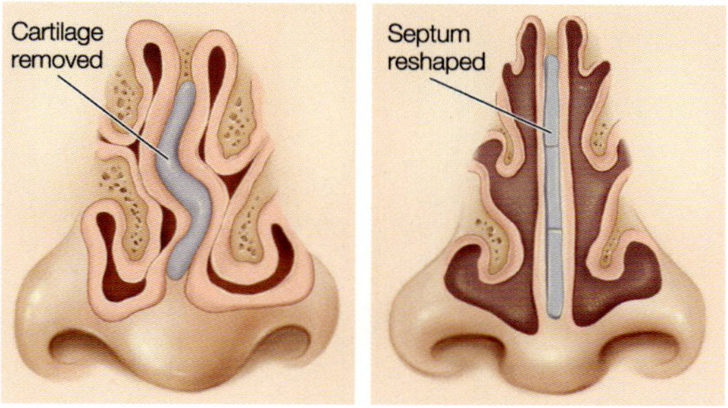
septotomy	코사이막의 절개	
sinusotomy	동절개술	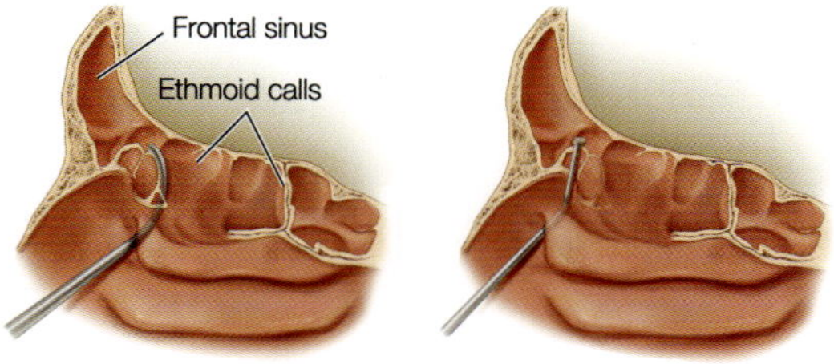
supraglottic laryngectomy	성문상부 후두 절제술	• 성대 윗부분 제거하는 것
thoracoplasty	흉곽성형술	
thoracotomy	개흉술	
total laryngectomy	전체 후두절제술	• 후두 전체를 따라 설골, 전후두개 공간을 제거하고 영구적 기관 절개술
tracheoplasty	기관형성술	

용어	의미	설명
tracheostomy, tracheotomy	기관절개술, 기관누공형성술	• 기관에 새로운 창을 내는 것
turbinectomy	비갑개절제술	

4) 진단 검사(Laboratory & Special procedures)

용어	의미	설명
bronchoscope	기관지경	• 기관지의 시각적 검사에 사용되는 기구 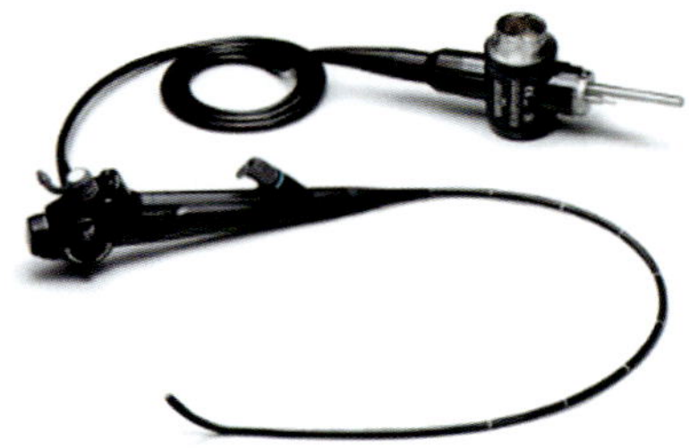
bronchoscopy	기관지경검사	• 기관지의 시각적 검사
laryngoscope	후두경	• 후두를 시각적으로 검사하는 기구
laryngoscopy	후두경 검사법	• 후두의 시각적 검사 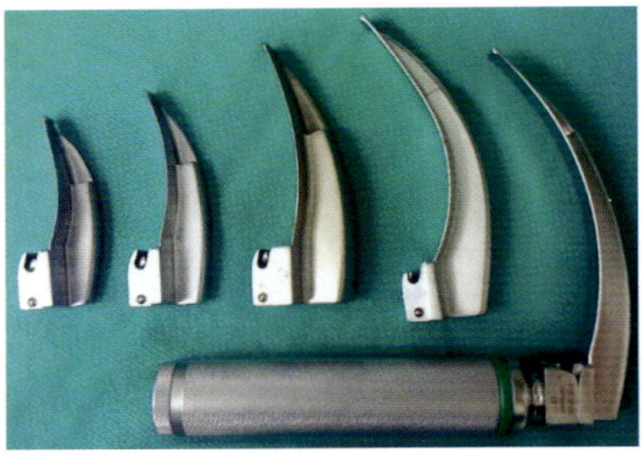
lung scan	폐 스캔	• 폐조직에 축적된 방사선 동위원소를 통해 진단을 하는 검사
mediastinoscopy	종격내시경술	• 흉골 절개를 통해 삽입된 내시경을 통한 종격동의 검사 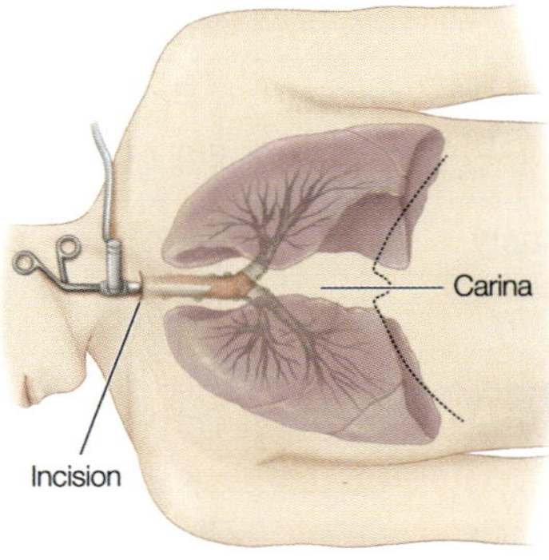

용어	의미	설명
postural drainage	체위배액법	• 중력으로 배농을 촉진하고, 이환된 폐절(segments)에서 분비물이 이동하도록 적절한 체위를 취하는 방법으로, 기관지확장증 및 폐농양의 치료적 배액법
pulmonary function tests (PFT)	폐기능검사	• 호흡기계의 기능이나 질환을 결정하는데 유용하며, 만성폐질환과 천식을 구별하기 위해 호흡능력을 측정하는 검사들 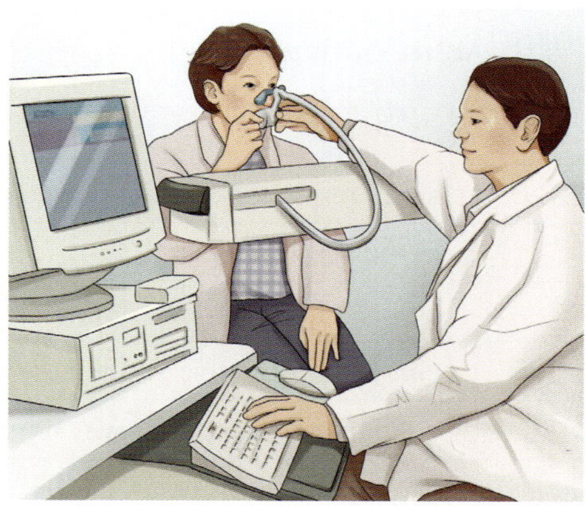
spirometer	폐활량계	• 폐의 호흡량을 측정하는 기구
spirometry	폐활량측정법	• 폐의 호흡량을 측정하는 것
thoracocentesis	흉곽천자	• 흉강의 수분을 흡인하기 위한 외과적 천자(thoracentesis라고도 함) 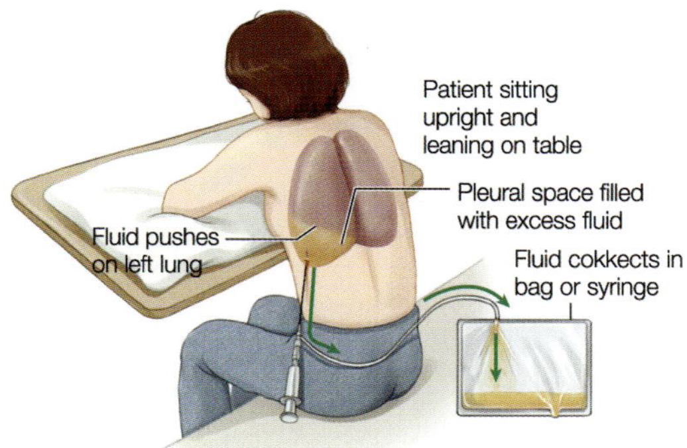
thoracoscope	흉강경, 가슴안보개	• 흉부의 시각적 검사에 사용되는 기구 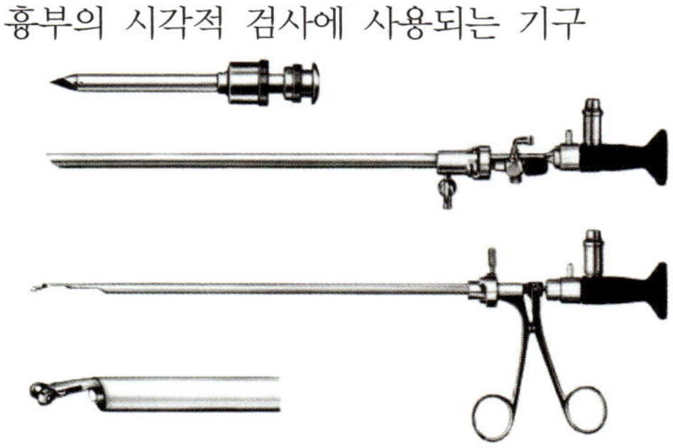

용어	의미	설명
thoracoscopy	흉강경검사	• 흉부의 시각적 검사
tuberculin test	튜베르쿨린검사	• 결핵진단 방법으로 PPD(purified protein derivates)를 사용하여 피내주사(intradermal injection)하여 48~72시간 후에 경결(induration)을 기준으로 판독하는 mantoux test가 가장 많이 사용되고 있음

5) 약어(Abbreviations)

약어	원어	의미
ARDS	adult respiratory distress syndrome	성인호흡장애증후군
CF	cystic fibrosis	낭종성 섬유증
CHR	chronic hypertrophic rhinitis	만성 비후성 비염
COPD	chronic obstructive pulmonary disease	만성폐쇄성 폐질환
CPAP	continuous positive airway pressure	지속성 기도양압
CPR	cardiopulmonary resuscitation	심폐소생술
DB & EC	deep breathing & encourage coughing	심호흡과 기침격려
DOE	dyspnea on exercise(exertion)	운동 시(노력성) 호흡곤란
ENT	ear nose throat	귀, 코, 목
LLL	Left lower lobe	좌하엽
LUL	Left upper lobe	좌상엽
OSA	obstructive sleep apnea	폐쇄수면무호흡증후군, 폐쇄성무호흡수면
PND	paroxysmal nocturnal dyspnea	야간발작성호흡곤란
PNS	para nasal sinus	부비동
RDS	respiratory distress syndrome	호흡기 장애증후군
RLL	Right lower lobe	우하엽
RUL	Right upper lobe	우상엽
SIDS	sudden infant death syndrome	영아급사증후군
SO	shortness of breath	숨참, 헐떡임
TB	tuberculosis	결핵
URI	upper respiratory infection	상기도감염

1

다음 그림을 보고 해부학적 명칭을 쓰시오.

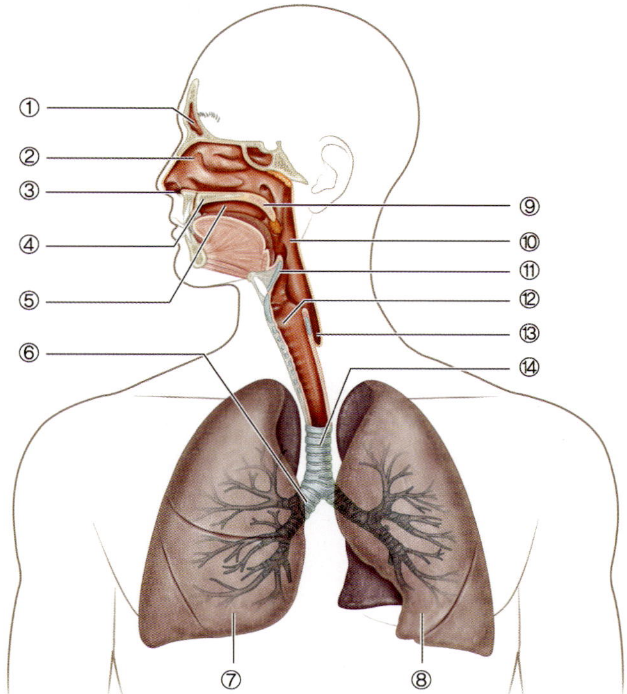

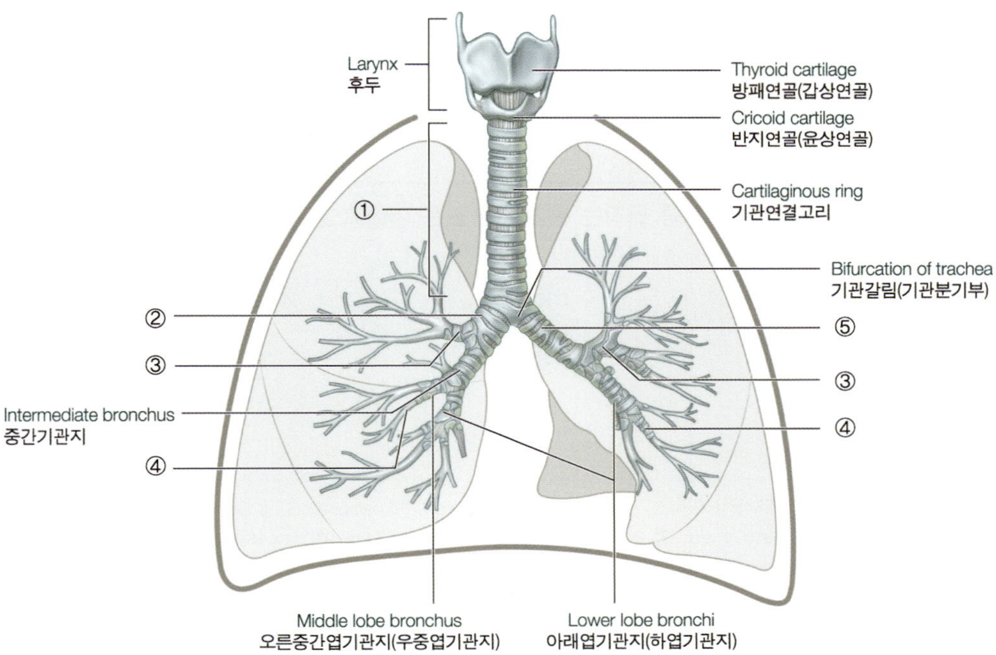

EXERCISES

2 임상사례 (Clinical case)

3살 영준이가 잠자는 도중 갑자기 기침(①)을 질식할 것 같이 하다가 호흡곤란(②)이 있어 병원에 오게 되었다. 심한 발한(③), 빈맥(④), 고혈압(⑤), 빈호흡(⑥), 불안(⑦)한 모습을 보였고, 신체사정 시 폐(⑧) 청진(⑨)시 천식음(⑩)이 들렸고 동맥혈가스분석검사(⑪)를 하였다. 진단명으로 천식(⑫)이 나와 기관지 확장제와 항히스타민제를 복용하게 되었다.

3 임상사례 (Clinical case)

고등학생인 임양은 며칠 동안 노란색 객담(①) 섞인 기침(②), 피로(③), 식욕부진(④), 구토(⑤), 호흡곤란(⑥), 객혈(⑦)이 있어 병원을 방문하였다. 흉부 x-ray 검사, 객담검사, 투베르쿨린 반응 검사(⑧)를 실시한 결과 결핵(⑨)으로 판명받았다. 약물처방을 받고 마스크 착용, 기침 시 입 가리기, 고단백, 고비타민, 고칼로리 식이를 하였다.

4 임상사례 (Clinical case)

18살 박군은 오토바이 사고가 나서 흉통(①), 청색증(②), 호흡곤란(③), 저혈압(④), 저산소증(⑤)이 나타나 병원에 실려 오게 되었다. 흉부 x-ray 검사 CT, PET 등 검사를 통해 늑골골절(⑥), 혈흉(⑦), 기흉(⑧)으로 인해 흉관 삽입술(⑨)을 시행하였다.

5

급성 후두폐색에서 종종 들리는 흡기음과 같은 거칠고 높은 음조의 호흡음를 표현한 용어는 무엇인가요?

① rales ② rhonchi ③ stridor
④ tachypnea ⑤ thoracalgia

Answer |

1. 해부학용어 참조 2. ① cough, ② dyspnea, ③ perspiration, ④ tachycardia, ⑤ hypertension, ⑥ tachypnea, ⑦ anxiety, ⑧ lung, ⑨ auscultation, ⑩ wheesing, ⑪ Arterial blood gas analysis, ⑫ asthma 3. ① sputum, ② cough, ③ fatigue, ④ anorexia, ⑤ vomiting, ⑥ dyspnea, ⑦ hemoptysis, ⑧ tuberculin test, ⑨ tuberculosis 4. ① chest pain, ② cyanosis, ③ dyspnea, ④ hypotension, ⑤ hypoxia, hypoxemia, ⑥ rib fracture, ⑦ hemothorax, ⑧ pneumothorax, ⑨ chest tube insertion 5. ③

짧고 좋은 글귀

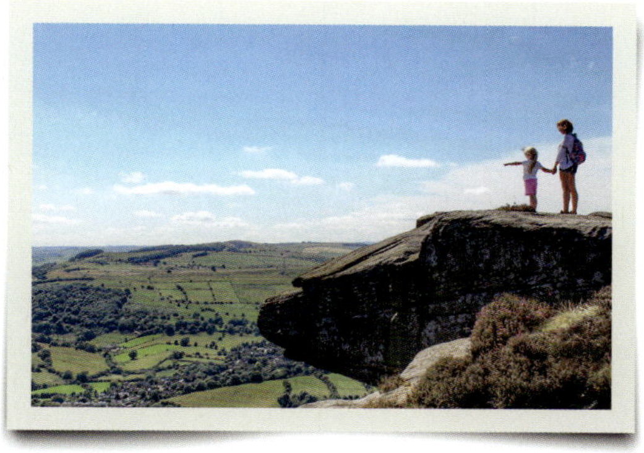

'가끔 사람들은 지상에 대한 느낌보다
하늘에 대한 느낌들을 더 많이 가질 때가 있다'
이 감동적인이야기는 우리들이 살아있을 때는
몰랐던 느낌들이 죽었을 때 많은 느낌을 받는 다는
말을 반대로 순환을 해놓은 거 같아요.
여러분들도 나중에 후회하지 마시고 한번뿐인
인생 후회 없이 살아보시기 바랍니다

'상황은 언제든지 바뀔 수 있다. 내가 바뀌지 않기 때문에 해결되지 않는 것이다.'
여러분들이 해결할 수 있는 일은 많습니다.
하지만 용기가 없어 시작을 하지 못하고 해결이 되지 않을꺼라고 단정을 지어버리는데요.
감동적인이야기처럼 언제든지 상황은 바뀔 수 있으니 꼭 해결을 기다려보세요.

'진정으로 살고자 하는 이 우주를 비상하리 당신의 꿈에 생명을 주십시오.
그러면 당신은 멋진 삶을 얻을 것입니다.'
여러분들 꿈에 생명을 넣어보시기 바랍니다.
그렇다면 멋진 삶을 살아가시는데 도움이 많이 될 것이며 꼭 이루어질 수 있는데요.

MEDICAL TERMINOLOGY

09

C.H.A.P.T.E.R

비뇨기계

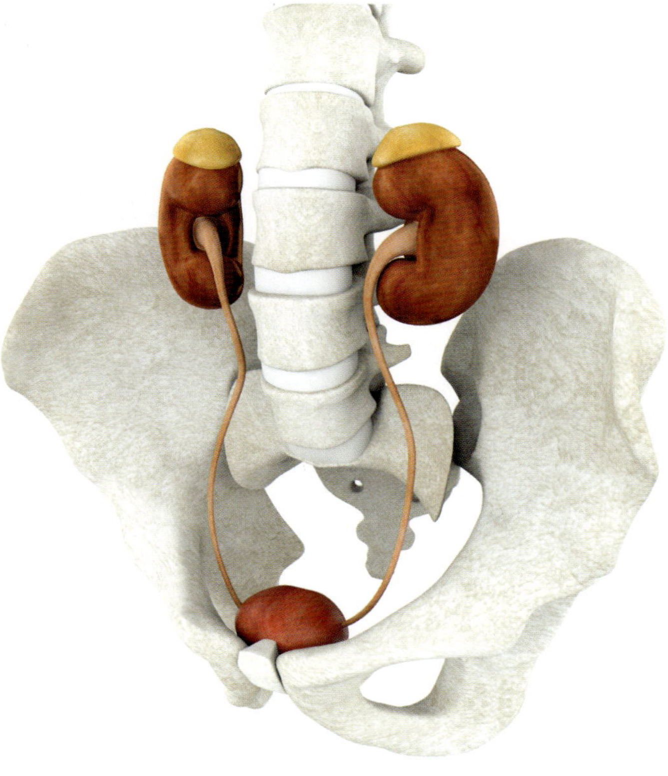

MEDICAL TERMINOLOGY

09 CHAPTER

비뇨기계
Urinary System

1 해부학적 용어(Anatomical terms)

1) 비뇨기계

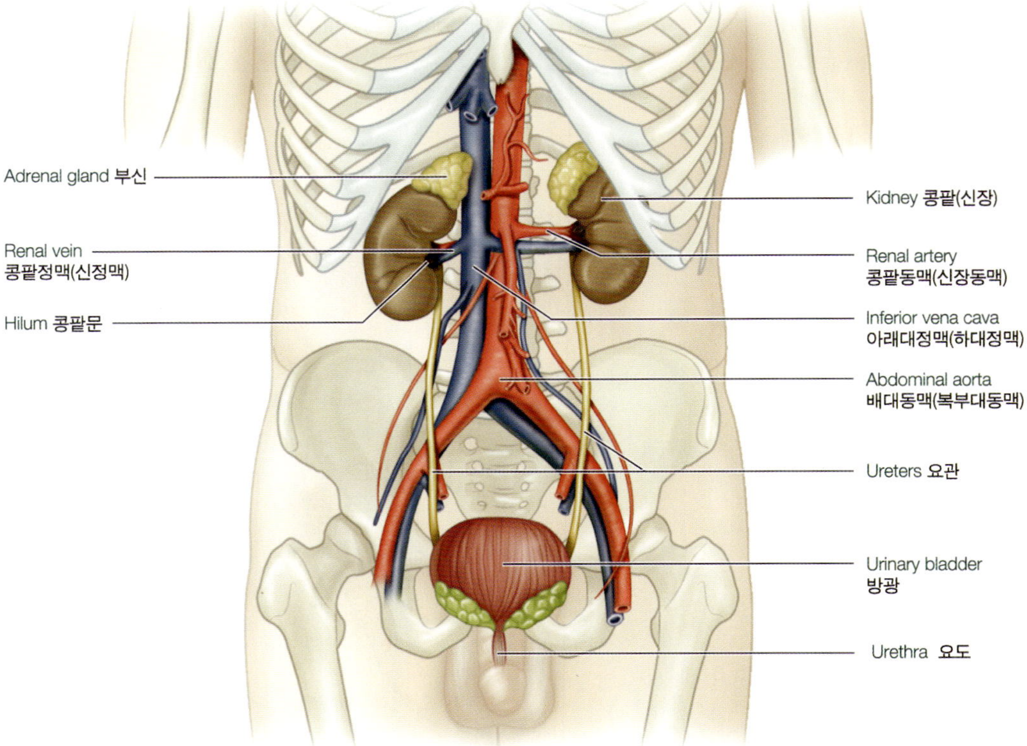

그림 9-1 비뇨기계

용어	의미	설명
kidney	신장(콩팥)	• 복막과 후복막에 위치하는 두 개의 강낭콩 모양의 기관으로 척추의 양 옆에 위치하고 있음. 혈액으로부터 노폐물을 배설하는 것과 수분과 전해질의 균형 유지하는 것을 돕는 기능을 함 –calyx 신배(콩팥잔) : 수질의 삼각형 모양의 신추체가 모여 신배를 이룸 –cortex 피질(겉질) : 신장의 바깥 부위(outer region) –hilum 신문(콩팥문) : 신장의 중앙에 위치하여 신장을 지나는 수뇨관이 있는 곳. 신장으로 요관, 신정맥, 신동맥, 신경, 림프관이 통과 –medulla 수질(속질) : 신장의 안쪽 부위(inner region) –pelvis 신우(콩팥깔대기) : 요관을 지나 소변을 모으는 깔때기 모양의 저장소 –nephron 신원, 신단위(콩팥단위) : 신장의 기본 단위로 3부분으로 형성되며 신장의 피질(cortex) 부분에 위치. 한쪽 신장에 약 100～125만 개의 네프론이 있음 –Bowman's capsule 보우만낭(보우만주머니) : 사구체를 둘러싸고 있는 주머니 –glomerulus 신사구체(토리) : 네프론 입구에 위치한 모세혈관의 집합체. 혈액이 여과되는 과정을 통해 소변이 생성되기 시작하는 곳 –tubule 세관 : proximal(convoluted) tubule 근위곡 세뇨관(토리쪽 곱슬세관) -collecting tubule 집합관 -distal(convoluted) tubule 원위곡 세뇨관(먼쪽 곱슬세관) -Henle's loop 헨레루프 -ascending tubule 상행관(오름세관) -descending tubule 하행관(내림세관)
ureter	요관	• 두 개의 가느다란 관으로 대략 10～13인치(26～33cm)의 길이 • 신장에서 소변을 받아 방광의 뒷부분으로 운반
urethra	요도	• 방광의 요를 체외로 배설하는 관으로 남성은 약 20cm, 여성은 3～5cm, 남성은 소변 배설과 정액 사출 통로로 이용
urinary bladder	방광	• 신장에서 형성된 요를 저장했다가 체외로 배설시키는 역할 • 내장근육으로 구성되며, 일시적으로 소변을 보관하는 텅 빈 기관 • 소변이 가득 차게 되면 두꺼워진 근육 벽이 얇아지며, 기관의 크기가 증가함

2) 콩팥의 내부구조

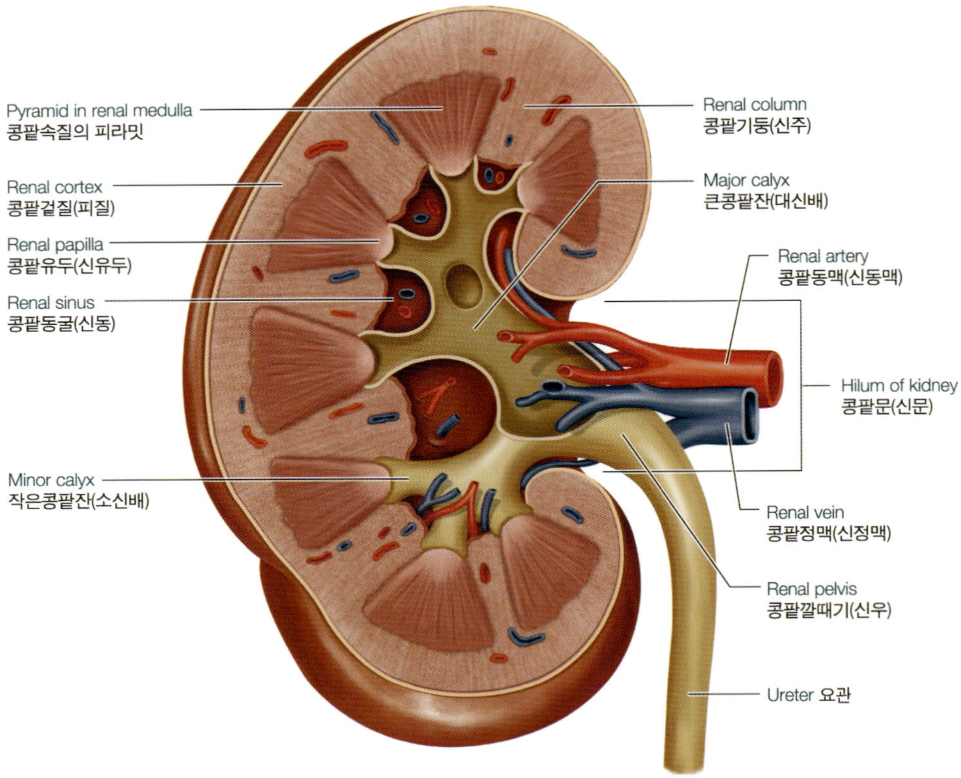

그림 9-2 콩팥의 내부구조

용어	의미	설명
angiotensin	앤지오텐신	• 혈압을 증가시키는 물질 • 레닌에 의해 혈액 내에서 활성화되며 신장에서 생성되는 효소(enzyme)
Antidiuretic hormone (ADH)	항이뇨호르몬	• 뇌하수체로부터 분비되는 호르몬으로 신장에서 수분 재흡수를 일으키며 그 결과 요가 농축됨
erythropoietin(EPO)	적혈구 조혈인자, 적혈구 생성소	• 신장에서 생성되는 호르몬으로, 골수에서 적혈구 생성을 자극함
renin	레닌	• 신장에서 생성되는 효소로 혈액 내의 angiotensin을 활성화 함
trigone of bladder	방광삼각	• 방광 내에 두 개의 요관과 요도가 형성하는 삼각형의 공간
urine	소변	• 색깔은 노란색(yellow) 혹은 호박색(amber)을 띤 액체로 비중은 1.015~1.025이며, pH는 6.5 정도임 • 하루에 평균 1,500~1,800mL 정도가 배설

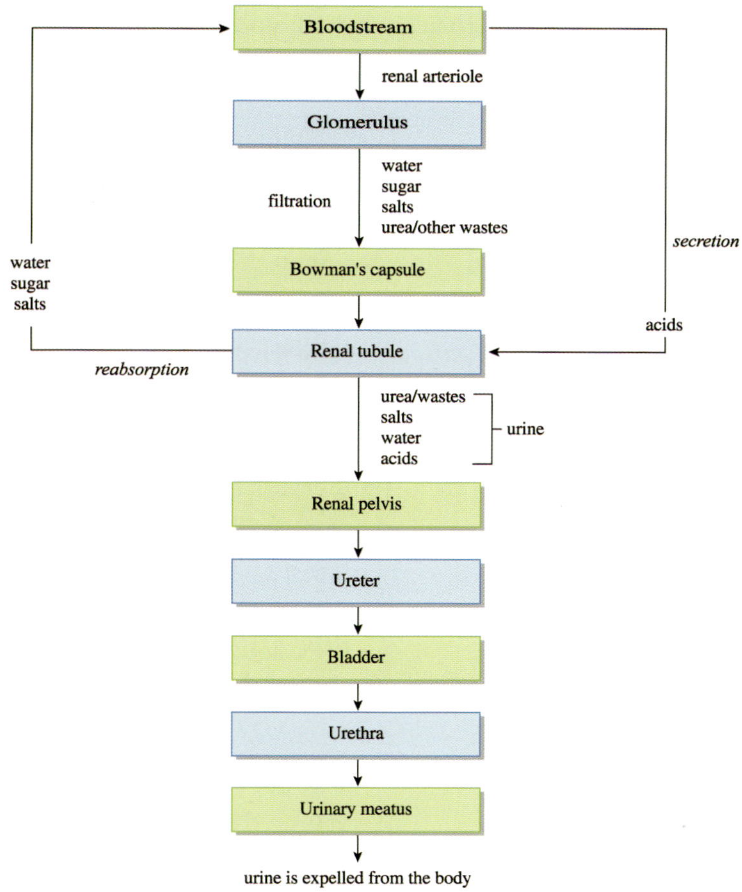

그림 9-3 Flow diagram of the process of forming and expelling urine

2 의학용어(Medical terms)

1) 어근, 접두사, 접미사(Root, Perfix, Suffix)

어근(Root)	의미(meaning)
cyst/o	bladder 방광
glomerul/o	glomerulus 사구체
pyel/o	renal pelvis 콩팥깔때기; 신우
ren/o; nephr/o	kidney 신장
ureter/o	ureter 요관
urethr/o	urethra 요도

2) 증상 및 병리적 용어(Symptomatic & Pathologic terms)

용어	의미	설명
albuminuria	단백뇨	• 알부민이 있는 소변(알부민은 혈액 안에 있는 중요한 단백질임. 그러나 소변에서 발견되었을 때는 신장의 문제를 나타냄)을 말함
anuria, oliguria	무뇨증, 핍뇨	• 소변의 결여(소변을 생산하는 신장의 기능상실)를 말함
azotemia	고질소혈증	• (과도함) 소변과 질소물질이 혈액 속에 존재
azoturia	질소뇨증	• 소변에서 creatinine, urea nitrogen 등의 질소성 노폐물의 농도가 상승하는 것
bacteriuria	세균뇨	• 중간뇨의 1㎖중에 10만 이상의 세균수를 함유한 요를 말함
blood urea nitrogen (BUN)	혈액요소질소	• 혈액요소 양을 측정하는 혈액검사로 신장기능을 확인하는데 사용 • BUN지표가 증가되면 콩팥의 기능은 좋지 않음을 의미
creatinine	크레아티닌	
cystitis	방광염	• 요로계의 해부학적, 기능적 이상 없이 세균 감염으로 인해 방광에 염증이 생기는 증상
cystocele	방광(낭)류	• 방광이 질벽을 통해 탈출되는 현상 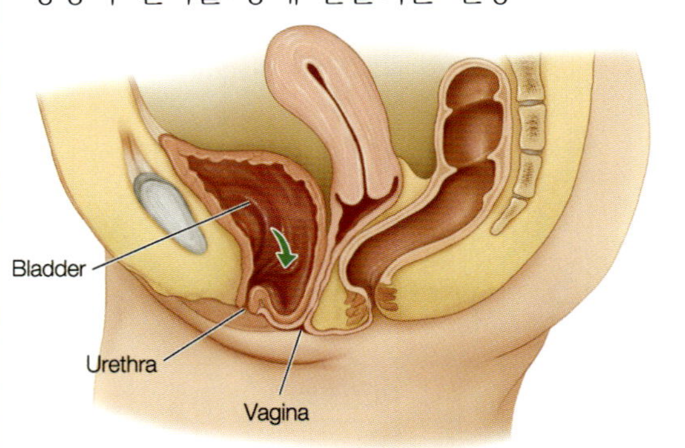
dehydration	탈수	• 체내 수분이 과도하게 소실된 것
diabetes insipidus	요붕증	• 항이뇨호르몬이 부적절하게 분비되어 과도하게 희석된 소변이 다량으로 배설되고 그 결과 극심한 갈증을 느끼는 병적인 증상
diuresis	이뇨	• 과도한 소변의 상태(소변의 양의 증가)를 말함
dysuria	배뇨곤란	• 배뇨가 어렵거나 배뇨 시에 통증을 느끼는 것
enuresis	유뇨증	• 불수의적인 방뇨로서, 특히 야뇨증(nocturnal enuresis)을 말함

용어	의미	설명
epispadias	요도상열, 요도위 열림증	• 선천적으로 음경의 위쪽으로 요도구가 열려 있는 경우 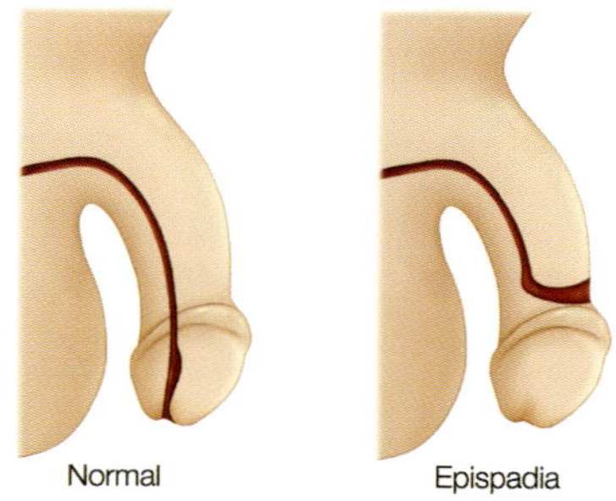
frequency of urine	빈뇨	• 방광용량의 감소에 의하여 1일간의 배뇨총량은 증가하지 않고 자주 방뇨하는 것을 말함
glomerulonephritis	사구체신염, 토리콩팥염	• 급성 사구체신염은 전신의 급성 감염 후에 발생되기도 하는데 β-hemolytic streptococcus의 감염 후 10～15일 후에 발생됨 • 초기증상은 거의 없고 부종, 열, 구토, 핍뇨, 혈뇨, 혈압상승 등의 증상이 나타남
glycosuria	당뇨	• 혈액 속의 글루코오스가 특정 원인에 의해 세뇨관의 재흡수 능력을 초과하여 소변으로 많은 양의 글루코오스가 배출되는 현상
hematuria	혈뇨	• 소변에 비정상적인 양의 적혈구가 섞여 배설되는 것
horseshoe kidney	말굽형 신장, 말굽콩팥	• 양측 신장의 하부가 선천적으로 융합되어 말굽 모양으로 보이는 것 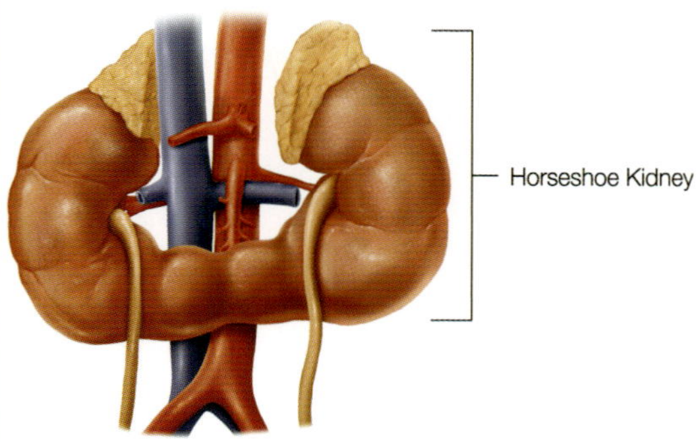
hydronephrosis	수신증, 물콩팥증	• 신장 안에 비정상적으로 물이 있는 상태(신장의 팽창, 소변장애로 인한 막힘에 따라 신장의 골반이 팽창함)를 말함
hypernephroma	부신종, 콩팥세포암종	• 성인의 신장 조직 실질에 나타나는 악성 종양으로, 초기증상은 통증 없는 혈뇨(hematuria)가 있음

용어	의미	설명
hypospadias	요도하열, 요도아래 열림증	• 선천적으로 음경의 아래쪽으로 요도구가 열려 있는 경우 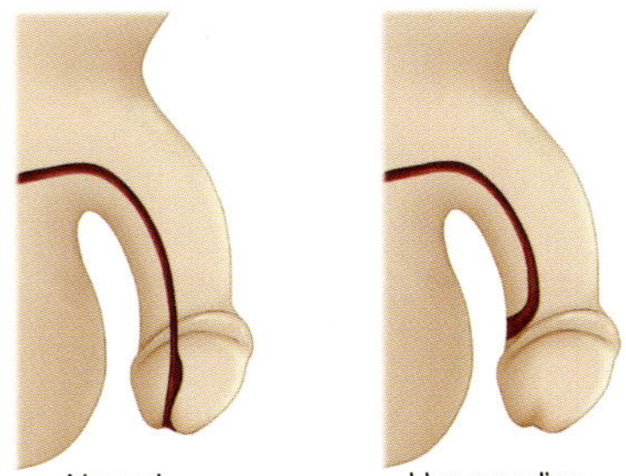
ketonuria	케톤뇨증	• 뇨에 케톤체가 함유해 있어서 보통의 케톤체 검출용 시약에 의해 양성반응을 띠는 뇨를 말함
micturition, urination	배뇨	• 신장에서 생성된 소변이 요관, 방광, 요도를 통해 배설되는 것을 말함
nephritis	신(장)염(콩팥염)	• 신장의 사구체나 작은 혈관들의 염증을 말함
nephroblastoma	신아세포종, 콩팥 모세포종	• 증식하는 세포를 포함한 신장종양(악성종양(Wilms' tumor)이라고 함)을 말함
nephrohypertrophy	신장비대, 신비후	• 신장의 지나친 성장(크기가 증가)을 말함
nephrolithiasis	신석증, 콩팥돌증	• 혈뇨(hematuria), 옆구리 통증(flank pain) 등이 나타나는 경우가 있고 증상이 없기도 하며, 원인은 vitamin D와 우유의 과잉섭취, 부갑상선기능항진(hyperparathyroidism) 등이 있음
nephroma	신장종, 콩팥종	• 콩팥에 생기는 종양
nephromegaly	신비대증, 콩팥비대증	• 신장이 커짐
nephroptosis	신장하수증, 콩팥처짐증	• 신장이 본래 위치에서 아래로 전위되는 상태로, 치료는 신고정술(nephropexy)을 함 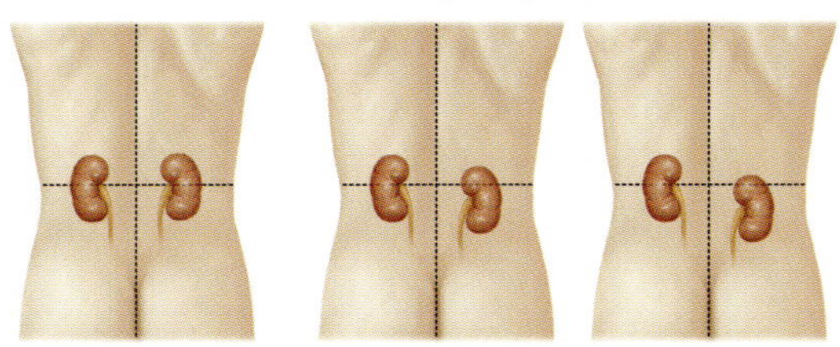
nephrorrhagia	신(장)출혈	• 신장으로부터 출혈이 있는 상태
nephrotic syndrome, nephrosis	신증후군, 네프로시스 증후군	• 신세뇨관 상피의 퇴행성 병조에 의해 생김 • 증상은 단백뇨(proteinuria), 부종(edema), 저알부민혈증(hypoalbuminemia)이 있고 감염(infection)에 민감함
neurogenic bladder	신경인성 방광	• 방광 수축을 지배하는 척수신경의 장애를 말함

용어	의미	설명
nocturia	야간뇨, 야뇨증	• 보통 성인은 낮에 깨어있는 동안 4~6회, 밤에 자는 동안 0~1회, 많아도 하루 총 10회 이내로 배뇨하는 것이 정상인데, 이 범위를 넘어 배뇨 횟수가 비정상적으로 증가하는 경우
pitting edema	요흔성 부종	• 손가락으로 눌렀을 때 누른 부위가 올라오지 않고 들어간 상태로 있는 것 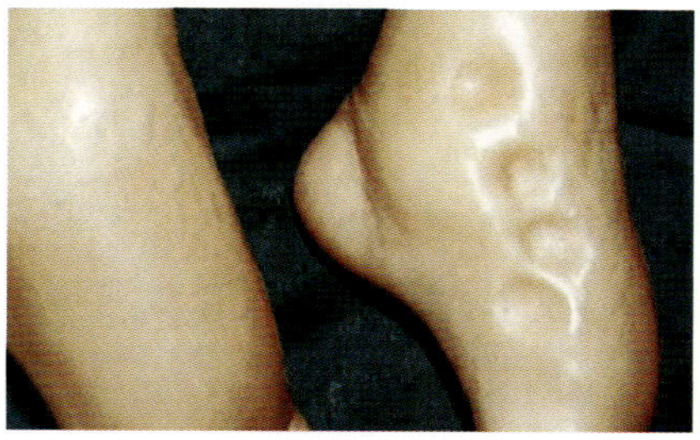
polycystic kidney disease	다낭성 신장 질병	• 많은 낭들을 포함하고 콩팥이 커져 있는 상태 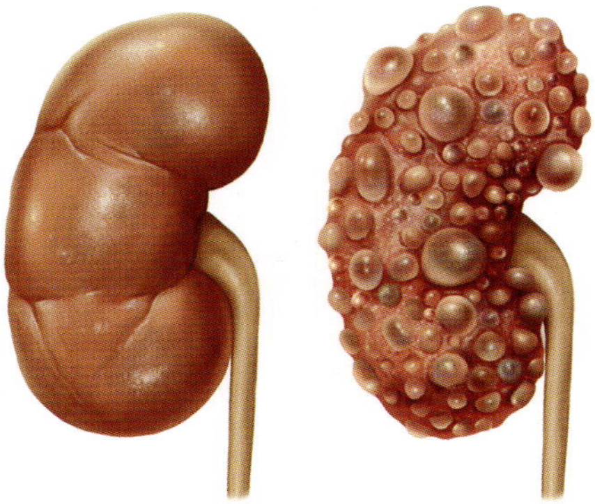
polydipsia	다갈	• 갈증이 심해 다량의 물이 마시고 싶은 증세
polyuria	다뇨증	• 하루에 소변을 3,000mℓ 이상 배출하는 증세 • 요붕증(diabetes insipidus), 당뇨병(diabetes mellitus), 이뇨제(diuretics)를 사용한 경우 나타남
pyelitis	신우염, 콩팥깔대기염	• 신우에 세균이 감염되어 일어나는 염증
pyelonephritis	신우신염	• 흔한 신질환으로 bacterial infection에 의해 야기되며 신우에 농양(abscess)을 형성하고, 농뇨(pyuria), 발열(fever), 오한(chill), 옆구리 통증(flank pain) 등이 나타남
pyuria	농뇨, 고름뇨	• 소변에 고름이 섞여 있는 것 • 고름이 섞인 소변을 농뇨라고 함
renal calculus(pl. calculi)	신장 결석	• 신장 내에 형성된 돌이며 소변 속의 무기물이 응고되어 굳은 것
renal colic	신산통, 급통증	• 결석의 통과로 인하여 신장에서 발생하는 갑작스럽고 날카롭고 심한 통증

용어	의미	설명
renal failure	신부전, 콩팥기능상실	• 신부전은 신기능의 상실로 급성(acute)과 만성(chronic)으로 구분 • 만성(chronic)은 만성사구체신염(chronic glomerulonephritis), 만성신우신염(chronic pyelonephritis), 고혈압(hypertension) 등이 원인이 되고, 치료는 혈액 내 상승된, creatinine과 urea, nitrogen 등 노폐물을 제거하기 위한 투석(dialysis)을 하거나 신장이식수술(kidney transplantation)을 함
renal hypertension	신장성 고혈압	• 콩팥질환으로 혈압이 상승되는 상태를 말함
retention of urine	소변정체	• 배뇨능력이 없어 소변이 방광에 축적된 상태를 말함
sepsis	패혈증	• 병원성 미생물에 감염되는 경우
staghorn calculus	스타곤 결석, 녹각 결석	• 신우를 채우고 있는 신장결속의 모양이 사슴뿔처럼 생긴 것 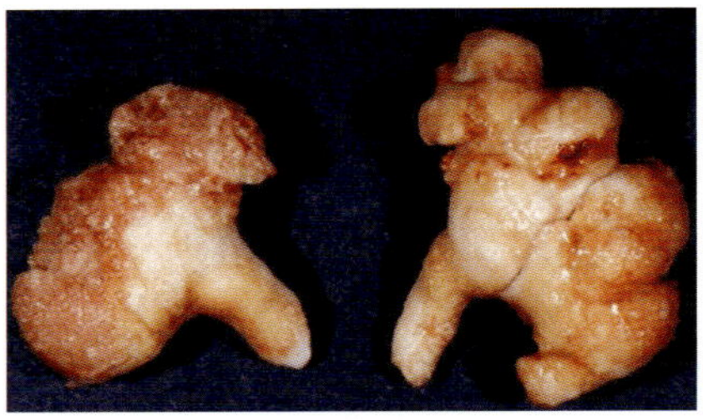
uremia	요독증	• 신배설 기능장해로 혈액 중의 단백대사 산물이 과도하게 축적되어, 그 결과 초래되는 중독 상태로 구역질, 구토, 두통, 현기증, 시력저하, 의식소실, 경련, 질소혈증(azotemia) 등이 현저함
ureterectasis	요관확장증	• 요관이 확장되는 질병
ureteritis	요관염	• 요관의 감염증
ureterocele	요관류	• 요관의 돌출을 말함 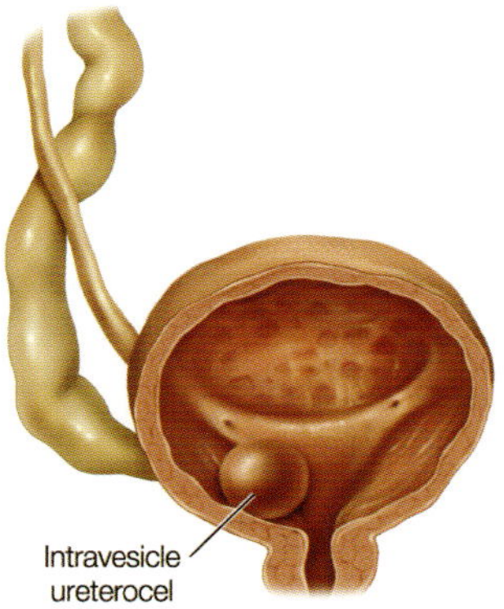
ureterolithiasis	요관결석증	• 신장에서 생긴 결석이 요관으로 내려와 정체한 것

용어	의미	설명
ureterostenosis	요관협착증	• 요관이 매우 좁음
urethritis	요도염	• 세균감염으로 요도에 생기는 염증
urethrocystitis	요도방광염	• 세균감염으로 요도와 방광에 생기는 염증
urinary incontinence	요실금	• 요의 흐름을 조절할 수 없어 요가 저절로 새어 나오는 형태 • 복압성 요실금(stress incontinence), 긴박성 요실금(urge incontinence), 역리성 요실금(paradoxical incontinence), 기능성 요실금(functional incontinence)이 있음
urinary retention	요정체	• 불수의적으로 방광 내에 소변이 축적되는 현상
urinary tract infection (UTI)	요로 감염	• 소변을 몸 밖으로 배출하기 위한 도관에 세균이 침입하여 생김
vesical tenesmus	방광이급후증, 방광무직증, 방광뒤무직	• 방광이 지속적으로 강직되나, 소변을 볼 정도의 강직 효과는 없어 계속적으로 소변을 보고 싶은 상태
water intoxication	수분중독	• 수분정체 또는 정맥 내 수분주입 과다로 인하여 Na 농도가 저하된 것을 말함. 이것은 수분과다섭취, ADH 과다분비, 수액 과다주입으로 인해 유발됨
Wilms' tumor	빌름스 종양	• 어린이 신장의 악성종양으로, 옆구리 통증(flank pain), 혈뇨(hematuria), 체중감소(weight loss), 빈혈(anemia), 식욕부진(anorexia) 등이 나타남
urinary stone	요로결석	• 요로계에 요석이 발생한 것을 의미

Exercises 다음의 용어들을 읽고 관련 있는 것끼리 연결하세요.

renal failure •	• 요실금
nocturia •	• 요흔성 부종
urinary incontinence •	• 야뇨증
nephrolithiasis •	• 신부전
pitting edema •	• 신(결)석증

3) 치료 및 수술 용어(Treatment & Surgical terms)

용어	의미	설명
catheterization	도뇨관 설치	• 정체된 요를 배출시키기 위하여 요도를 통하여 방광으로 카테터를 삽입하는 것 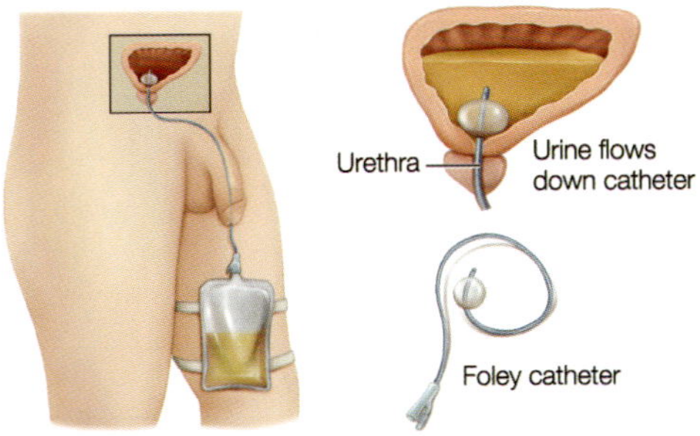
continent vesicotomy	조절성 방광루	• 체내에 새로 형성된 소변주머니의 유두판막을 통해 자가도뇨를 하여 소변을 배출. 신경인성 방광에 적용
cutaneous ureterostomy	경피적 요관루	• 요관을 피부표면으로 당겨 개구부를 만들고 소변 배액을 시키는 요로전환술
cystectomy	방광절제술	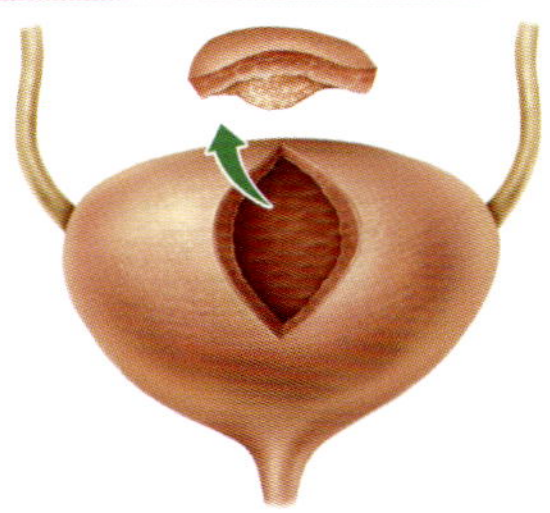
cystolithotomy	방광결석절개술	• 돌을 제거하기 위해 방광을 절개하는 것
cystorrhaphy	방광봉합술	• 방광을 봉합하는 외과 수술
cystostomy	방광창냄술, 방광루형성술	• 방광 안에 인위적으로 구멍을 만드는 것
cystotomy, vesicotomy	방광절개술	• 방광벽을 절개하는 것
dialysis	투석	• 신부전(renal failure)시 투석을 통해 체내 노폐물을 제거하는 치료방법으로 두 가지가 있음 –hemodialysis(HD) 혈액투석 : 인공신장기(artifIcial kidney machine)를 사용하여 혈액 내 노폐물 제거 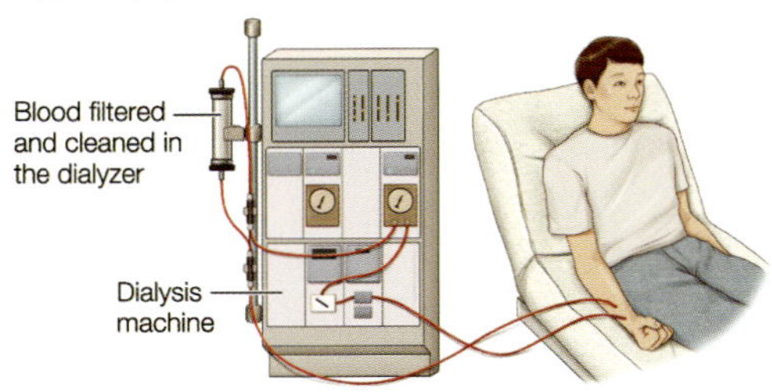

용어	의미	설명
dialysis	투석	–peritoneal dialysis(PD) 복막투석 : 복강 내로 투석액을 주입하여 물질이 교환하는 시간을 부여한 후, 투석물(dialysate)을 제거하여 노폐물을 제거하는 방법으로 혈액투석(HD)이 부적합하고 심혈관질환이나 출혈경향이 심한 환자에 사용 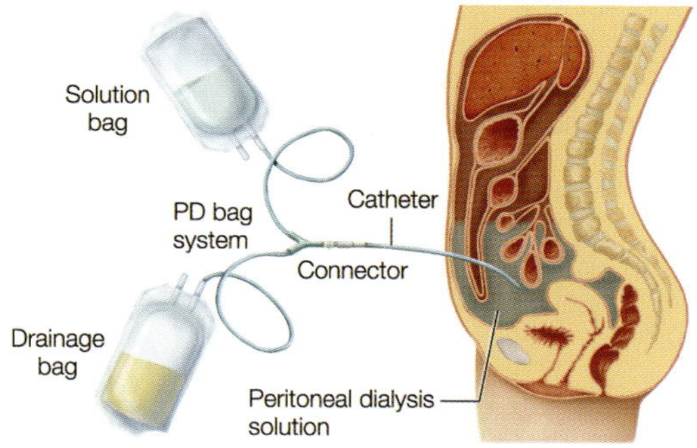
extracorporeal shock wave lithotripsy(ESWL)	체외충격파동쇄석술, 몸밖충격파돌깸술	• 신장이나 요관의 결석들을 제거하기 위한 비혈관적인 치료 • 초음파나 투시영상을 사용해 병소를 찾아내어 계속되는 충격의 발포로 돌 조각들이 소변으로 배출되게 하는 것 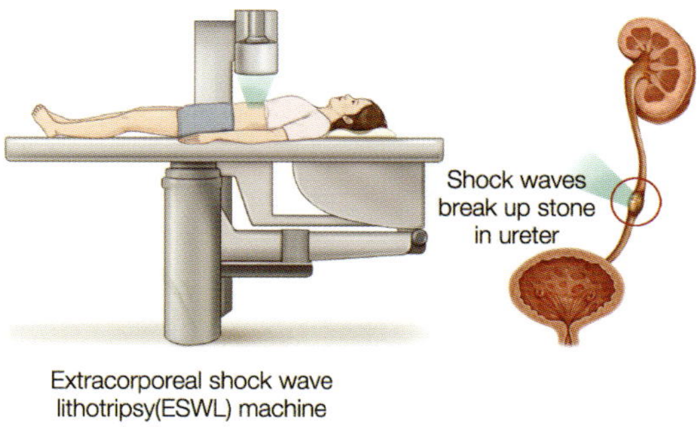
fulguration	소작, 고주파요법	• 전기적 충격으로 살아있는 조직을 파괴하며 방광의 성장을 제거하기 위해 사용되는 방법
ileal conduit	회장도관	• 회장의 일부분으로 요관과 결합시켜 소변의 전환통로를 만들어 준 것 • 회장의 한쪽 끝은 봉합되어 있고 다른 끝은 개구부를 만들어 복벽으로 돌출시켜 소변을 배출 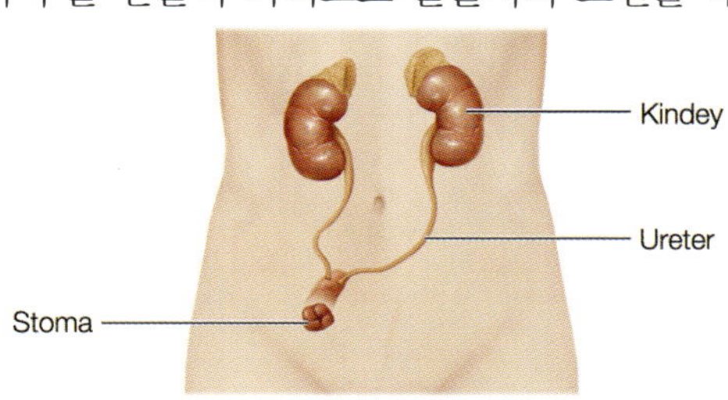

용어	의미	설명
kidney transplantation	신장이식, 콩팥이식	• 신장이식수술은 회복이 불가능한 신기능 부전 환자의 치료로서 시행하는 것
lithotripsy	쇄석술, 돌깸술	• 돌을 잘게 부수는 수술
meatotomy	요도구절개술	• 요도구를 확대하기 위한 요도구 절개
nephrectomy	콩팥절제술, 신장절제술	• 좌우 어느 한쪽의 콩팥이 병으로 회복가능성이 없을 경우 없애는 수술
nephrolithotomy	신절석술, 콩팥절개돌제거술	• 신결석증(nephrolithiasis)시 신결석을 제거하기 위한 수술 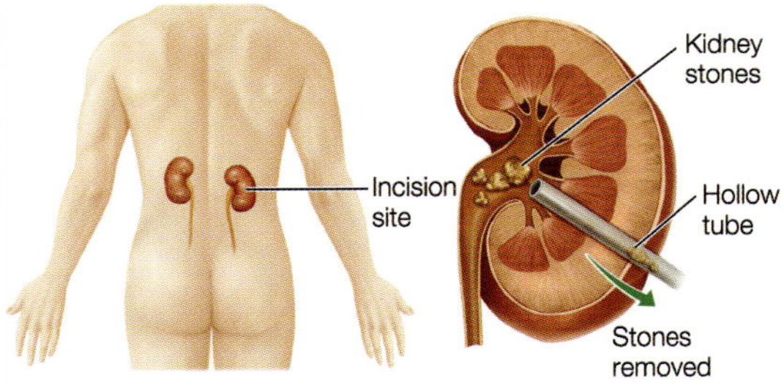
nephrolysis	콩팥박리술, 신장 박리술	• 주위 구조와 붙어 있는 콩팥을 분리하는 수술
nephropexy	신고정술, 콩팥고정술	• 신장하수증(nehroptosis)시 신장을 고정하는 수술
nephropyelolithotomy	신우결석절개술	• 돌을 제거하기 위해 신장에서 신우까지 절개하는 것
pyelolithotomy	신우절석술, 깔대기돌제거술	• 돌을 제거하기 위한 신우의 절개하는 것
pyelostomy	신우개구술, 깔대기창냄술	• 요관에서 요를 일시적으로 돌리기 위하여 신우에 개구부를 형성하는 수술
ureterectomy	요관절제술	• 요관 전체를 절제하는 수술
ureterostomy	요관루조성술, 요관창냄술	• 요관 안에 인위적으로 통로를 만드는 것
urethroplasty	요도성형술	• 요도의 외과적 복원
urethrorrhaphy	요도봉합술	• 요도를 봉합하는 수술
vesicourethral suspension	방광요도 매달기, 방광요도 걸기	• 방광의 목을 걸어 올리는 수술법

4) 진단 검사(Laboratory & Special procedures)

용어	의미	설명
clean-catch specimen	깨끗한 중간뇨	• 소변이 미생물로 오염되는 것을 최소화하기 위해 요도 개구부를 깨끗하게 한 후 중간뇨를 수집하는 것
creatinine clearance test	크레아티닌 청소율 검사	• 사구체 여과율 측정 위한 가장 정확한 검사
cystogram	방광조영상	• 방광의 방사선 영상
cystography	방광조영술	• 방광의 방사선 사진
cystometrography	방광압력	• 방광기능을 검사하기 위해서 방광 내에 물 또는 공기를 주입하여 가득 채우고 방광의 압력을 측정하는 것
cystoscope	방광경	• 방광의 시각적인 검사를 위한 장비
cystoscopy	방광경 검사	• 요도를 통해 방광으로 방광경을 삽입하여 방광 내벽, 내부를 직접 시진하는 검사
glomerular filtration rate (GFR)	사구체 여과율	• 양측 네프론에서 분당 여과되는 양
intravenous pyelography (IVP)	정맥성 신우조영술	• 정맥 내 조영제 주입 후 요로계의 비정상적인 부분을 확인하는 형광 투시 검사 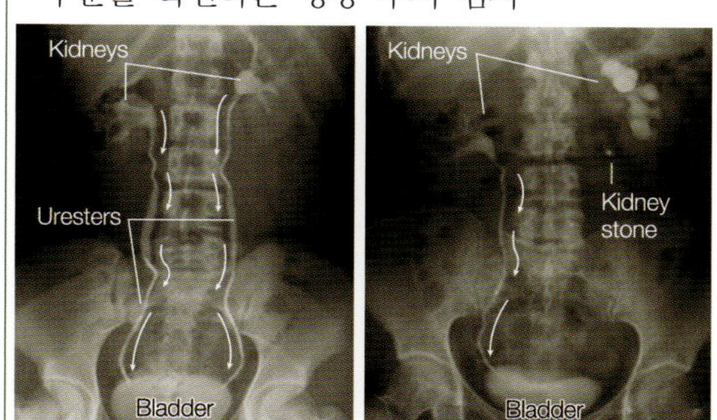
intravenous urogram (IVU)	정맥내의 요로 조영사진	• 요로경로의 방사선 영상 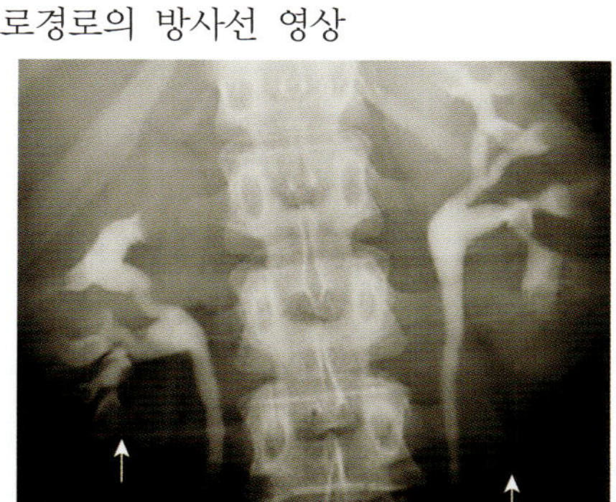

용어	의미	설명
kidney, ureter, bladder (KUB)	신장, 요관, 방광	• 신장, 요관, 방광의 크기, 형태, 위치를 보기 위해 사용 • 신장, 방광의 진단 및 신장내의 석회화 상태를 보기 위해서도 사용
meatoscope	요도구경	• 요도구의 시각적 검사를 위해 사용되는 기구
meatoscopy	요도구경검사	• 요도구의 시각적 검사
nephrogram	신장조영사진	• 신장의 방사선 영상
nephrography	신조영술	• 신장의 방사선 사진
nephroscopy	신장경검사	• 신장의 시각적 검사
nephrosonography	신초음파 검사	• 음파를 이용하여 신장을 기록하는 과정
nephrotomogram	신단층조영사진	• 신장 단면 방사선 영상
protein electrophoresis (PEP)	단백 전기영동법	• 소변 내에 단백질을 검사하는 것 • 다발성 골수종, 전신성 홍반성 낭창, 림프종 진단에 사용
renal angiography, arteriography	신동맥조영술	• 대퇴동맥에 혈관용 카테터를 삽입하여 신동맥까지 넣어지면 조영제 주입 후 촬영
renal biopsy	신생검	• 조직을 직접 검사함으로써 신장병리를 정확하게 알아낼 수 있는 방법 • 개방방법(open technique)과 밀폐방법(closed technique)이 있음
renogram	신장동위원소조영상	• 동위원소 주입 후 신장을 기록하는 것으로 핵의학 검사를 통해 기록
retrograde pyelography (RP, RGP)	역행성 신우조영술	• 방광경을 통해 요관카테터를 방광, 요관을 지나 신우 내로 삽입 후 조영제를 투여
specific gravity(SG)	비중	• 신장의 희석이나 농축능력을 측정하기 위해 소변 표본에서 측정하는 것 • 요비중의 정상범주는 1.015~1.025. 질병이 있을 때 상승 또는 감소 함
ureteroscopy	요관경검사	• 요관의 시각적 검사
urethroscope	요도경	• 요도의 시각적 검사를 위해 사용되는 기구
urinalysis(UA)	소변검사	• 소변표본에서 검사를 위한 다양한 검사
urinometer	요비중계	• 소변의 무게를 측정하는 기구
voiding cystourethrogram (VCU)	배뇨 방광요도 촬영법	• X-선 촬영으로 배뇨중과 배뇨 전후에 각각 행해지는 방광요도의 촬영법

용어	의미	설명
voiding cystourethrography(VCUG)	배뇨 방광요도 조영술	• 염료 배뇨하는 동안 방광을 찍는 것으로, 방광과 요도의 방사선 사진으로 불투과성의 방사선 염료를 방광에 주입함 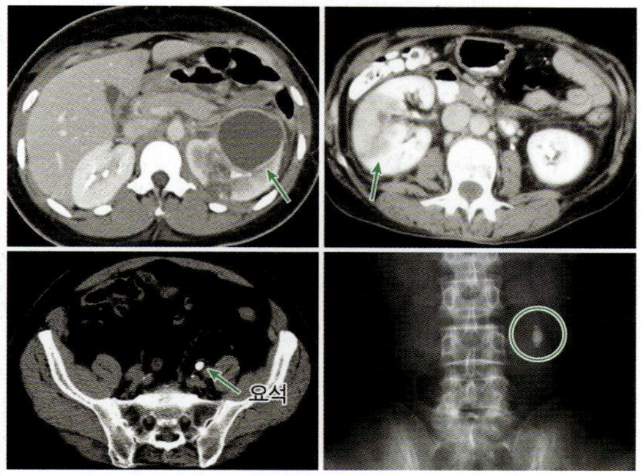

5) 약어(Abbreviations)

약어	원어	의미
ADH	antidiuretic hormone	항이뇨 호르몬
ARF	acute renal failure	급성신부전
BUN	blood urea nitrogen	혈액요소질소
CAPD	continuous ambulatory peritoneal dialysis	지속적 외래 복막 투석
CRF	chronic renal failure	만성신부전
DI	diabetes insipidus	당뇨병성 요붕증
ESWL	extracorporeal shock wave lithotripsy	체외 충격파동 쇄석술
HD	hemodialysis	혈액투석
IVP	intravenous pyelography	정맥성 신우조영술
IVU	intravenous urogram	정맥내의 요로 조영사진, 요로 조영상
KTP	kidney transplantation	신장이식
KUB	kidney, ureter, bladder	신장, 요관, 방광
PD	peritoneal dialysis	복막투석
UTI	urinary tract infection	요로감염

EXERCISES

1

다음 그림을 보고 해부학적 명칭을 쓰시오.

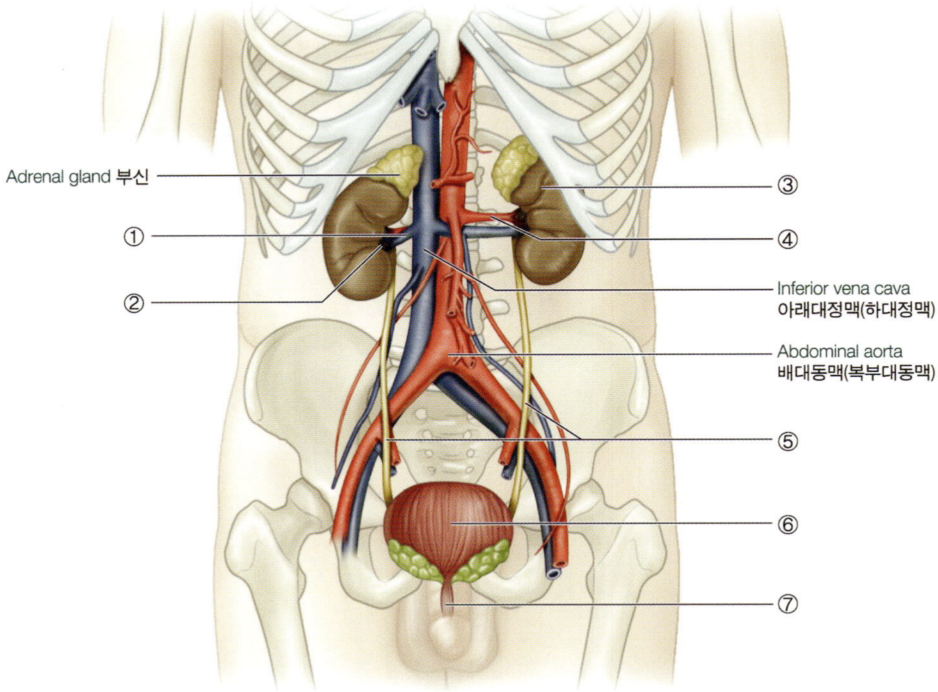

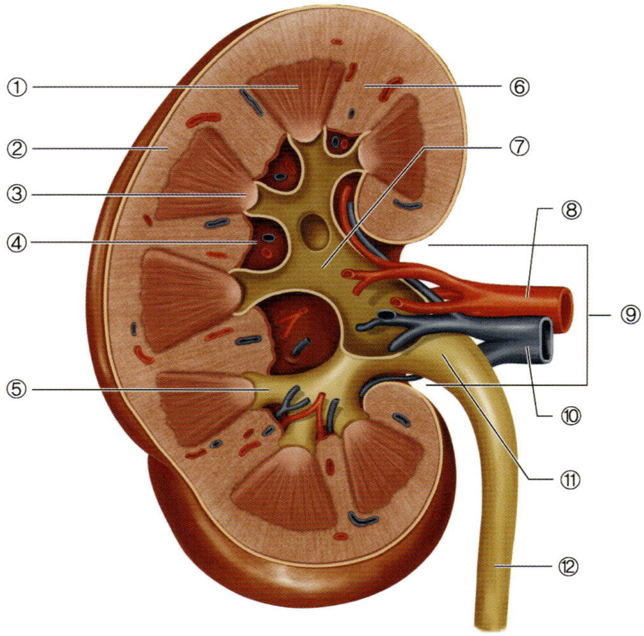

2

임상사례 (Clinical case)

65살 모 할머니는 소변을 볼 때 강도가 평소보다는 감소되었고 배뇨(①)시 작열감, 빈뇨(②), 요실금(③), 발열(④)이 나면서 치골상부(⑤)의 불편감(⑥)이 있어 병원을 방문하였다. 진료 결과 요정체(⑦)를 진단 받고 외과적으로 신우개구술(⑧)을 받았다.

3

임상사례 (Clinical case)

초등학생 김양은 최근 소변을 보면 혼탁하고 냄새나는 소변을 보게 되었고, 배뇨(①)시 작열감 및 빈뇨(②), 긴박뇨(③), 배뇨곤란(④)이 있어 병원을 방문하게 되었다. 진료 후 방광벽(⑤)의 염증(⑥)으로 방광염(⑦)을 진단 받게 되었다. 비뇨기 항균제, 항생제를 처방 받게 되었고 하루에 3,000ml 이상의 수분섭취를 권장받았다.

4

임상사례 (Clinical case)

50대 자영업을 하고 있는 남씨는 갑작스럽고 날카롭고 심한 신산통(①)이 허리 부분 깊은데서 통증이 시작하여 허리 옆에서 그 주위로 방사되었다. 핍뇨(②), 무뇨(③)가 나타나서 병원에 방문하게 되었다. 진료 후 신석증(④)을 진단 받고 응급으로 체외충격파 쇄석술(⑤)을 받고 결석 종류에 따른 식이 제한 교육을 받고 퇴원하였다.

5

신장에서 생성된 소변이 요관, 방광, 요도를 통해 배설되는 것을 말하는 것를 표현한 용어는 무엇인가요?

① glycosuria ② hematuria ③ hydronephrosis
④ micturition ⑤ nocturia

Answer |

1. 해부학용어 참조 **2.** ① micturition, urination, ② frequency, ③ urinary incontinence, ④ fever, ⑤ superior pubis, ⑥ inconvenience, ⑦ urinary retension, ⑧ pyelostomy **3.** ① micturition, ② frequency, ③ urgency, ④ dysuria, ⑤ bladder wall, ⑥ inflammation, ⑦ cystitis **4.** ① renal colic pain, ② oliguria, ③ anuria, ④ nephrolithiasis, ⑤ extracorporeal shock wave lithotripsy(ESWL) **5.** ④

강아지, 고양이, 토끼의 무게 합은?

일분 안에 답을 찾으면 성공, 넘으면 실패

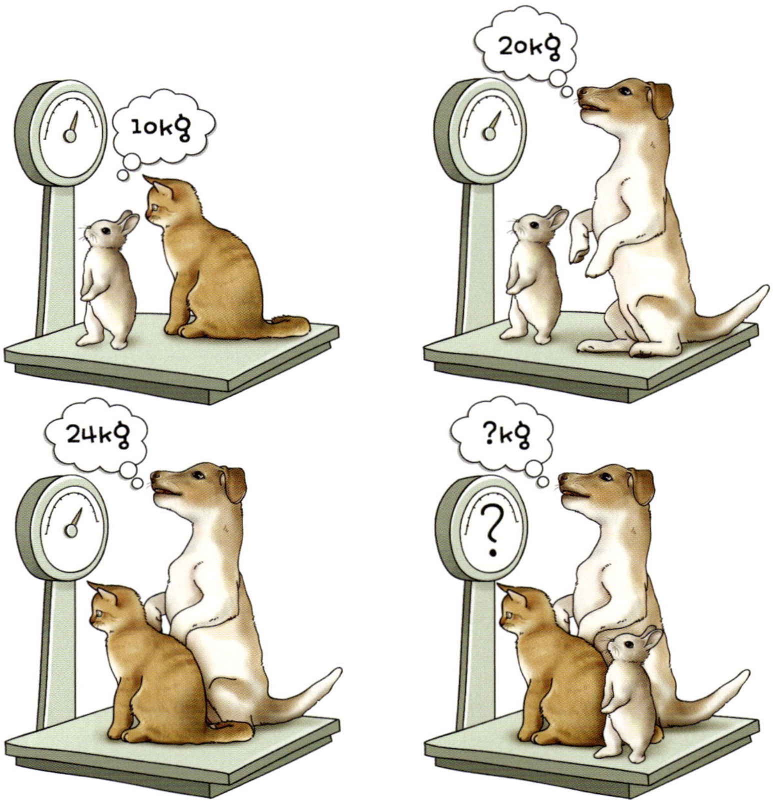

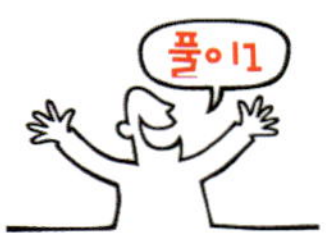

고양이와 토끼의 무게가 10kg이고, 개와 토끼의 무게가 20kg이고, 개와 고양이의 무게가 24kg이면 고양이와 토끼의 무게 차이가 4kg임. 고양이과 토끼의 무게 10kg에서 더 무겁게 나오는 고양이가 4kg 더 나와야 하니, 고양이는 7kg, 토끼는 3kg이면 합계가 10kg이고 차이가 4kg이라는 결론이 나오는데, 이때 개와 고양이 혹은 개와 토끼의 무게 차이를 볼 때 개의 무게는 17kg

그러므로 전부 더한 무게는 17 + 7 + 3 = 27kg

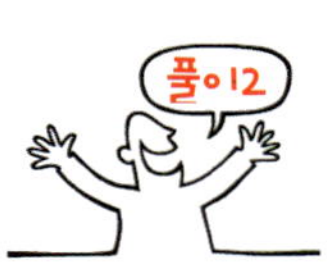

10 + 20 + 34 = 54. 그런데 더한 값은 두 번씩 더한거니까 54/2 = 27

MEDICAL
TERMINOLOGY

10

C.H.A.P.T.E.R

감각기계

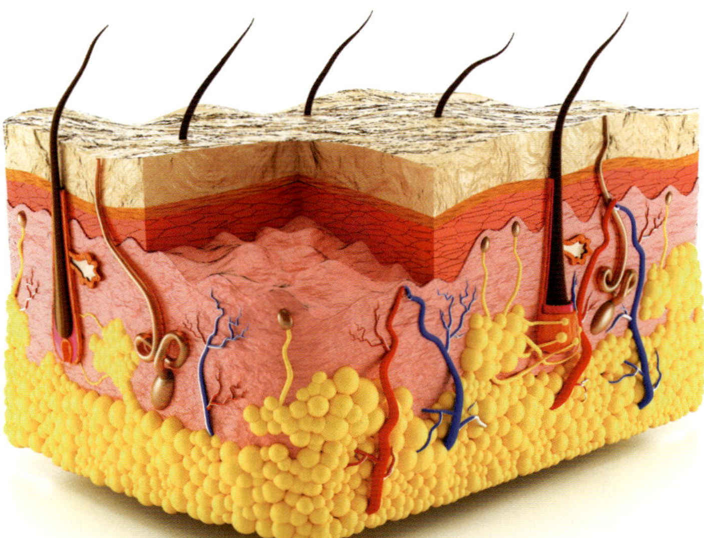

MEDICAL TERMINOLOGY

10 CHAPTER

감각기계 Sensory system

I 피부(Skin)

1 해부학적 용어(Anatomical terms)

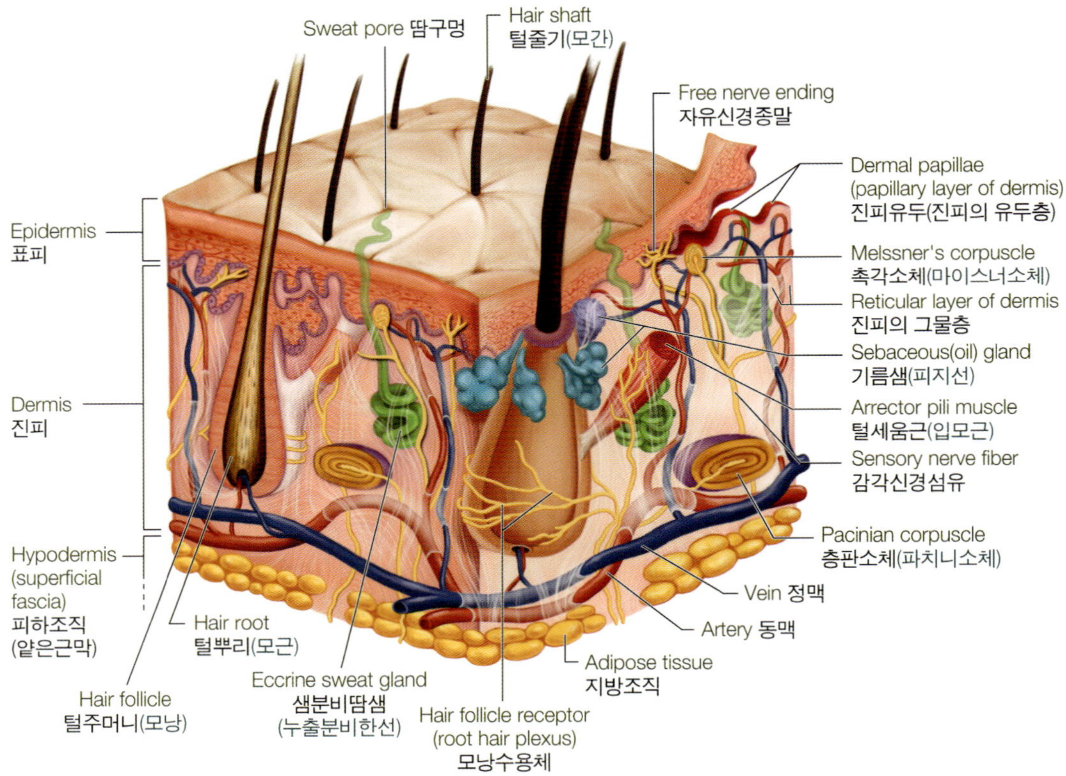

그림 10-1 피부의 구성 및 피부 부속기관

용어	의미	설명
corium(dermis)	진피	
epidermis	표피	–stratum corneum 각질층 –stratum germinativum 배아층 –stratum granulosum 과립층 –stratum lucidum 투명층
subcutaneous tissue	피부밑조직, 피하조직	

2 의학용어(Medical terms)

1) 어근, 접두사, 접미사(Root, Perfix, Suffix)

어근(Root)	의미(meaning)
derm/o, dermat/o, cutane/o	skin 피부
melan/o	black 검은
leuk/o, albin/o, alb/o	white 하얀
kerat/o, corn/o	horny, hard 각질
hidr/o	sweat 땀
trich/o, pil/o	hair 털
onych/o, ungu/o	nail 손톱, 발톱
adip/o, lip/o, steat/o	fat 지방
xanth/o	yellow 노란

2) 증상 및 병리적 용어(Symptomatic & Pathologic terms)

용어	의미	설명
acne	여드름, 좌창	• 털을 만드는 모낭에 붙어있는 피지선에 발생하는 만성 염증성 질환
albinism	백피증	• 피부의 멜라닌 색소의 전체적 혹은 부분적인 결핍 때문에 피부가 하얗게 되는 것 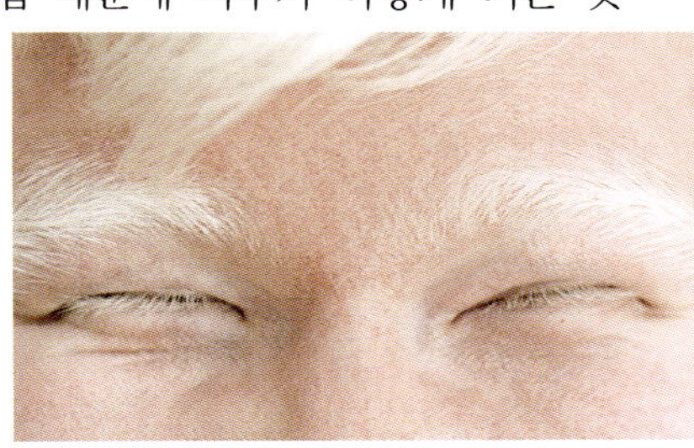

용어	의미	설명
alopecia	털 빠짐, 탈모증	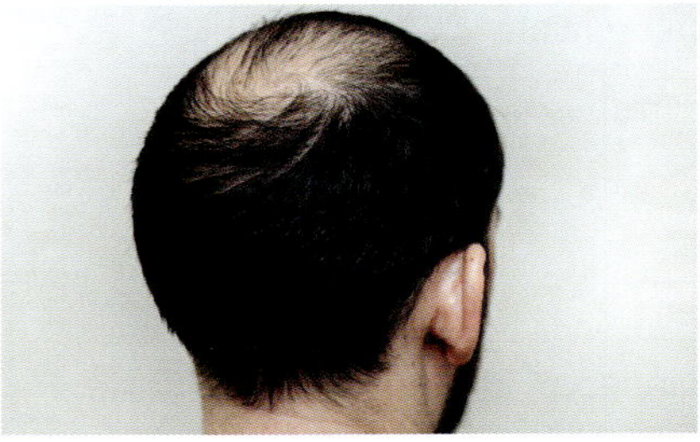
anhidrosis	땀 없음, 무한증	
burn	화상	
decubitus ulcer	욕창성 궤양	• 질병으로 장시간 주워 있어서 생기는 피부의 궤양 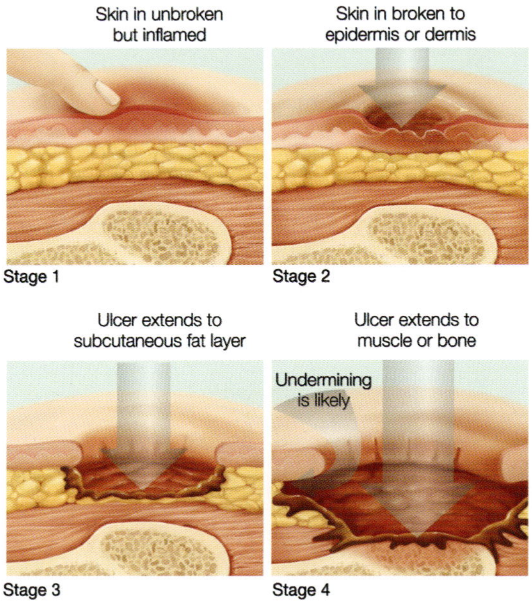
dermatitis	피부염	• 가려움으로 피부를 심하게 긁게 되고 수포, 홍반, 부종이 나타남
eczema	습진	• 표피가 침범되는 표재성 염증으로서 발적, 소양증, 소구진 등의 증상이 나타남 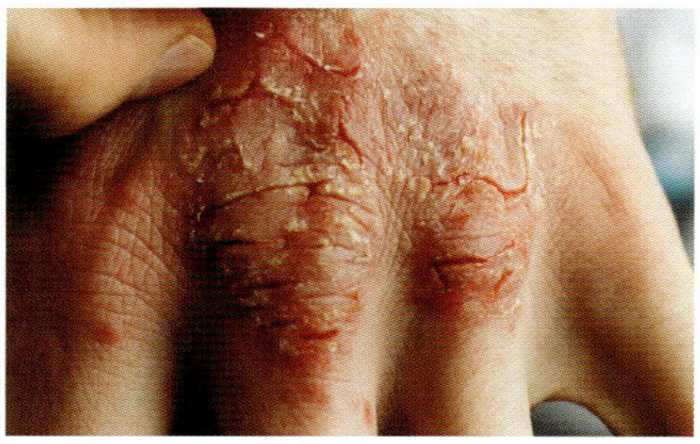

용어	의미	설명
eruption, papule	발진	• 직경 1cm 내외의 융기물 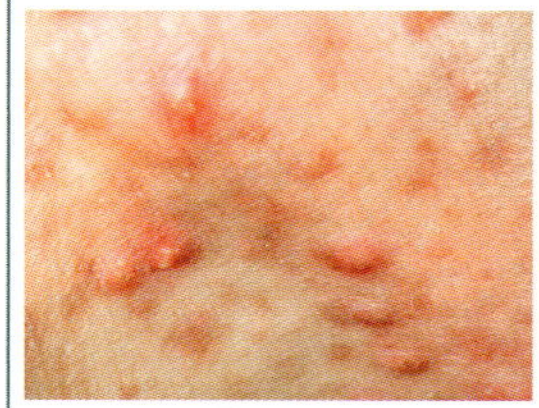 Papules 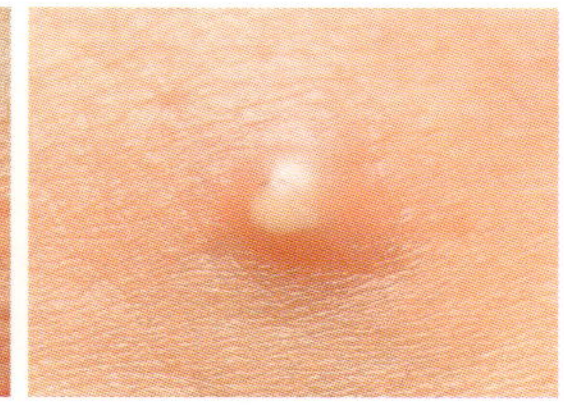 Pustules
erysipelas	얕은 연조직염, 단독	• 베타 용혈성 사슬알균에 의한 접촉전염병의 피부 및 피하조직의 질환 • 심한 동통과 고열, 전신증상을 동반하는 환부의 발적과 종창이 특징 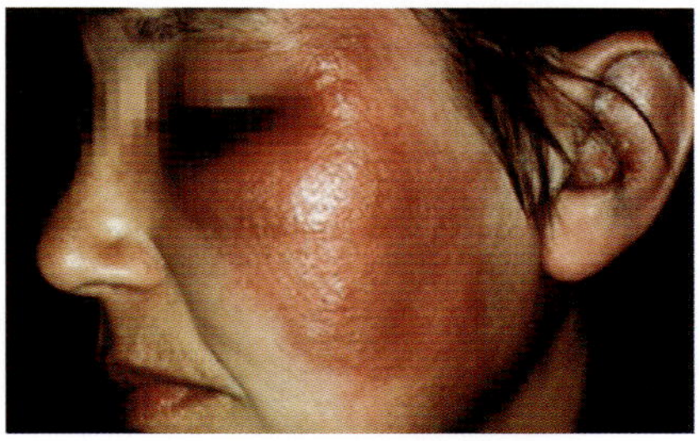
furuncle	부스럼, 종기	• 모낭에서 발생한 염증성 결절 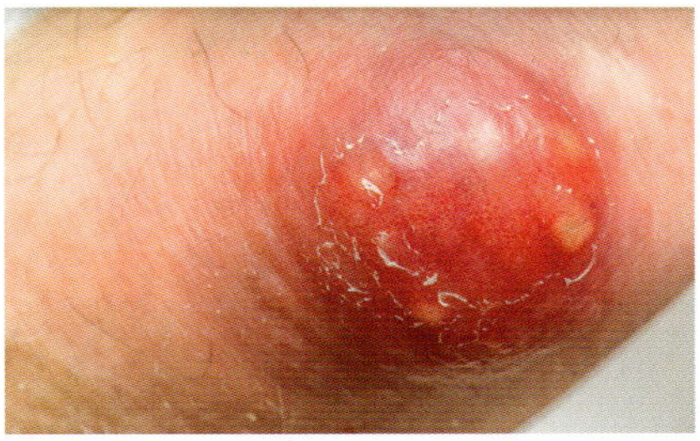
herpes zoster	대상포진	• 신경에 동통이 심한 띠모양의 작은 수포가 목, 가슴, 등 부위에 발생하여 붉은 색의 발진이 생김 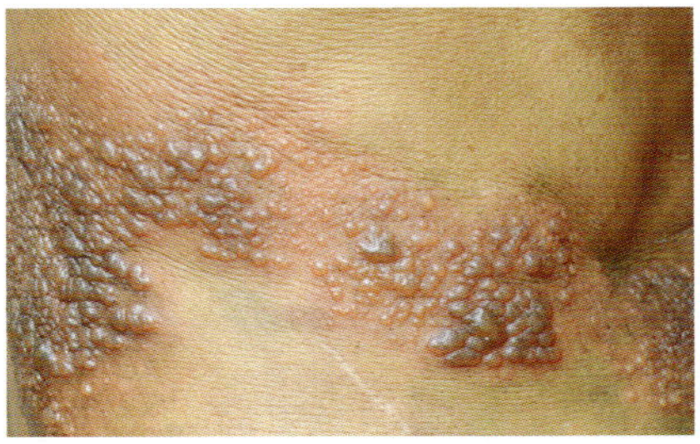
hyperhidrosis	땀과다증, 다한증	• 과도한 땀분비가 일어나는 것

용어	의미	설명
hyperkeratosis	과다각화증, 각질증식증	• 각질층의 과다 발육으로 표피가 두꺼워지고, 발꿈치에 굳은살이 생겨 갈라짐 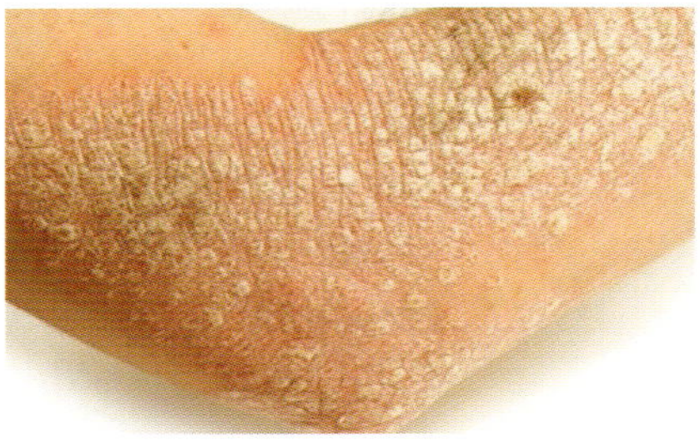
impetigo	고름 딱지증, 농가진	• 농과 딱지가 생기는 일종의 피부염으로, 학령기 이전의 소아에게 호발 • 입 근처에 발생하며 전염력이 강함 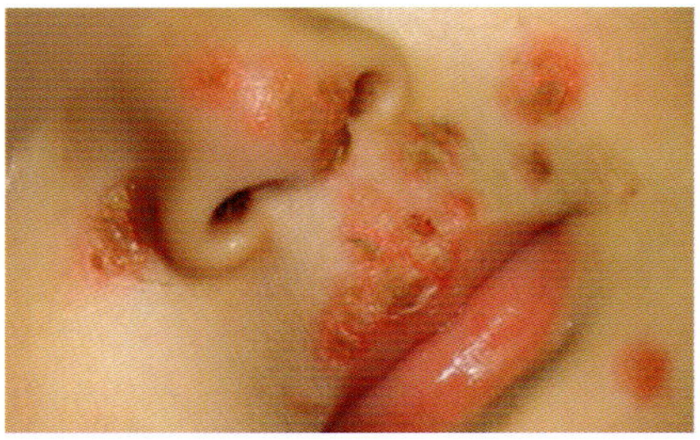
leprosy	나병	• 나균이 병원체인 피부 따위에 발생하는 과립성 병변 • 문둥병 혹은 한센병(Hansen's diesease)이라고 함 • 피부나 공기를 통해서 전염 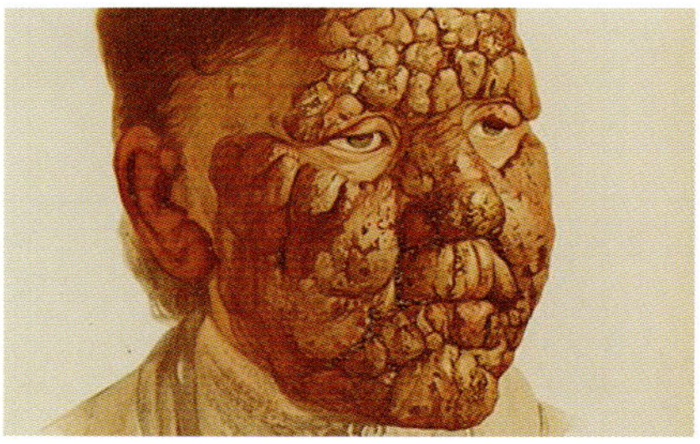
leukoderma, vitiligo	백반증	• 멜라닌 색소의 결핍으로 백색피부증이라고 함 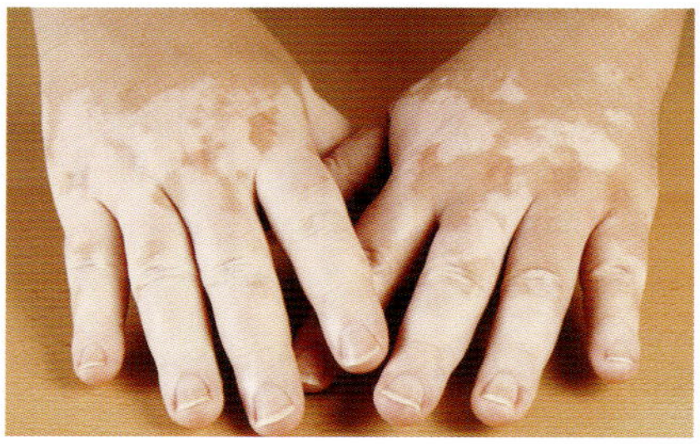
macule	반점	• 직경 1cm 이하의 둥글고 고형의 융기

용어	의미	설명
malignant melanoma	악성 흑색종	• 멜라닌 세포에서 기원한 악성종양 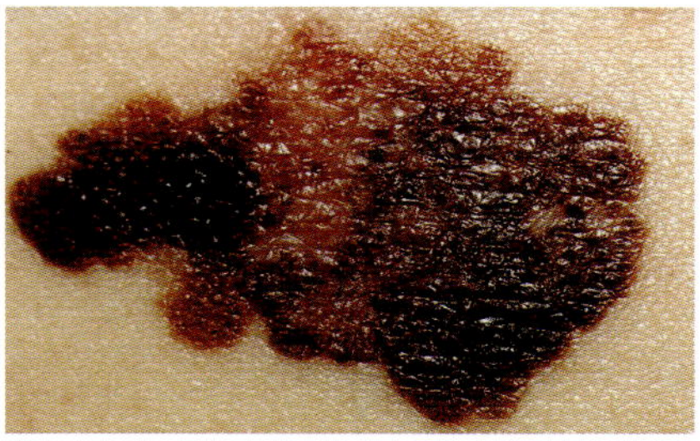
melanoderma	흑피증	• 멜라닌 색소의 과다로 피부가 검게 변한 것 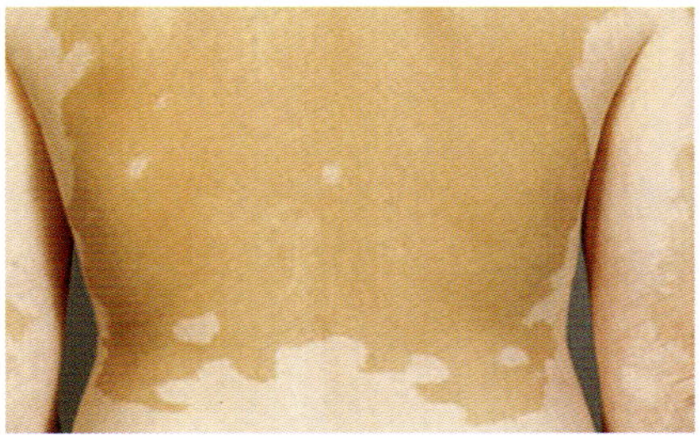
paronychia	손발톱주위염	• 세균에 의한 손발톱 주위에 발생한 염증
psoriasis	건선, 마른바늘증	• 피부의 만성염증성 질환으로 원인은 모르나 표피의 기저층의 과잉성장으로 무릎, 팔꿈치, 머리에 마른버짐 형태의 두꺼운 은빛바늘이 덮혀진 비늘이 남게 됨 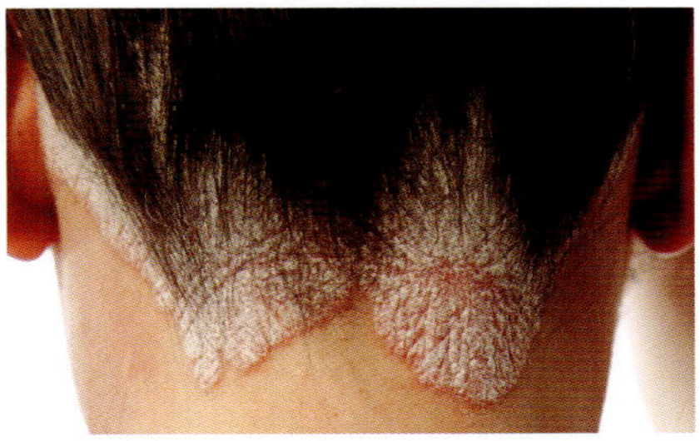
pustule	고름물집, 농포	• 고름으로 피부가 솟구치는 것
scabies	옴, 개선	• 리케치아가 병원체로서 살 속으로 파고드는 소양증이 특색임 • 접촉에 의해서 발생 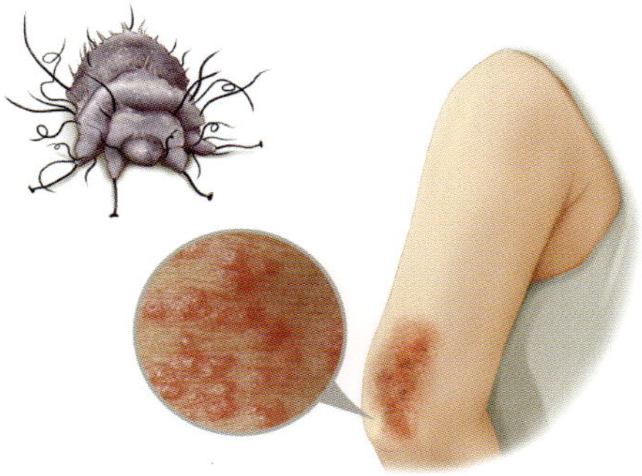

용어	의미	설명
scleroderma	피부경화증	• 진피 내에 아교질의 과다한 축적으로 인해 피부의 일부분 또는 전신의 피부가 딱딱해지고 두꺼워지는 경화성 변화와 혈관계 이상을 특징으로 하는 원인 미상의 만성 자가면역 결합조직질환중의 하나임 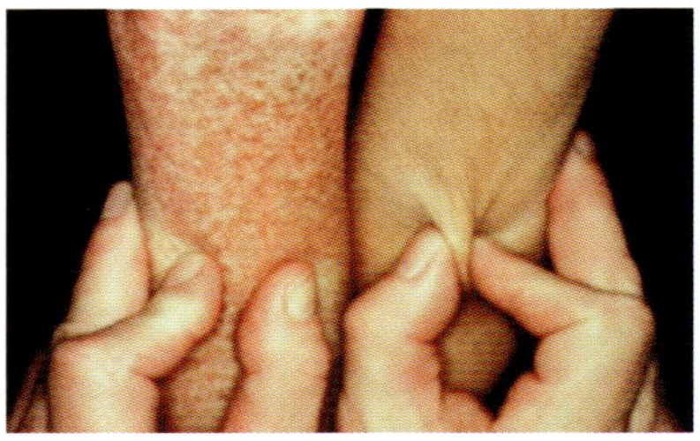
systemic lupus erythematous(SLE)	전신성 홍반성 루푸스	• 류마티스성 질환으로 젊은 여성에게 잘 생기며 여러 장기(피부, 신장, 폐, 뇌)에 만성염증을 일으킴 • 뺨과 코에 나비모양의 홍반(erythema)이 생기는 것이 특징 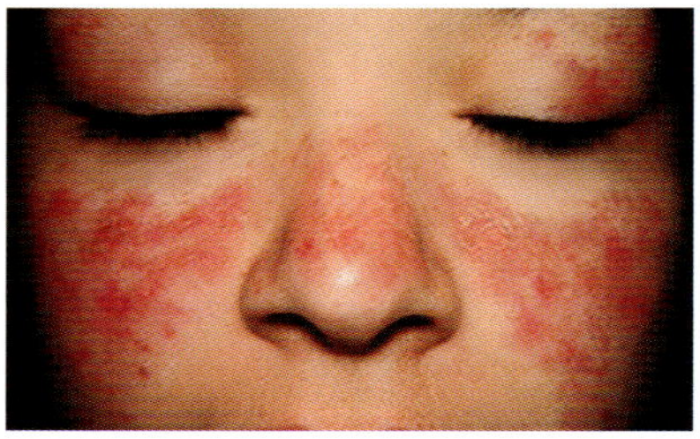
tinea	백선증	• 진균(fungus)의 일종인 백선균이 병원체로써 수포, 홍반, 인성, 소양증이 공통된 증후 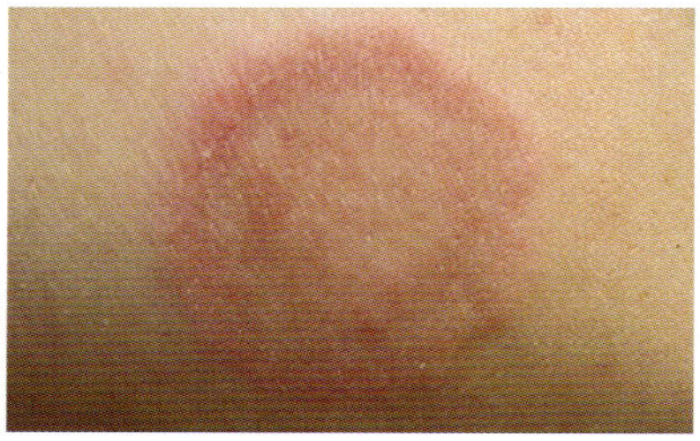
urticaria	두드러기	• 피부나 점막에 존재하는 혈관의 투과성이 증가되면서 일시적으로 혈장 성분이 조직 내에 축적되어 피부가 붉어지거나 흰색으로 부풀어 오르고 심한 가려움증이 동반되는 흔한 피부질환 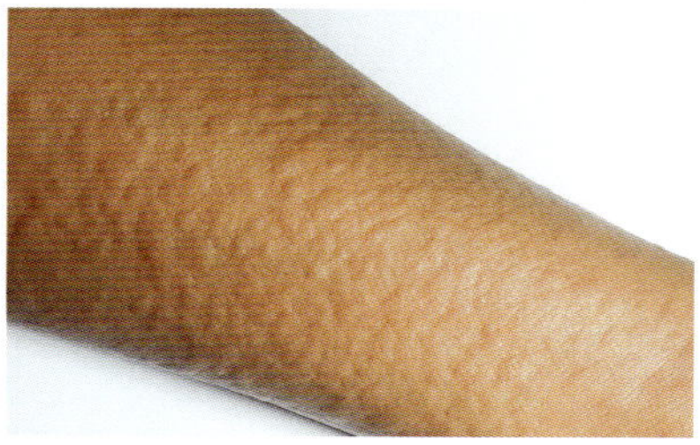

용어	의미	설명
vesicle	잔물집, 수포	• 소수포는 직경 1cm 미만의 물집
wheal	팽진	• 단단, 융기된 불규칙한 병변. 알레르기에 의하여 일어나는 두드러기 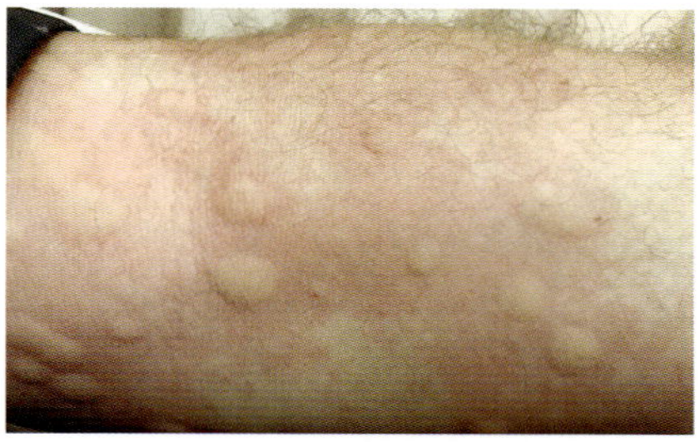

Exercises 다음의 용어들을 읽고 관련 있는 것끼리 연결하세요.

herpes zoster •	• 팽진
leukoderma •	• 건선
Wheal •	• 백반증
impetigo •	• 대상포진
psoriasis •	• 농가진

3) 치료 및 수술 용어(Treatment & Surgical terms)

용어	의미	설명
cryosurgery	냉동수술	• 극심한 저온처리에 의하여 조직을 파괴하는 것
electrodesiccation	고주파요법	• 고주파 전류를 소작면에 접촉시켜 조직을 탈수시키는 방법으로 괴사시킴
skin graft	피부이식술	• 피부의 어느 부위에서 조직이식을 목적으로 떼어낸 피부의 진피 및 표피를 손상 부위에 이식하는 것

4) 진단 검사(Laboratory & Special procedures)

용어	의미	설명
skin test	피부검사	• 특정 물질을 주사하거나 국소 도포하여 피부에 나타나는 반응을 관찰 함 • patch test : 접촉성 피부염이나 알레르기 발발 요인의 가능성이 있는 물질이 포함된 가제나 여과지를 피부로 접촉시킨 후 반응을 관찰하는 것 • scrath test(소파검사) : 피부를 몇 군데 긁어서 미세한 양의 검사 물질을 넣음. 반응이 나타나지 않으면 음성

5) 약어(Abbreviations)

약어	원어	의미
SC	subcutaneous	피하의
SLE	systemic lupus erythematosus	전신성 홍반성 루푸스
STSG	split thickness skin graft	중간층 식피 이식술

MEMO

1

다음 그림을 보고 해부학적 명칭을 쓰시오.

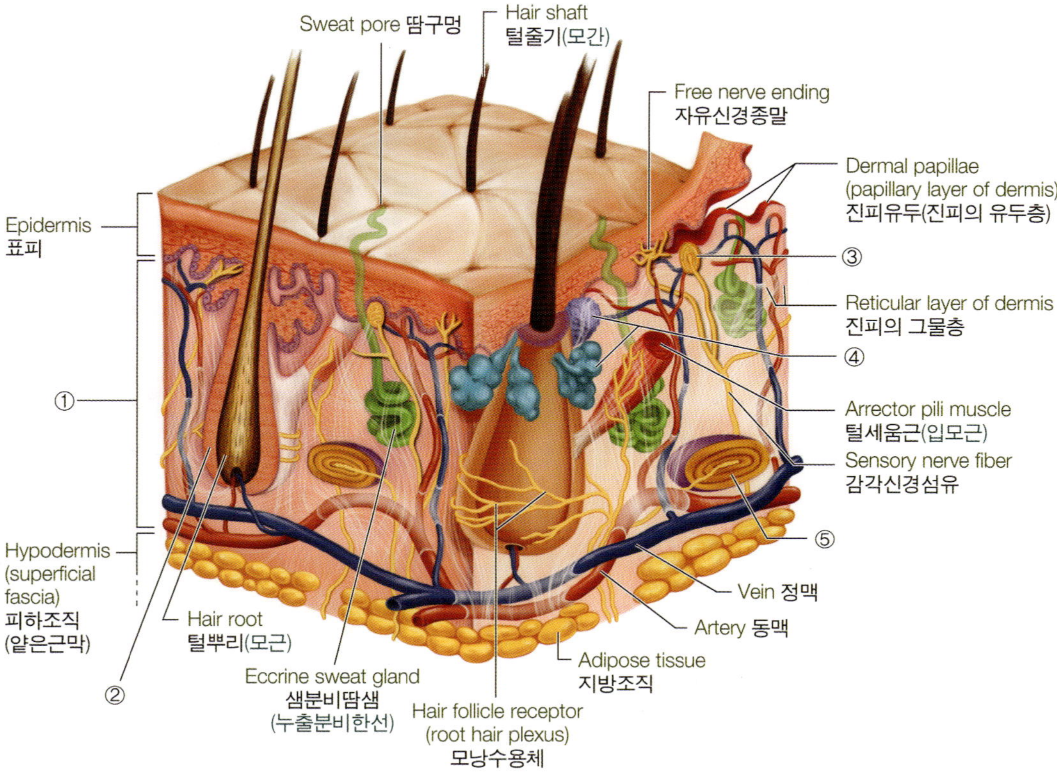

2

가려움으로 피부를 심하게 긁게 되고 수포, 홍반, 부종이 나타난 상태를 표현한 용어는 무엇인가요?

① alopecia ② burn ③ dermatitis
④ eczema ⑤ papule

3

농과 딱지가 생기는 일종의 피부염으로 입 근처에 발생하며 전염력이 강한 상태를 표현한 용어는 무엇인가요?

① hyperkeratosis ② impetigo ③ leprosy
④ macule ⑤ melanoderma

Answer | 1. 해부학용어 참조 2. ③ 3. ②

Ⅱ 눈(Eyes)

1 해부학적 용어(Anatomical terms)

1) 안구의 내부구조

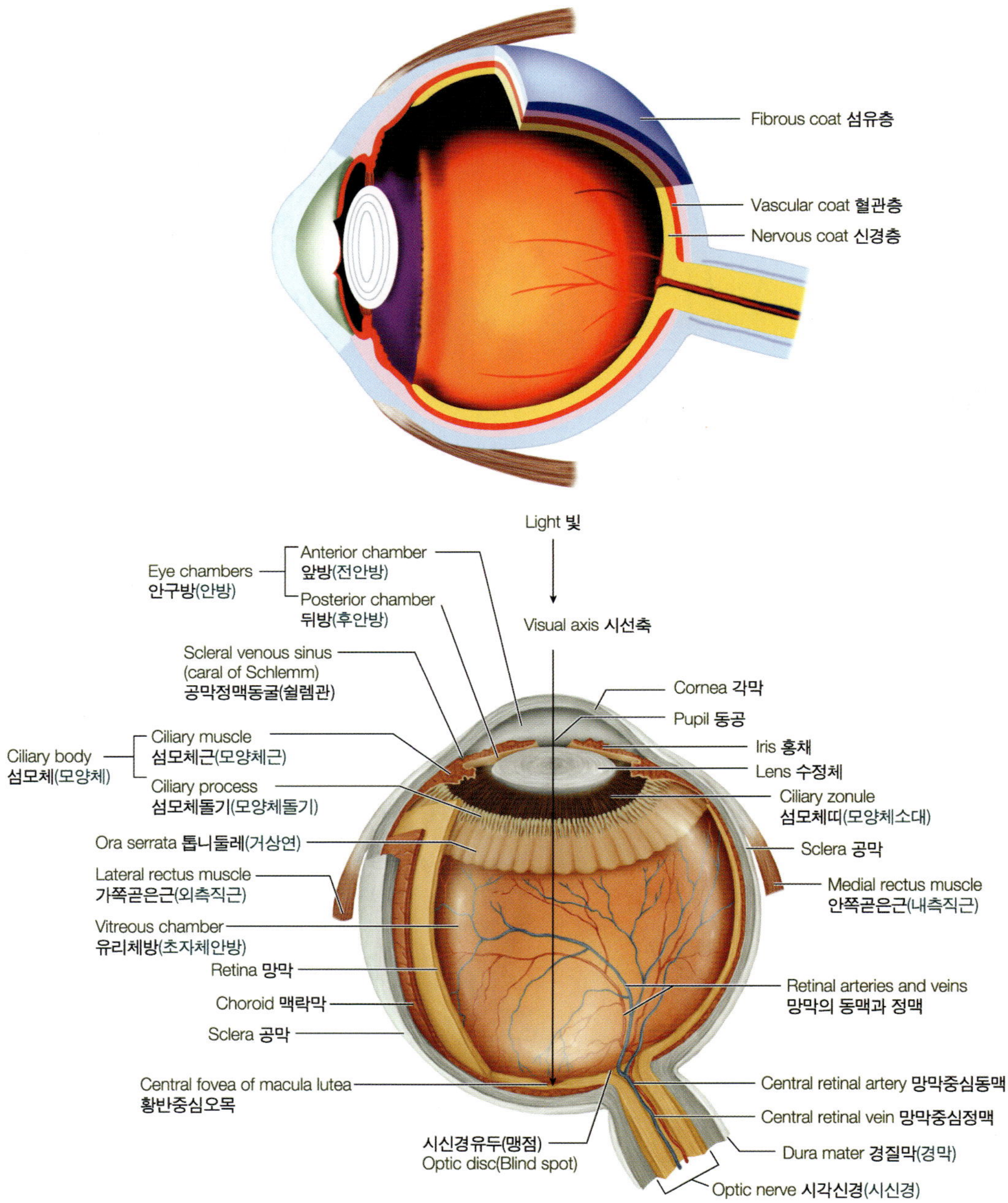

그림 10-2 안구의 내부구조

용어	의미	설명
anterior chamber	전방	• 각막의 뒤쪽, 수정체와 홍채의 앞쪽 공간으로 방수로 채워져 있음
aqueous humor	방수	• 투명한 액체로 안구의 찌그러짐을 막기 위해서 안구 내 압력을 일정하게 유지시킴으로써 각막을 광학적으로 적당한 형태로 만들어줌
choroid	맥락막	• 안구의 벽을 이루는 세 층 중 가운데층으로 망막과 공막 사이의 혈관층 임
ciliary body	섬모체, 모양체	• 수정체의 주의를 둘러싸는 구조로, 맥락막과 홍채를 연결시켜 줌 • 섬모체근(ciliary muscle)의 작용으로 수정체의 모양을 조절하고, 방수를 분비하는 기능을 함
cone	원뿔세포	• 빛 에너지를 신경자극으로 변환시켜주는 망막의 빛감각세포 • 색각(color vision) 및 중심시각(central vision)을 담당
conjunctiva	결막	• 눈꺼풀 속면과 안구 앞면을 덮는 막
cornea	각막	• 안구 앞부분을 덮는 투명한 섬유조직층
eyelid	안검, 눈꺼풀	• 외부의 자극으로부터 눈을 보호하며 눈으로 들어가는 광선의 양을 차단함
fundus of the eye	안저	• 눈바닥, 안구 속면의 뒷부분
iris	홍채	• 동공을 둘러싸는 색을 띤 부위
lens	수정체	• 동공 위에 위치한 투명한 양 볼록렌즈. 눈으로 들어온 빛을 굴절시켜 망막에 초점이 맺히게 함
macula	황반	• 노란색을 띠는 망막의 부위로, 시각신경원반 아래쪽에 위치 • 황반 중앙의 함몰부를 중심오목이라 함 • 중심오목의 빛감각세포는 대부분 원뿔세포임
optic disc	시각신경원반	• 안구 뒤쪽에서 시간신경이 망막으로 연결되는 부위. 이 부위에는 신경섬유만 있고 막대세포나 원뿔세포가 없어 시각을 감지하지 못하는 맹점이 됨
optic nerve	시각신경	• 망막에서 뇌로 신경자극을 전달하는 뇌신경
pupil	동공	
retina	망막	• 시각을 감지하는 안구의 신경조직층으로 빛감감세포(막대세포, 원뿔세포)를 포함함
rod	막대세포	• 망막의 빛감각세포로 어두운 환경에서의 시각과 주변시(peripheral vision)를 담당

CHAPTER 10

용어	의미	설명
sclera	공막	• 안구 바깥쪽을 둘러싸는 질기고 흰 섬유막
vitreous humor	초자체액, 유리체액	• 수정체 뒤쪽 공간을 채우고 있는 젤리 같은 물질로, 안구의 형태를 유지시키는 역할을 함

2) 눈의 부속기관(Accessory of the eye)

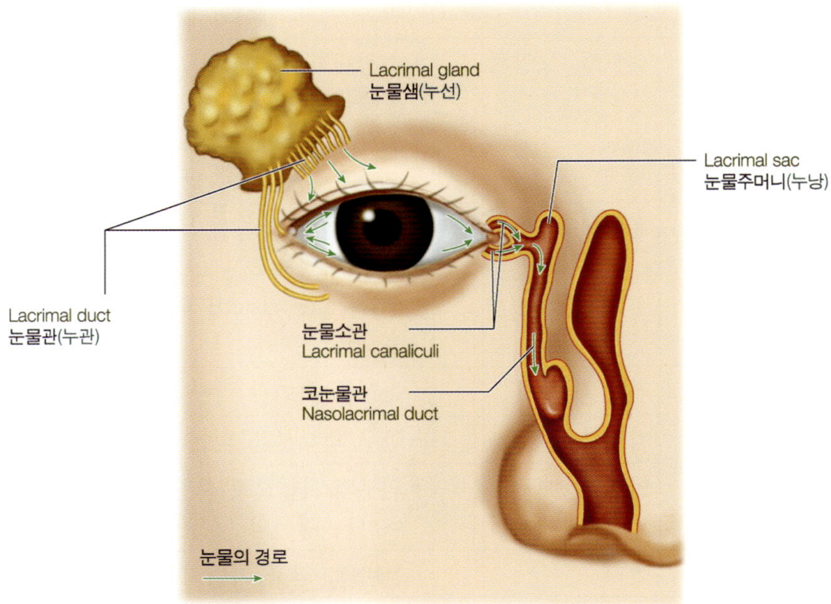

그림 10-3 눈물샘 조직

용어	의미	설명
meibomian glands	검판선, 마이봉선, 눈꺼풀판샘	• 눈꺼풀을 위, 아래, 가장자리에 위치하는 지방분비선으로 눈을 윤활시키는데 관여함
lacrimal glands and ducts	눈물샘(누선)과 눈물관(누관)	• 망막에서 뇌까지 시각적 자극을 전달

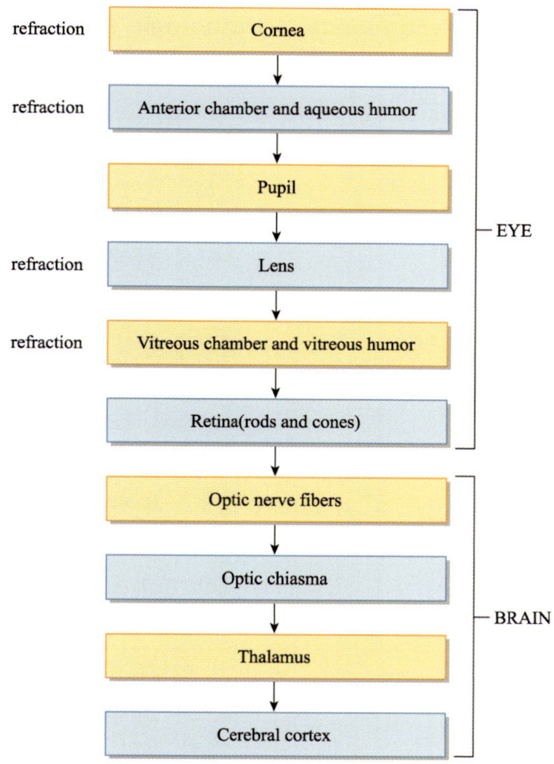

그림 10-4 안구의 내부구조

2 의학용어(Medical terms)

1) 어근, 접두사, 접미사(Root, Perfix, Suffix)

어근(Root)	의미(meaning)
kerat/o, corne/o	cornea 각막
cycl/o	ciliary body of the eye 모양체의, 섬모체의
lacrim.o, dacry/o	lacrimal 눈물, 눈물관의
ir/o, irid/o	iris 홍채
ocul/o, opt/o	eye 눈, 눈의
optic/o, -opia, -opsia	vision 시력
blephar/o, palpebr/o	eyelid 안검, 눈꺼풀
phac/o, phak/o	crystalline lens 수정체
retin/o	retina 망막
scler/o	sclera 공막

2) 증상 및 병리적 용어(Symptomatic & Pathologic terms)

용어	의미	설명
accommodation	조절	• 다양한 거리 물체를 볼 수 있게 하는 눈의 조절작용 • 섬모체에 의해 수정체의 형태(두께)가 조절되고, 이에 따라 빛의 굴절률이 변하여 망막에 초점이 맺힘
achromatopsia	완전 색맹	• 성염색체 열성 유전양상을 보이는 망막 장애로, 시력 감퇴, 진자양안진(시계추 눈떨림, pendular nystagmus), 광선 공포증(빛에 대한 과민, photophobia), 작은 중심 암점(small central scotoma), 중심외주시(eccentric fixation)을 동반한 색 식별력의 저하 혹은 완전한 상실을 특징으로 하는 질환
amaurosis	흑암시	• 뚜렷한 안과적 질환 없이 시신경, 척수, 뇌의 병 때문에 시력이 상실된 상태
amblyopia	약시	• 사시, 일치하지 않은 굴절 또는 다른 손상된 시력으로 초래되는 오용 또는 남용으로 발생하는 시력 감퇴, 뇌는 복시를 막기 위해 손상된 눈으로부터 오는 현상을 억제함
aniridia	무홍채	• 홍채의 부분적 또는 완전한 결손을 야기하는 선천성 질환 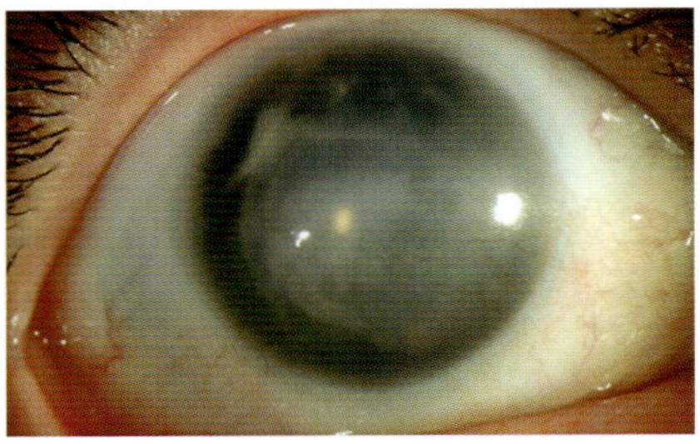
anisometropia	부동시	• 양안의 굴절도에 따라 차이가 나는 것을 말함
aphakia	무수정체	• 백내장 수술로 수정체를 적출한 상태. 무수정체안이라고도 함 • 수정체가 시축 안에 없는 경우로 광선이 각막에 의해서만 굴절되는 상태를 말함 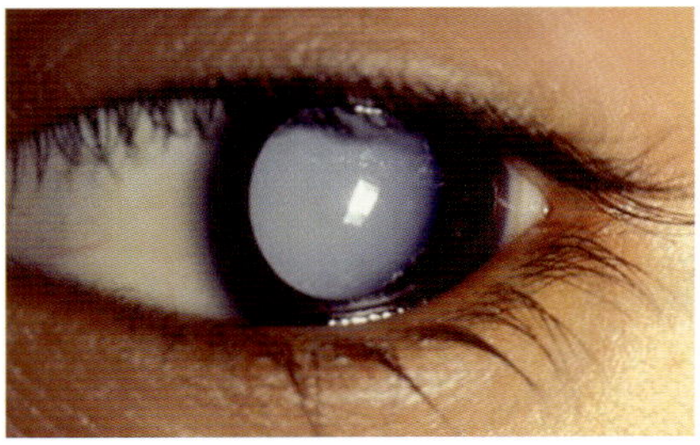

용어	의미	설명
astigmatism	난시	• 각막이나 수정체의 굴절면이 고르지 않아 망막에 정확히 상이 맺히지 않은 현상 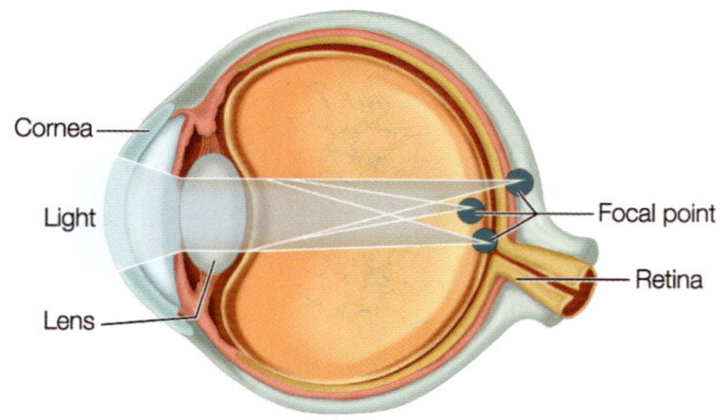
blepharitis	눈꺼풀염, 안검염	• 눈꺼풀의 염증
blepharoptosis	눈꺼풀처짐증, 안검하수	• 선천적이거나 신경마비, 근무력증상 등에 의해 위 눈꺼풀을 위로 올리지 못하고 아래로 처지는 현상 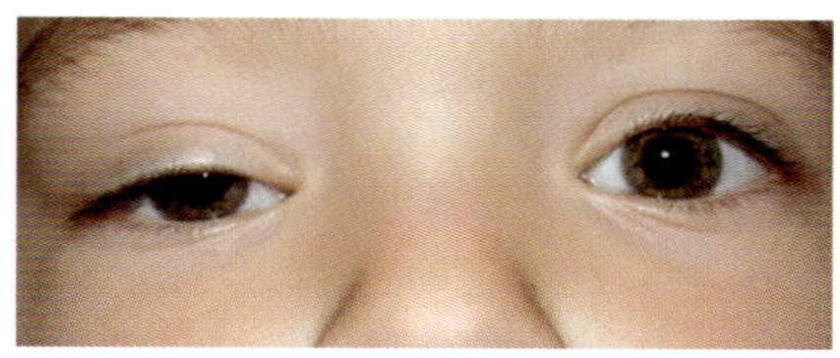
cataract	백내장	• 수정체가 혼탁해지는 증상 • 선천성 백내장과 후천성 백내장으로 나뉨 • 후천성 백내장은 나이가 들면서 발생하는 노년 백내장(senile cataract)이 많으며, 이차적으로 오는 경우도 있는데, 이차적인 백내장으로 당뇨백내장(diabetic cataract), 외상 백내장(traumatic cataract), 후발 백내장(after cataract) 등이 있음 • 백내장은 세극등(틈새등) 검사(slit lamp)로 진단이 되며, 증상으로는 시력감퇴, 단안복시(monocular diplopia)와 수정체근시(lenticular myopia) 등이 있음 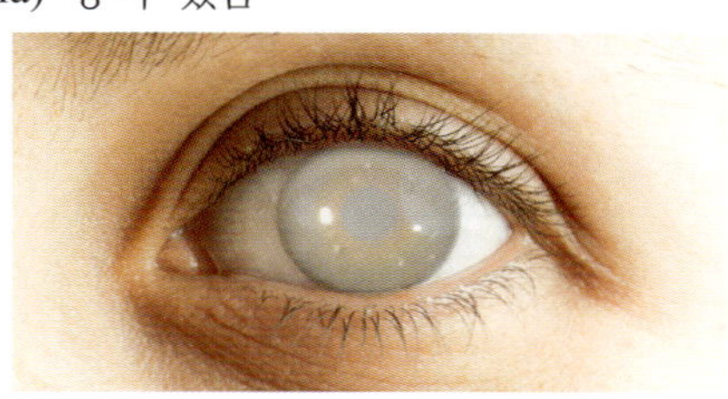 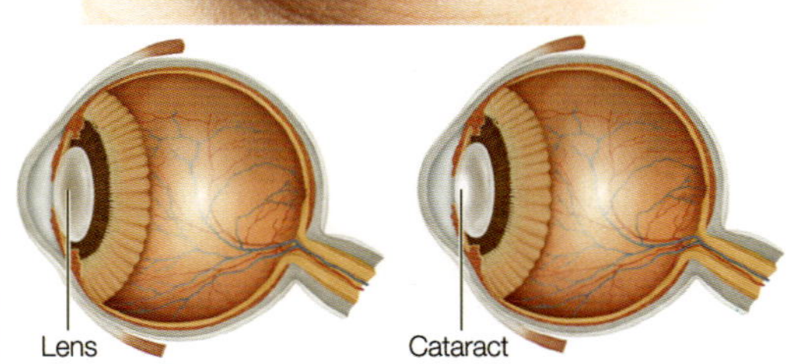

용어	의미	설명
chalazion	콩다래끼(산립종), 눈다래끼	• 눈꺼풀판샘(meibomian gland)의 만성 육아성 염증으로 통증이 없이 결절이 생김
choroiditis	맥락막염	• 맥락막의 염증 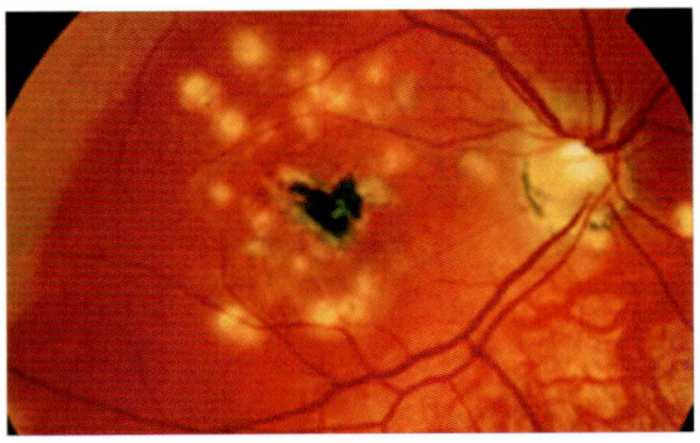
conjunctivitis	결막염	• 결막의 염증(pinkeye이라고도 함) 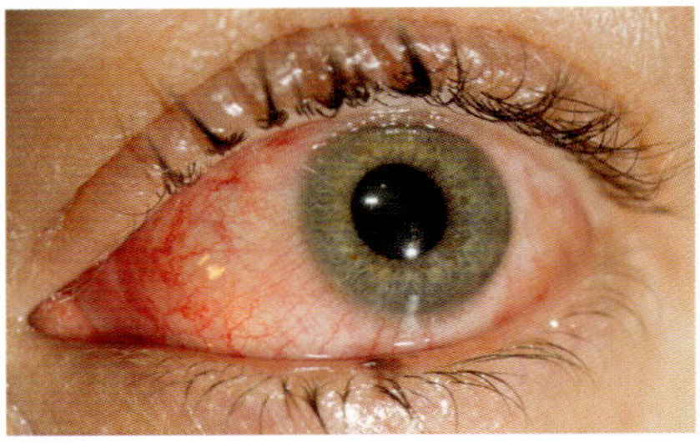
corneal ulcer	각막궤양	• 각막염의 징후가 심해져서 각막에 궤양이 일어나는 증상 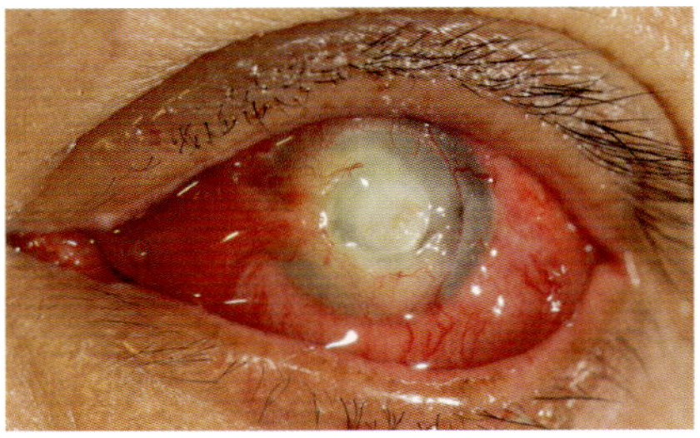
dacryocystitis	눈물주머니염, 누낭염	• 눈물주머니의 염증
diabetic retinopathy	당뇨병성 망막병증	• 당뇨병이 망막에 미치는 영향으로 미세동맥류, 출혈, 망막 정맥의 이완, 혈관신생(시각신경 원판 가까이에 새로운 형관이 형성됨) 등이 있음
diplopia	복시, 겹보임	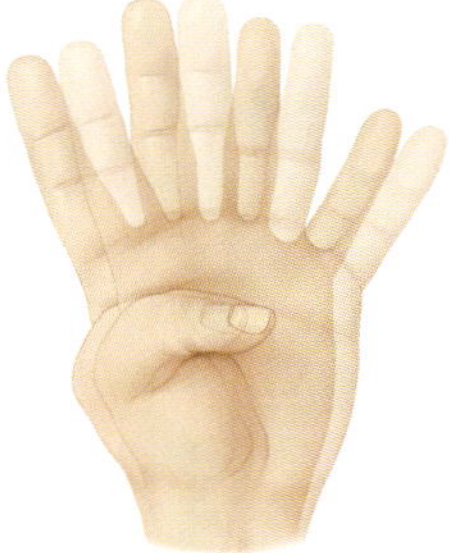

용어	의미	설명
ectropion	눈꺼풀겉말림, 안검외반	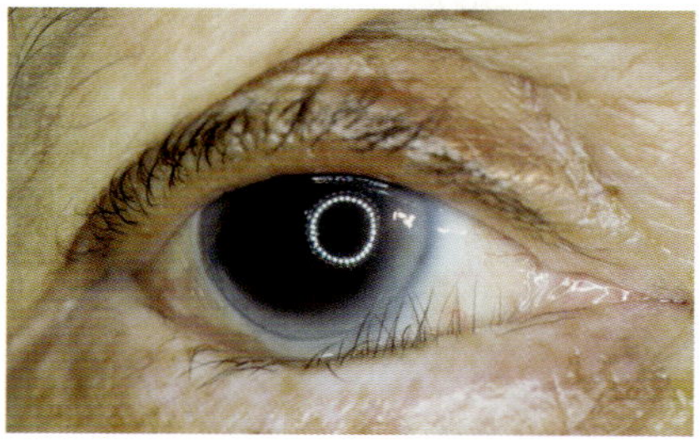
entropion	눈꺼풀속말림, 안검내반	• 눈꺼풀의 가장자리가 안구쪽으로 말려 들어가는 것으로, 안구에 대한 지속적인 자극으로 각궤양 및 반흔을 형성할 수 있음 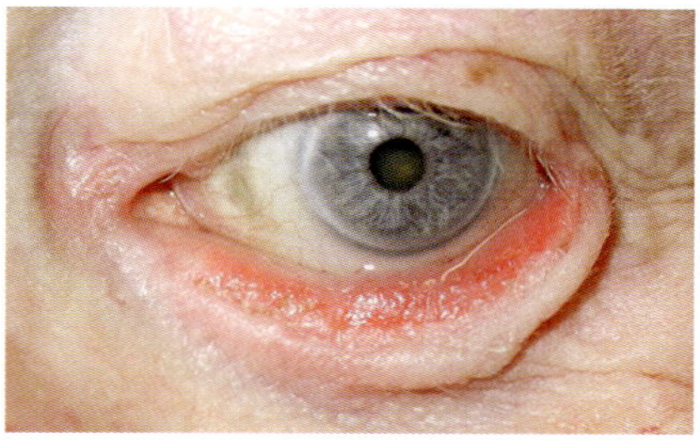
epiphora	눈물흘림, 유루증	• 눈물이 넘쳐흐르는 것을 말하는데 대체로 배출장애로 옴
esotropia	내사시	• 안쪽으로 편위된 경우 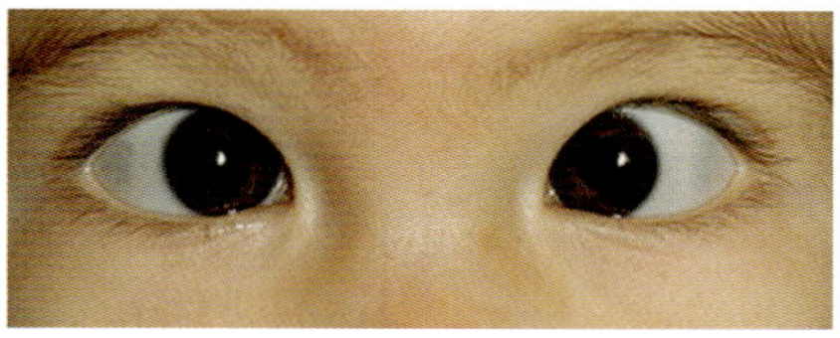
exophthalmos	안구돌출증	• 내분비성 장애에 관련된 질환으로, 특히 갑상샘 중독증에 관련된 안구 돌출 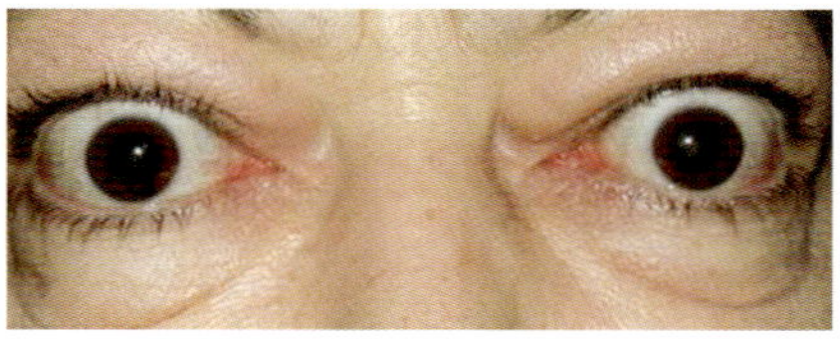
exotropia	외사시	• 바깥쪽으로 편위된 경우 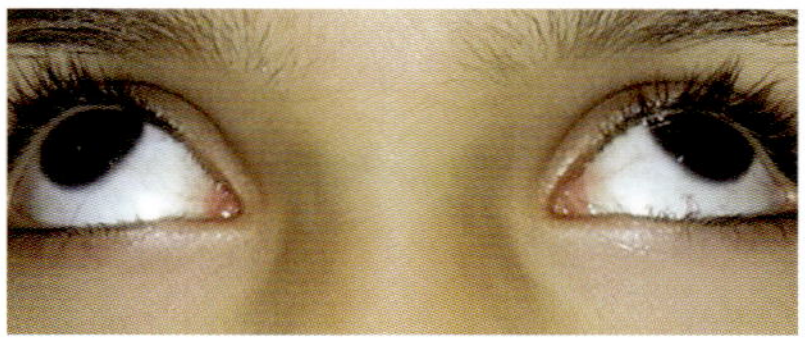

용어	의미	설명
glaucoma	녹내장	• 안압이 상승하며 시각신경 유두의 함몰과 시야 결손 등이 나타나며, 울혈성 녹내장(congestive glaucoma, closed angle glaucoma)과 단순 녹내장(simple glaucoma, open angle glaucoma)으로 구분. 안압측정법(tonometry)으로 진단 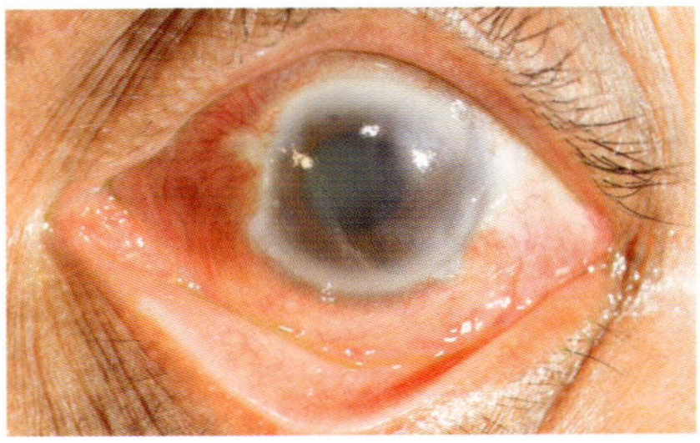
hemianopia	반맹	• 망막과 시각신경의 손상으로 발생
hordeolum	다래끼(맥립종)	• 눈꺼풀 피지샘의 국소성, 화농성, 염증성 포도알균 감염 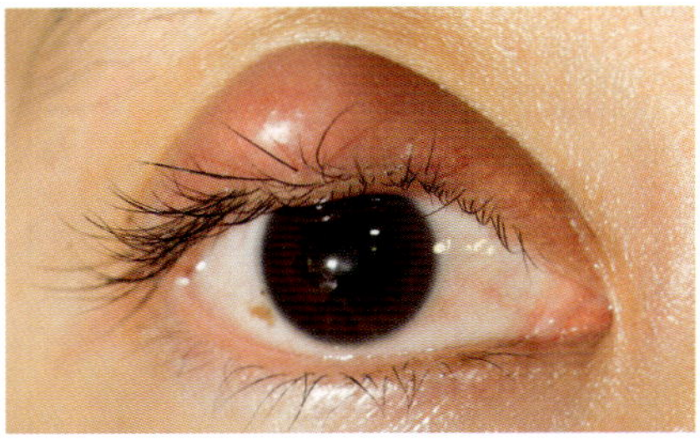
hyperopia	원시	• 눈으로 들어온 평행광선이 굴절되어 망막의 뒤에 초점을 맺는 상태를 말함
hypertropia	상사시	• 위쪽으로 편위된 경우 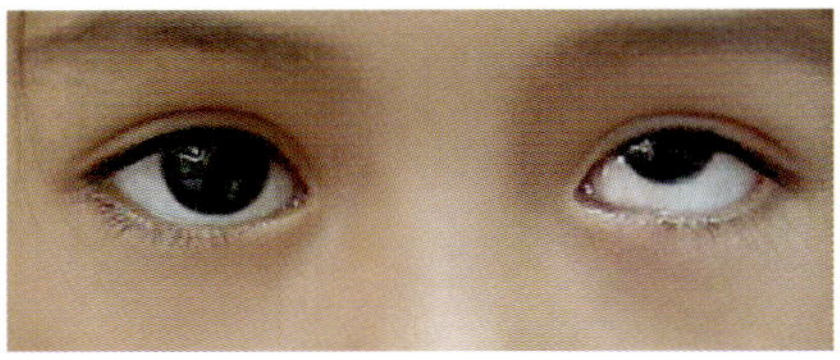
hypotropia	하사시	• 아래쪽으로 편위된 경우 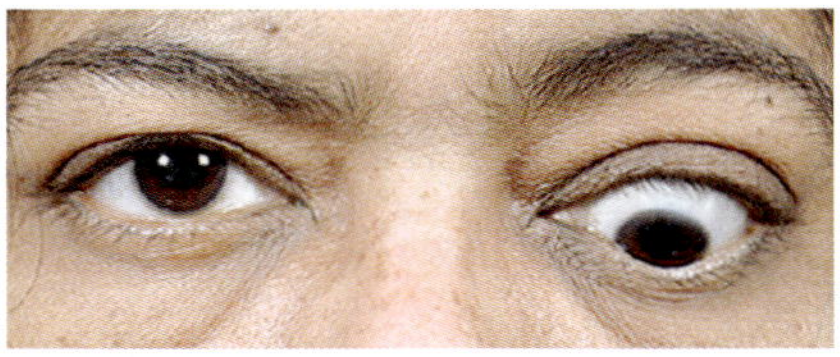
iridocyclitis	홍채 섬모체염	

용어	의미	설명
iritis	홍채염	• 포도막은 눈의 중간층으로 색소를 띤 혈관 구조로 되어 있으며, 눈의 앞으로부터 홍채, 섬모체(모양체), 맥락막으로 구성됨. 포도막에 발생하는 염증을 말함 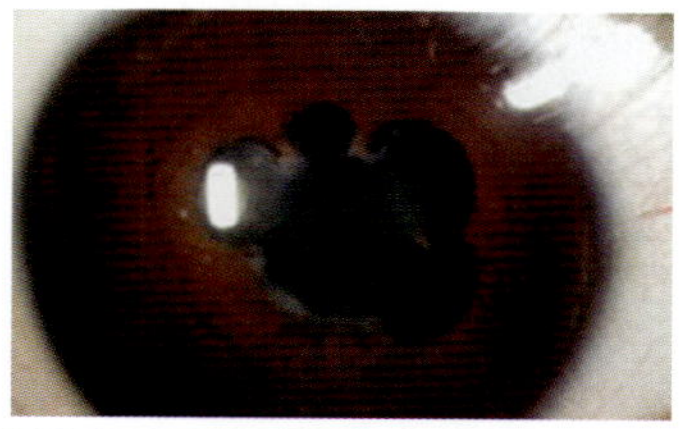
keratitis	각막염	• 각막에 생기는 염증으로 통증(pain), 눈부심(phtophobia), 이물감, 눈물 등이 생기는 증상이 나타남
macular degeneration	황반부 변성, 망막 황반 변성	• 황반부의 빛 자극에 반응하는 시세포 중 특히 추체가 밀집되어 있어서 중심시력의 매우 중요한 부분임 • 황반부 변성은 황반부의 세포들이 변성을 일으켜서 이상조직들이 발생하는 출혈, 세포괴사 등으로 시력을 떨어뜨려 발생 후 2개월~3년 사이에 실명(blindness)을 초래함
miosis	축동, 동공수축	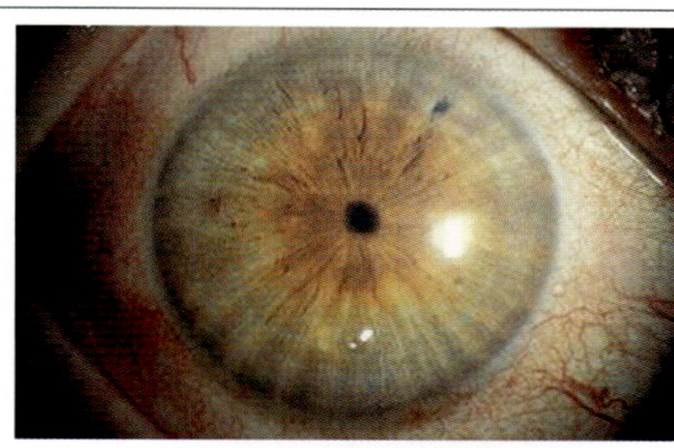
mydriasis	동공확대, 산동	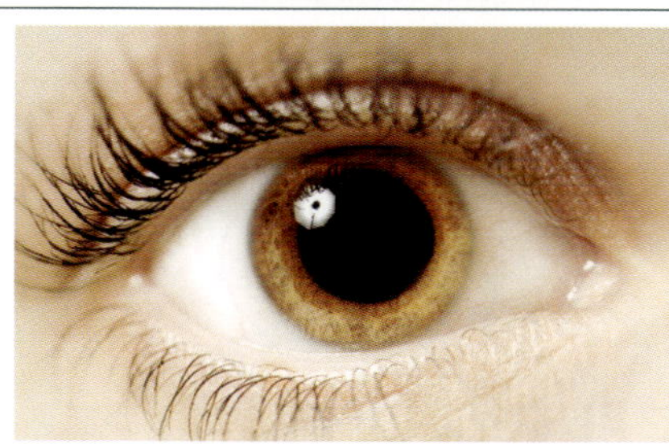
myopia	근시	• 상이 망막 앞에 맺혀지는 현상 • 오목렌즈(biconcave lens)로 교정함
nyctalopia	밤소경증, 야맹증	• 밤이나 어두운 광선상태에서는 보이지 않고 낮에만 시력이 좋은 상태 • 망막간체의 기질적 장애로 광감각이 저하된 상태

용어	의미	설명
nystagmus	안진, 안구진탕, 눈떨림	• 눈 아래 불수의적인 움직임
ophthalmitis	안(구)염, 눈염증	
optic neuritis	시각신경염	• 시신경염은 시신경의 염증, 감염, 탈수초화(신경섬유를 싸고 있는 수초가 여러 가지 이유로 손상되어 없어짐)에 의해 시력이 감소하고 시야의 장애가 생기며, 눈 주위 통증이 발생하고 색각이 떨어지는 질환
papilledema	울혈유두, 시각신경유두부종	• 안저의 유두가 붉게 부어서 주위의 망막보다 뚜렷하게 볼록해지는 병 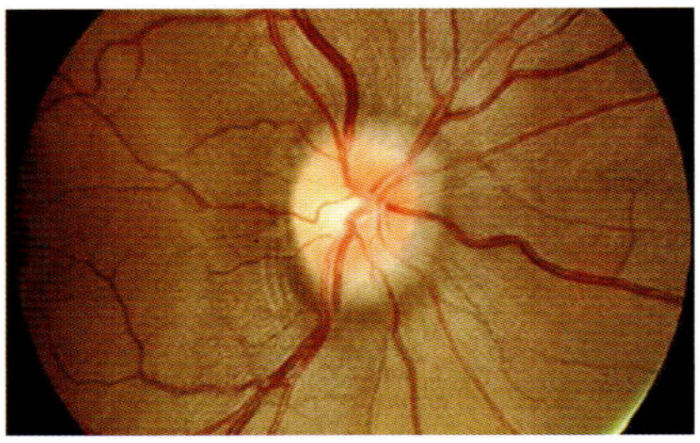
photophobia	눈부심, 광선공포증	• 눈의 동공이 열려 있어 지나친 빛이 들어오면 눈부심을 느끼는 것
presbyopia	노시안(노안)	• 연령증가에 따라 나타나는 시각 감소현상으로, 수정체의 탄력성 소실로 오는 눈의 굴절력 약화 현상
pterygium	익상편	• 안구결막에 삼각형의 섬유 혈관성 조직이 증식되면서 점차 각막까지 침범되는데, 동공부위까지 진행되면 시력장애가 옴 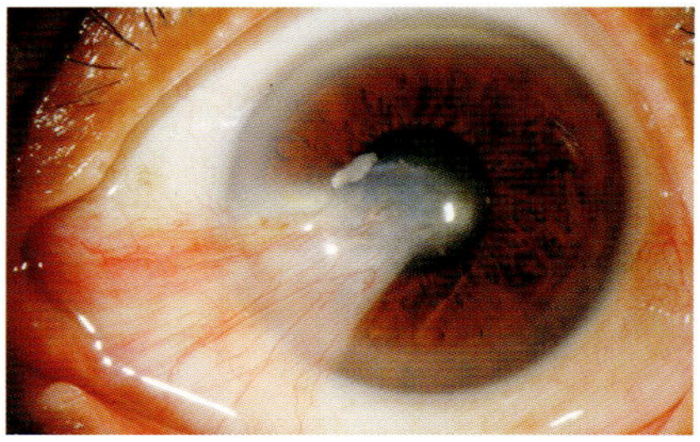
refraction	굴절	• 각막, 수정체 및 안구 속의 액체에 의해 빛의 방향이 꺾기는 것을 말하며, 그 결과 망막에 초점이 맺히게 됨
retinal detachment	망막박리	• 망막이 맥락막과 분리되어 있는 상태로 안구의 상해, 머리상해, 염증, ocular surgery에 의해 망막에 구성이 나거나 찢어지는 것을 말함

용어	의미	설명
retinitis	망막염	
retinitis pigmentosa	망막색소변성증	• 눈으로 들어온 빛은 망막에서 광수용체세포를 통해 전기적 정보로 바뀌고 시신경을 거쳐 뇌에 도달 • 망막색소변성증은 광수용체의 기능에 문제가 생겨 나타나는 진행성 질환 • 유전적인 질환으로 시력이 저하되고 특히 야맹증(nyctalopia)이 있음
retinoblastoma	망막모세포종	• 망막에 발생하는 악성 종양
scleritis	공막염	
scotoma	암점	• 망막과 시각신경의 손상으로 인한 함몰형 시각장애 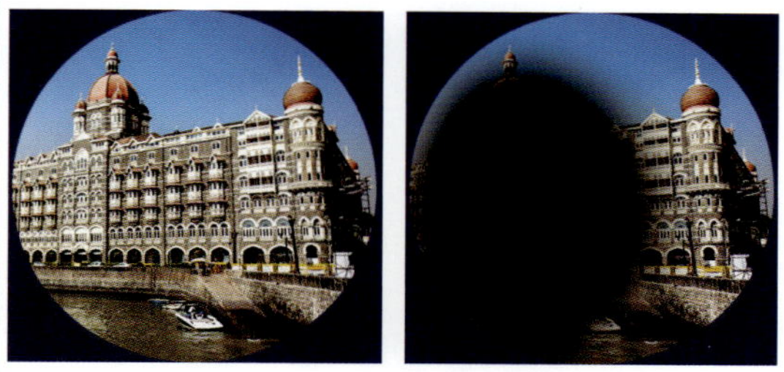
synechia	홍채유착	
trichiasis	속눈썹증 (첩모난생증)	• 속눈썹의 일부 또는 전부가 불규칙하게 안구쪽으로 향하고 있는 것으로 원인은 트라코마, 눈꺼풀염, 눈꺼풀속말림, 외상 등
xerophthalmia	눈마름증, 안구건조증	

Exercises **다음의 용어들을 읽고 관련 있는 것끼리 연결하세요.**

refraction •	• 망막모세포종
scotoma •	• 암점
pterygium •	• 홍채염
iritis •	• 익상편
retinoblastoma •	• 굴절

3) 치료 및 수술 용어(Treatment & Surgical terms)

용어	의미	설명
blepharectomy	눈꺼풀절제술, 안검절제술	• 안검의 병소를 절제하는 수술
blepharoplasty	눈꺼풀성형술	
canthoplasty	안각성형술	• 안검 개구부를 크게(때로는 작게)하기 위한 수술법
cataract operation	백내장수술	• 혼탁한 수정체를 제거하여 렌즈기능을 보충하는 것 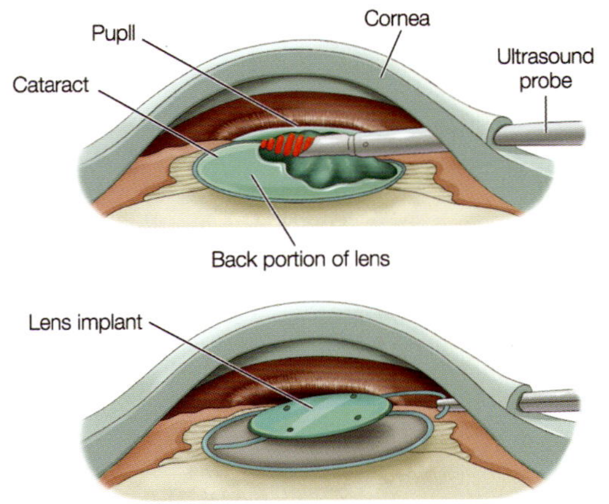
corneal transplantation, keratoplasty	각막이식술	• 시력 회복을 위하여 상처 입고, 혼탁한 각막을 정상적인 투명한 각막으로 치환해 주는 것
correction of strabismus	사시교정	• 눈의 근육(ocular muscles)을 힘줄절개술(tentomy) 또는 당김술(tucking), 전진술(advancement), 뒤물림술(recession), 절제술(resection) 등을 통하여 사시를 외과적으로 교정해 주는 것
cyclodialysis	섬모체 해리술	• 안구 내 압력을 낮추기 위해 앞안방(anterior chamber)과 위맥락막(suprachoroidal space)공간 사이에 교통로를 형성하는 수술
dacryoadenectomy	눈물샘절제술	
Elliot's trabeculoplasty	엘리옷 수술	• 녹내장으로 증가된 압력을 내리기 위해 공막과 각막을 천공술(trephining)은 방법
extracapsular extraction (ECCE)	백내장외적출술	• 공막(흰자위막, sclera)을 절개하여 수정체낭(수정체주머니, capsular bag)을 보존하고 수정체만 적출하는 백내장(cataract) 수술을 말함
virectomy	유리체절제술	• 유리체의 질환을 제거하고 맑은 용액으로 교체하는 것

4) 진단 검사(Laboratory & Special procedures)

용어	의미	설명
gonioscopy	앞방각보개 검사, 앞방각경 검사	• 결막과 홍채가 이루는 앞안방의 각(ahgle, gonia)을 알아보기 위한 검사로, 이 부위가 좁아져 있으면 방수 배출에 장애가 있어 안압이 상승하여 녹내장이 발생
ophthalmoscopy	검안경 검사법, 눈보개 검사	• 눈내부의 시력 검사로 동공을 확장시켜 검안경으로 각막, 수정체와 망막의 병소를 볼 수 있음
retinoscopy	망막검영법, 검영굴절 검사법	• 눈의 굴절상태를 다각적으로 결정하는 검사법
tonometry	안압측정법	• 안구내의 압력을 측정하여 녹내장을 진단하는 데 이용하는 검사 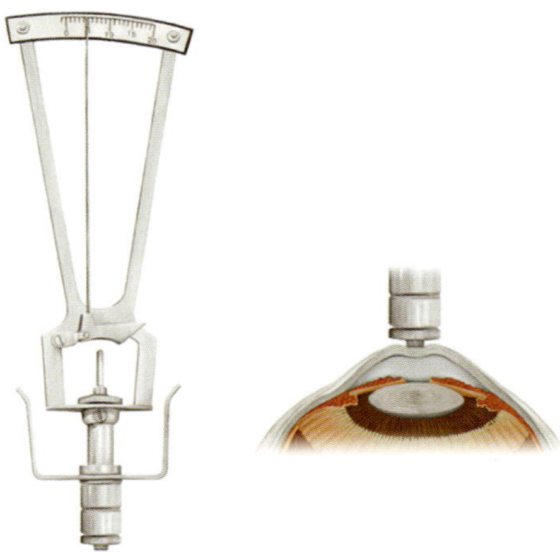
visual acuity test (clearness)	시력검사	• 시각의 명료성을 검사하는 방법
visual field test (Goldmann)	시야검사	• 눈을 고정시키고 앞을 똑바로 볼 때에 보여지는 대상의 면적을 측정하는 방법 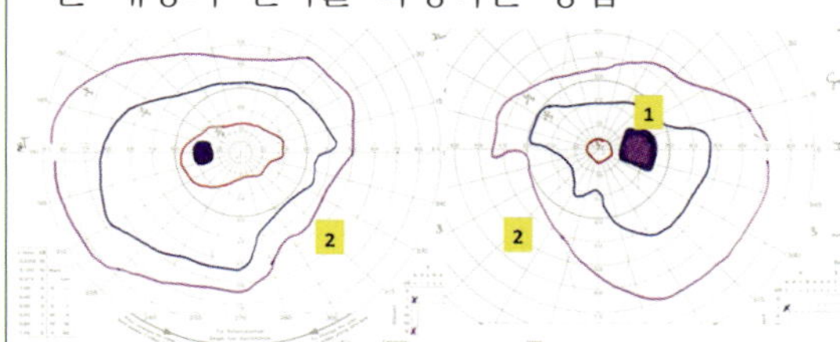

5) 약어(Abbreviations)

약어	원어	의미
ECCE	extracapsular extraction	낭외적출술
ICCE	intracapsular extraction	낭내적출술
IOP	intraocular pressure	안구 내 압력, 안압
OD	oculus dexter	우안
OS	oculus sinister	좌안
PCL	posterior chamler lens implantation	후방 인공 수정체 삽입술
PHACO	phacoemulsification	수정체유화흡입술
VA	visual acuity	시력
VF	visual field	시야

1

다음 그림을 보고 해부학적 명칭을 쓰시오.

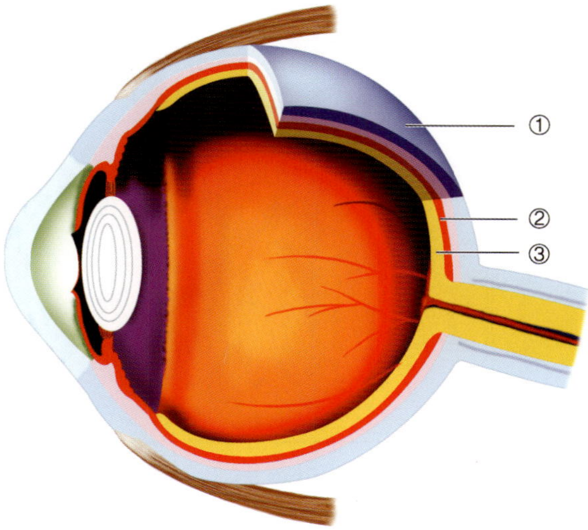

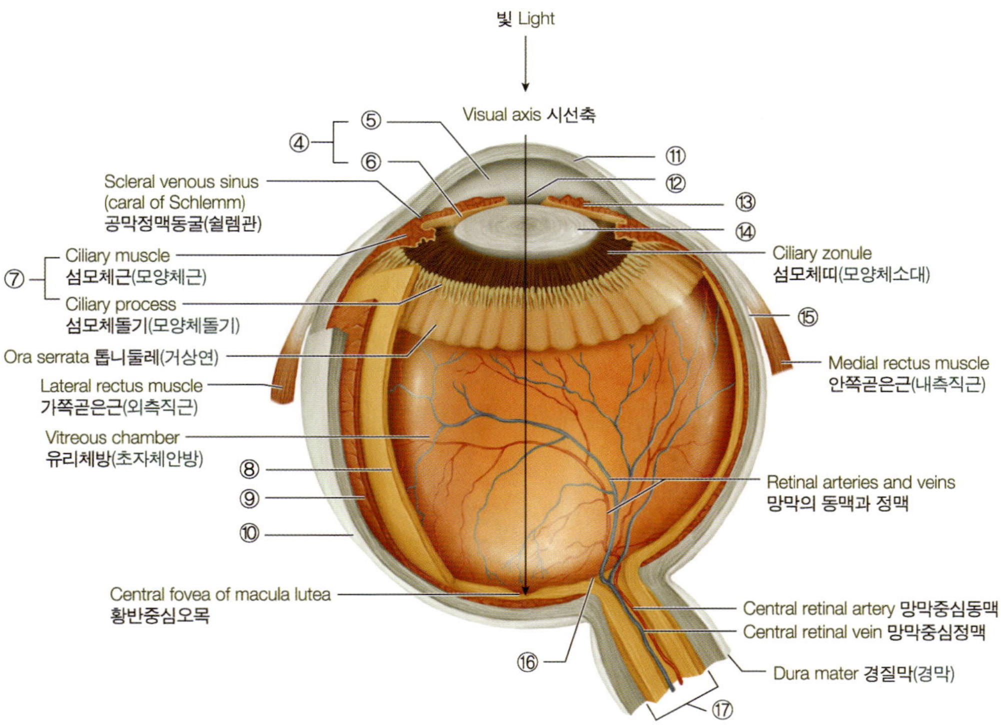

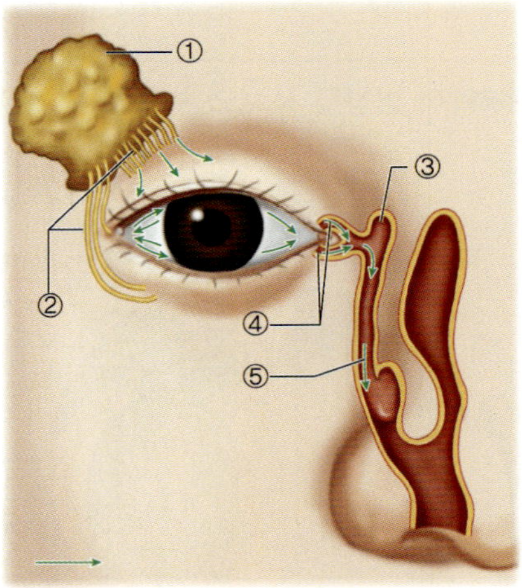

2

임상사례 (Clinical case)

장씨는 어느날 섬광(①)이 보이고 눈(②)에 부유물이 보이기 시작하더니 시야 결손이 생겨 급히 병원을 방문하였다. 진료 후 망막박리(③)로 진단되어 냉동요법(④)을 받게 되었다. 수술 직후 머리(⑤)를 움직이지 않도록 교육받고 눈을 완전히 휴식상태가 되도록 하였다. 만약 오심(⑥), 구토(⑦), 통증(⑧)을 호소하면 바로 간호사 벨을 누르도록 교육하였다.

3

임상사례 (Clinical case)

90살 이 할머니는 최근 과도한 눈물(①)이 나오면서 오심(②), 구토(③)가 있으면서 초생달 모양의 암점(④)이 보이기 시작하여 병원을 방문하였다. 검안경 검사(⑤), 시야검사(⑥), 시력검사(⑦), 안압검사(⑧) 결과 녹내장(⑨)을 진단 받았다. 내과적 치료로 축동제로 동공을 수축시켜 홍채각막 각을 늘려 방수배출을 증가시켜 증상이 완화되었다.

4

눈 아래 불수의적인 움직임를 표현한 용어는 무엇인가요?

① iritis ② keratitis ③ nyctalopia
④ nystagmus ⑤ pterygium

Answer |

1. 해부학용어 참조 2. ① flash, ② eye, ③ retinal detachment, ④ cryosurgery, ⑤ head, ⑥ nausea, ⑦ vomiting, ⑧ pain 3. ① tear, ② nausea, ③ vomiting, ④ scotoma, ⑤ ophthalmoscopy, ⑥ visual field test(Goldmann), ⑦ visual acuity test(clearness), ⑧ tonometry, ⑨ glaucoma 4. ④

Ⅲ 귀(Ears)

1 해부학적 용어(Anatomical terms)

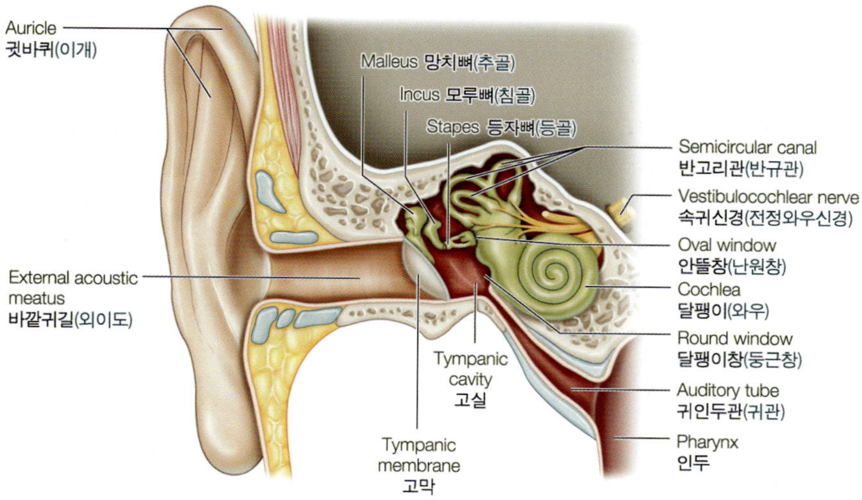

그림 10-5 귀의 내부구조

용어	의미	설명
auricle(pinna)	이개	• 머리 양쪽에 위치한 외부구조, 귀바퀴는 음파가 직접 전달되는 바깥귀길(외이도)
cochlea	달팽이관, 와우	• 달팽이 모양으로 소리를 듣는 기관. 달팽이는 가운데귀의 안뜰창(난원창)에 연결되어 있음
eustachian tube	유스타키오관, 귀인두관	• 가운데귀와 인두를 연결하는 관으로 고막의 안과 밖의 기압의 평형을 맞춤
external auditory meatus	바깥귀길, 외이도	• 고막 끝에 위치하고 있는 짧은 관, 안쪽부분은 두개골인 관자뼈 속에 위치하며 귀지를 분비하는 분비선이 있음
external ear	바깥귀, 외이	
incus	모루뼈	• 가운데귀의 세 귓속뼈 중 중간에 있는 뼈
labyrinth(inner ear)	(미로)속귀, 내이	
malleus	망치뼈	• 고막과 모루뼈 사이에 있는 작은 뼈. 고막과 달팽이관 사이에 있는 세 개의 작은 뼈 중 가장 큰 뼈로, 망치 모양을 하고 있음
mastoid bone and cells	꼭지돌기, 유양돌기와 세포	• 바깥귀길 뒤의 두개골 속에 위치

용어	의미	설명
middle ear	가운데귀, 중이	
ossicles	귓속뼈, 이소골, 소골	• 가운데귀에서 소리의 떨림을 전달하는 뼈, 망치뼈(추골), 모루뼈(침골), 등자뼈(등골)로 이루어져 있음
semicircular canals	반고리뼈관	• 반고리관 내부에 림프액이 차 있고, 몸이 회전하면 림프액이 흘러 감각상피를 자극하여 회전감각을 인지함
stapes	등자뼈	• 가운데귀의 세 귓속뼈 중 세 번째 뼈임
tympanic membrane (eardrum)	고막	• 바깥귀길과 가운데귀를 분리하고 있는 반투명막, 고막은 소리의 떨림을 귓속뼈(이소골)에 전달함
vestibule	안뜰, 전정	• 반고리관과 달팽이를 이어주는 미로의 중앙 부위로 구형낭(saccule), 타원낭(utricle)으로 구성되며, 전정기관 내부의 감각털세포가 중력에 의해 움직이면서 몸의 기울기를 인지함

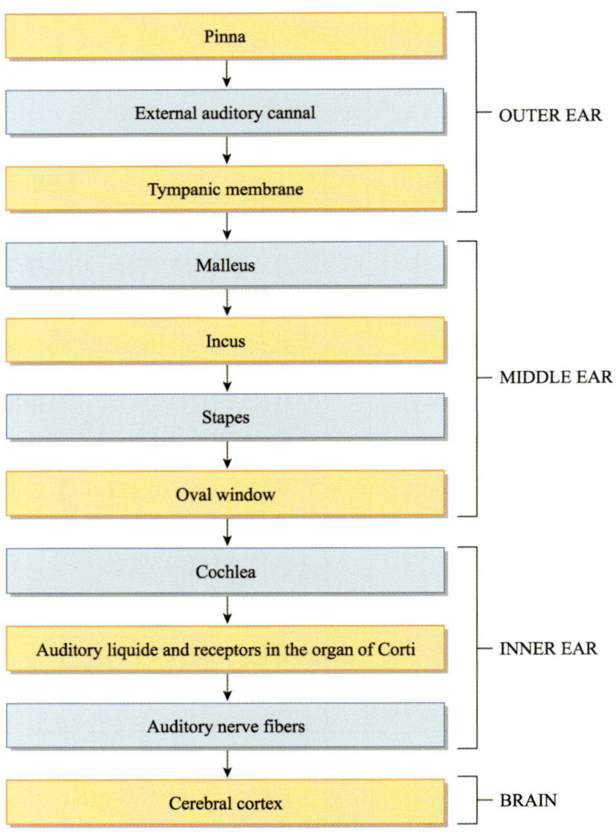

그림 10-6 Pathway of sound vibrations

2 의학용어(Medical terms)

1) 어근, 접두사, 접미사(Root, Perfix, Suffix)

어근(Root)	의미(meaning)
acous/o, audi/o, audit/o, -acusis, -cusis	hearing 청각
aur/o, auricul/o, ot/o	ear 귀
mastoid/o	mastoid process 유양돌기, 꼭지돌기
myring/o, tympan/o	tympanic membrane 고막

2) 증상 및 병리적 용어(Symptomatic & Pathologic terms)

용어	의미	설명
acoustic neuroma	청신경종	• 뇌의 8신경에서 유래되는 양성종양 • 초기 증상으로는 이명(tinnitus), 현기증(vertigo), 청력소실이다. 작은 종양은 미세수술기법(micro surgical techniques)에 의해 제거할 수 있음
acquired deafness	후천성 난청	
anotia	무이증	• 귀없음
aural atresia	외이로 폐쇄, 바깥귓길 폐쇄	
cholesteatoma	진주종	• 상피세포와 콜레스테롤의 구성되는 낭성종양으로 가운데 귀에 발생하며 만성 중이염이 원인이 됨 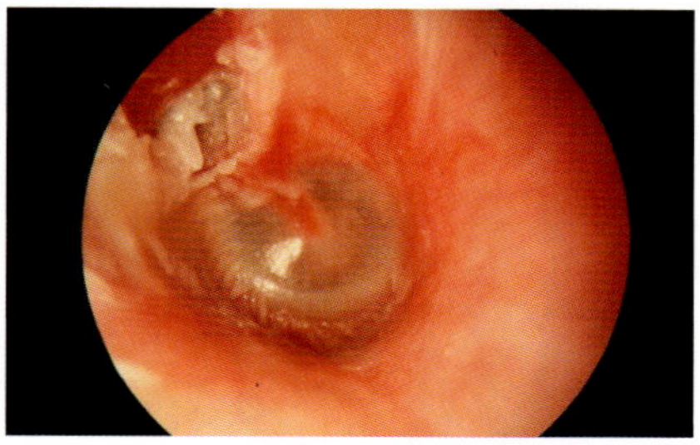
conductive deafness	전도성 난청	• 소리를 전달하는 귓길, 고막, 가운데귀, 귓속뼈 혹은 안뜰창 등의 결함이 원인 • 귀의 폐색(귀지, 이물질), 감염, 고막경화증, 고막의 외상 등 소리의 기계적 전달 장애
deafness	난청, 귀먹음	
eustachian tube salpingitis	귀인두관염	

용어	의미	설명
impacted cerumen	귀지색전, 귀지떡	
labyrinthitis	미로염, 내이염	• 청각기관의 내이에 발생하는 염증
mastoiditis	꼭지돌기염, 유돌염, 유양 돌기염,	• 급성화농성 중이염이 오래 지속되어 염증병변이 측두부 유양돌기 내에 진행되고 농양 형성, 골융해 등이 나타나는 질환 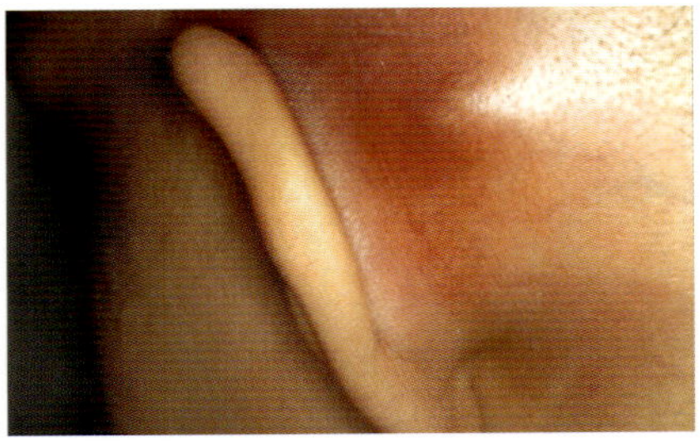
Meniere's syndrome	메니에르 병, 알레르기성 미로수종	• 달팽이관과 세반고리관으로 인체의 청각과 평형을 담당하는 기관에 이상이 생긴 것으로, 그 속을 흐르는 내림프액이 과다 생성되거나 잘 흡수되지 않아서 생기는 병 • 심한 현기증(vertigo)과 구토(vomiting), 오심(nausea), 두통(headache), 귀경화증(otosclerosis), 청력상실(hearing loss)이 나타남 • 치료는 안정(sedation)하는 것이며, 원인은 불명
myringitis	고막염	• 고막에 생기는 염증 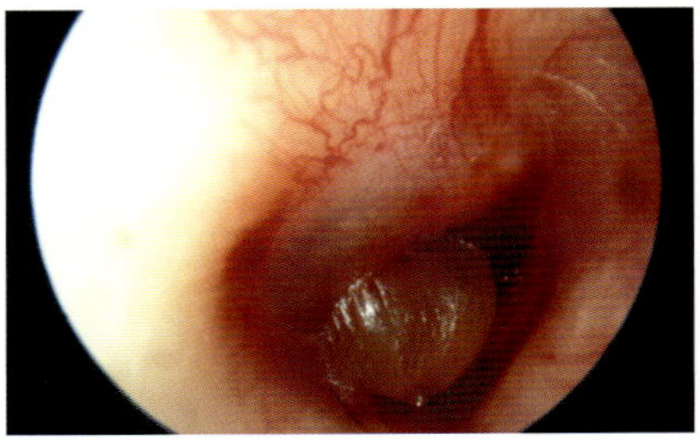
otalgia	귀통증, 귀아픔	
otitis externa	외이도염, 바깥귓길염	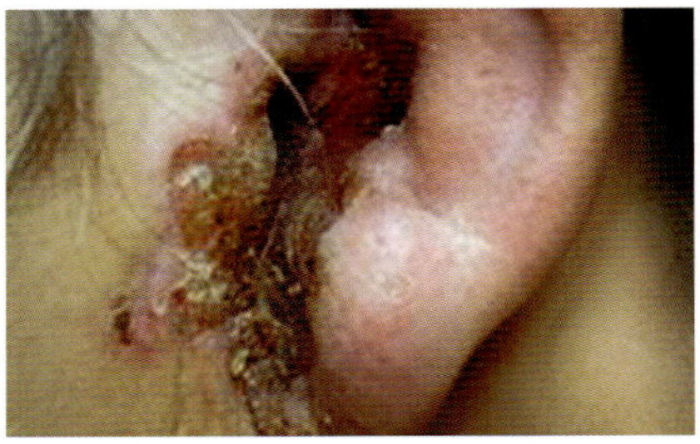

용어	의미	설명
otitis media	중이염	• 중이 · 이관, 유양돌기의 염증 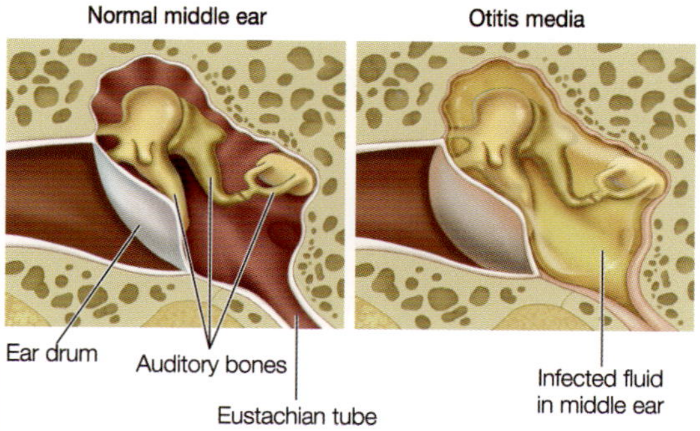
otorrhea	귀분비물, 이루	• 외이도를 통해 나오는 액체 분비물
otosclerosis	귀경화증, 이경화증	• 귀가 딱딱하게 되는 것(불규칙한 뼈의 성장으로 청력을 상실하게 됨)을 말함 • 골미로의 경화로써 청력상실의 원인이 되며, 치료는 외과적 수술로 등자뼈절제술(stapedectomy)과 경화된 부분을 제거하이 위해 창냄술(fenestration)을 시행함
presbycusis	노인성 난청	• 노화로 인한 청력저하를 말함 • 갑작스런 난청은 볼거리(mumps)와 홍역(measles)과 같은 염증성 질환 후에 발생될 수도 있음
serous otitis media	장액성 중이염	• 가운데 귀 내로의 장액성 삼출을 특징으로 하는 비감염성 염증
tinnitus	귀울림, 이명	
vertigo	어지럼, 현기	• 주위공간에 대해 자신이나 혹은 공간이 마치 움직이고 있다고 느끼는 이상감각
purulent otitis media	화농성 중이염	• 주된 원인균은 포도알균(staphylococcus), 사슬알균(streptococcus)과 폐렴균(pneumococcus). 치료는 항생제 투여와 외과적으로 청력상실(hearing loss)이나 꼭지돌기염(mastoiditis)을 예방하기 위해 고막을 통해서 화농성 물질을 제거해 주는 처치로 고막절개술(pympanotomy)을 함 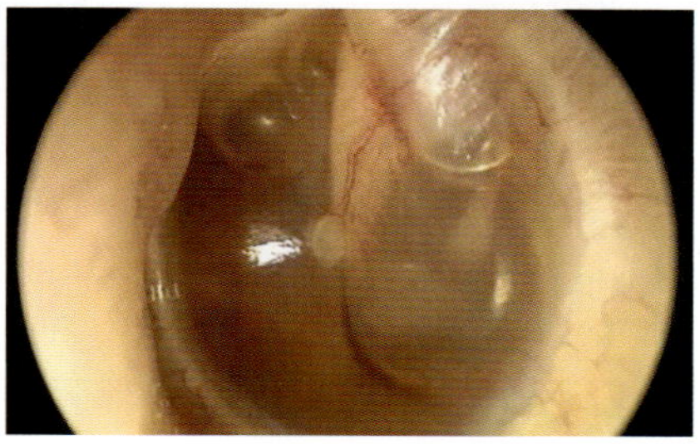

Exercises 다음의 용어들을 읽고 관련 있는 것끼리 연결하세요.

refraction •	• 진주종
myringitis •	• 중이염
otitis media •	• 어지럼, 현기
mastoiditis •	• 고막염
vertigo •	• 유양돌기염

3) 치료 및 수술 용어(Treatment & Surgical terms)

용어	의미	설명
fenestration	창냄술, 천공	• 귀경화증 환자에서 청력을 회복하기 위해 시행
labyrinthectomy	미로절제술	
mastoidectomy	유양돌기절제술, 꼭지돌기절제술	
myringoplasty	고막성형술	• 고막의 외과적 재건을 말함
myringotomy, tympanotomy	고막절개술	• 삼출성 중이염에 대해서 삼출액의 배출과 중이의 환기를 목적으로 경고막적으로 삽입되는 작은 튜브를 고막을 절개해 삽입 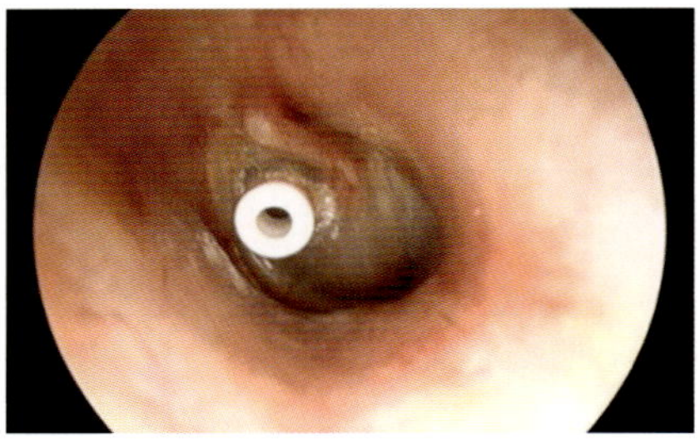
ossiculectomy	귀속뼈(이소골) 절제술	
otoplasty	귀성형술	• 귀바퀴를 재형성하는 것
stapedectomy	등자뼈(등골)절제술	• 등자뼈 절제 후에 인공삽입물로 모루뼈와 안뜰창을 연결하는 것 • 등자뼈 절개의 경우 청력을 회복하기 위해 시행됨
tympanoplasty	고실성형술	• 가운데귀의 청락을 위한 외과적 성형(고막와 귀속뼈를 포함)을 말함

4) 진단 검사(Laboratory & Special procedures)

용어	의미	설명
audiometry	청력측정 검사, 듣기측정 검사	• 여러 방법으로 청각자극을 발생시켜 각 주파수에 따라 음의 강도를 조절하여 청력 역치를 측정하는 것 • 가운데 귀의 기능을 측정하는데 사용하는 기구 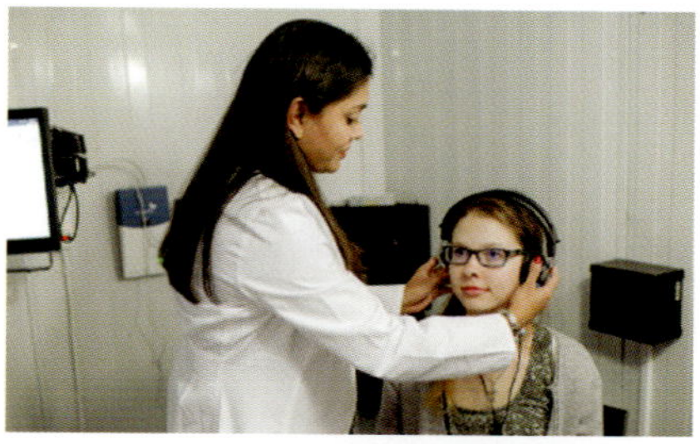
otoscopy	귀보개 검사, 이경 검사	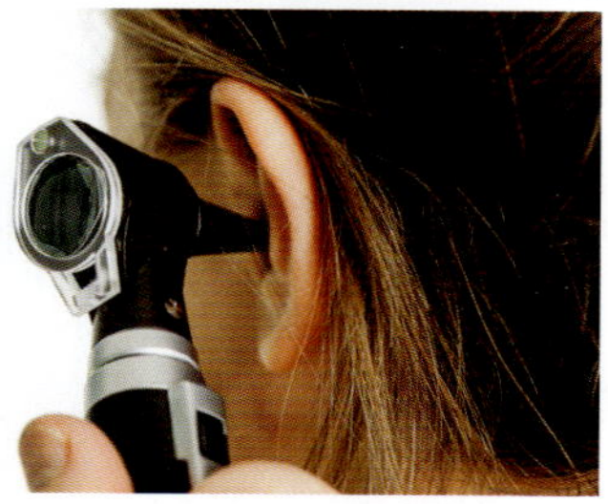
Rinne test	린네 테스트	• 골전도, 공기전도 비교하는 방법
Romberg test	롬버그 테스트	• 다리를 모으고 서서 팔은 옆으로 하고 눈을 감음 • 정상 시 최소의 움직임으로 똑바른 자세를 유지하는 방법 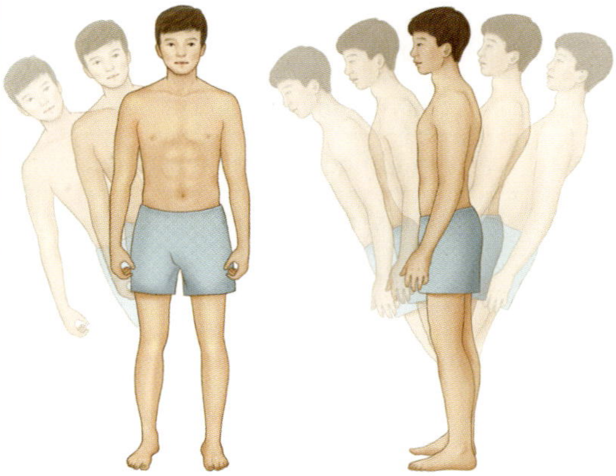
Tandem gait	일자걸음, 일자보행	• 일직선상에서 발꿈치와 발가락을 맞닿게 걷게 한 후 평형 상태를 검사함 • 말초 전정 장애에선 크게 흔들리거나 넘어짐

용어	의미	설명
tuning fork test	음차 검사, 튜닝포크 검사, 소리굽쇠 검사	• 말굽모양의 음차를 이용한 청력 검사로 Weber test, Rinne test, Schwabach test, Gelle test 등 4가지 검사 방법 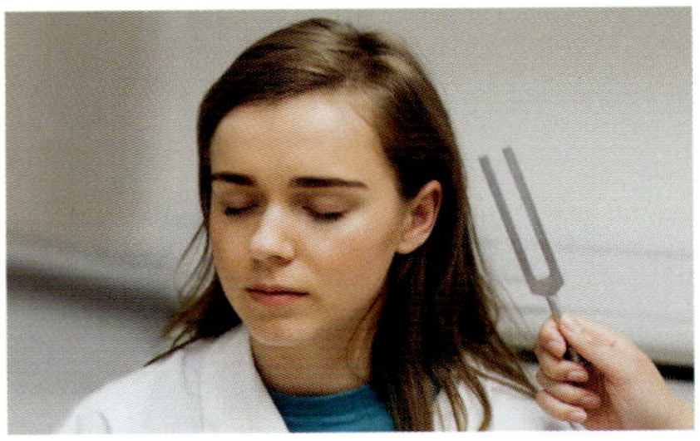
tympanometry	고실측정법	• 가운데귀의 고막 및 귓속뼈의 탄성과 임피던스를 간접적으로 측정하는 방법 • 외이도에 압력을 가하거나 음압을 가하며 이때 고막에서 반사되는 음에너지를 측정. 즉 고막의 움직임을 측정함
Weber test	웨버 테스트	• 골전도, 공기전도 비교하는 방법

5) 약어(Abbreviations)

약어	원어	의미
AOM	acute otitis media	급성중이염
ASP	acute suppurative parotitis	급성 화농성 이하선염
BPPV	benign paroxysmal postural vertigo	양성 발작성 체위성 현훈
CHR	chronic hypertrophic rhinitis	만성 비후성 비염
COM	chronic otitis media	만성 중이염
LMS	laryngomicrosurgery	미세후두수술
MRM	modified radical mastoidectomy	변형근치유양돌기절제술
OME	otitis media with effusion	삼출성 중이염
OSA	obstructive sleep apnea	폐쇄성 수면 무호흡
PNS	para nasal sinusitis	부비동염
PTA	pure tone audiometry	순음청력검사
SOM	serous otitis media	장액성 중이염
TM	tympanic membrane	고막
UPPP	uvulopalatopharyngoplasty	목젖입천장인두성형술

1

다음 그림을 보고 해부학적 명칭을 쓰시오.

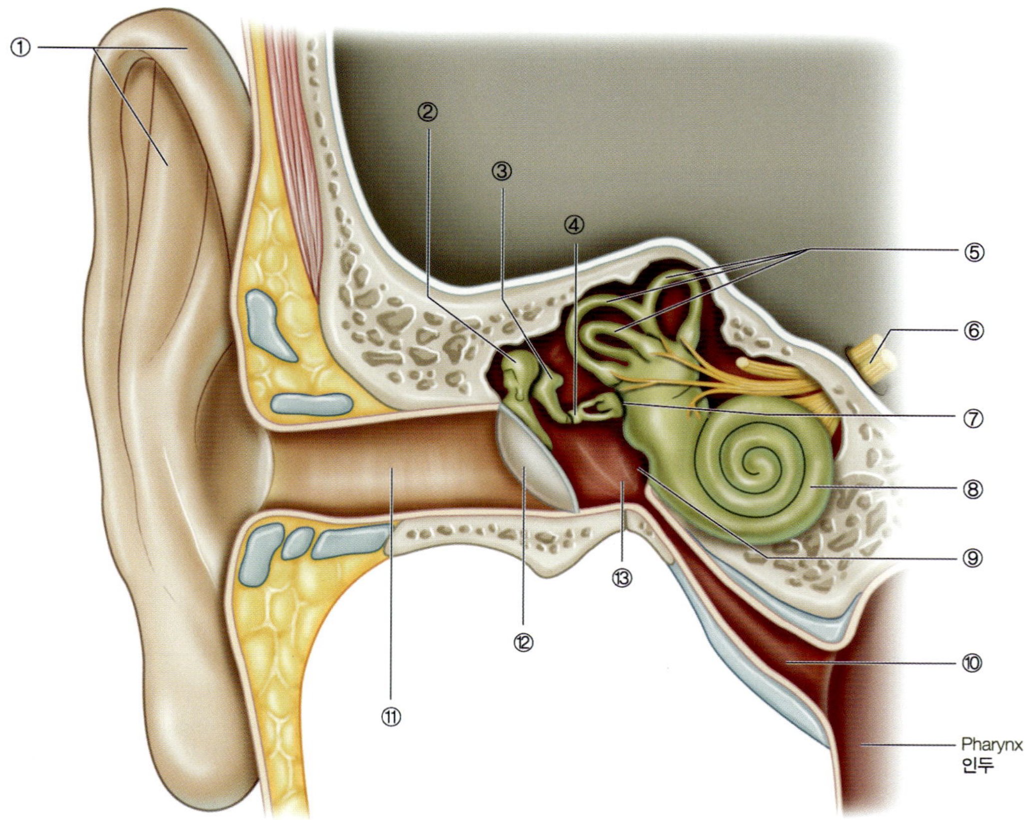

2

임상사례 (Clinical case)

5살 동준이는 발열(①)이 있으면서 이통(②)이 있어 이비인후과(③)에 방문하였다. 이개(④)를 후하방으로 당겨 이경검사(⑤)를 실시하였다. 이경검사 시 충혈성 부종과 탁하고 두껍고 충혈된 고막(⑥)이 보여 중이 내에 공기가 들어갈 수 있도록 환기관을 삽입하여 배농하는 고막절개술(⑦)을 하였다.

3

임상사례 (Clinical case)

길을 걸어가던 방씨는 오심(①), 구토(②)를 동반한 현기증(③)과 난청, 이명(④)이 들려 병원을 방문하게 되었다. 청력검사(⑤), 영상촬영, 임상검사, 평형검사(⑥)을 통해 메니에르 질병(⑦)을 진단 받았다. 미로제거술(⑧)을 받은 후 며칠 동안 머리를 움직이지 않도록 제한하였다.

4

급성화농성 중이염이 오래 지속되어 염증병변이 측두부 유양돌기 내에 진행되고 농양 형성, 골융해 등이 나타나는 질환를 표현한 용어는 무엇인가요?

① deafness ② labyrinthitis ③ mastoiditis
④ Meniere's syndrome ⑤ myringitis

5

중이·이관, 유양돌기의 염증을 표현한 용어는 무엇인가요?

① otitis media ② otorrhea ③ otosclerosis
④ tinnitus ⑤ vertigo

6

귀경화증 환자에서 청력을 회복하기 위해 시행하는 치료를 표현한 용어는 무엇인가요?

① fenestration ② mastoidectomy ③ myringoplasty
④ otoplasty ⑤ tympanoplasty

Answer |

1. 해부학용어 참조 2. ① fever, ② otalgia, ③ ear-nose-throat department, ④ auricle(pinna), ⑤ otoscopy, ⑥ tympanic membrane(eardrum), ⑦ myringotomy 3. ① nausea, ② vomiting, ③ vertigo, ④ tinnitus, ⑤ audiometry, ⑥ tandem gait, ⑦ meniere's disease, ⑧ labyrinthectomy
4. ③ 5. ① 6. ①

재미있는 이야기 1

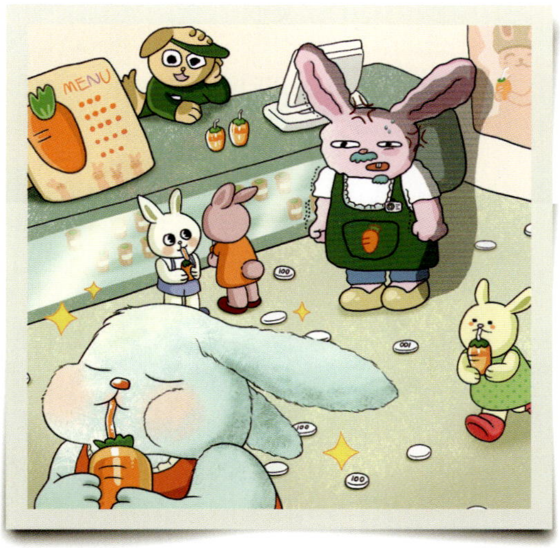

토끼와 아저씨

당근 주스를 몹시 좋아하는 토끼 양. 슈퍼마켓에 주스를 사러 갔어요.

토끼 : 아저씨, 당근주스 얼마예요?

주인 : 한 병에 500원이다.

토끼 : 그럼 5병 주세요.

토끼는 주스를 받고 나서 100원짜리 25개를 바닥에 쫙 뿌리고 나갔어요.

슈퍼주인은 황당했지만 쭈그리고 앉아 동전을 모두 주워야 했지요.

다음 날 토끼가 와서 주스를 한 병 사고는 5,000원 짜리를 내는 거예요.

그래서 슈퍼 주인은 "옜다 거스름돈이다"하면서

100원짜리 45개를 바닥에 뿌렸어요.

그러자 토끼가 문 쪽을 향해 말했어요.

"얘들아, 들어와. 하나씩 먹어."

아홉 마리 토끼가 우르르 들어와 주스 하나씩을 들고 나갔어요.

혼자 남은 아저씨는 또 동전을 주워야 했답니다.

재미있는 이야기 2

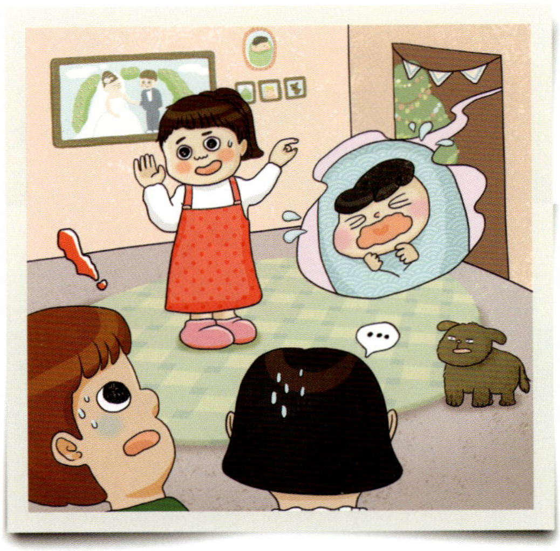

울면 보여줄게

한 여자가 늦둥이를 낳았어요.

친척들이 모여 아이를 보자고 하자 여자가 말했어요.

"아직 안돼!"

잠시 후에 다시 친척들이 아이를 보자고 했어요.

그 때도 여자는 고개를 저었어요.

친척들이 궁금해져서 여자에게 언제 아이를 볼 수 있냐고 물었어요.

그러자 여자가

"아이가 울면 보여줄게."

"왜 아이가 울 때만 볼 수 있죠?"

그러자 여자가 자신도 답답한 듯 가슴을 치며 울먹였어요.

"어디에 뒀는지 기억이 안나잖아~"

그래서 친척 모두 기절 했답니다...

MEDICAL
TERMINOLOGY

11

C.H.A.P.T.E.R

내분비계

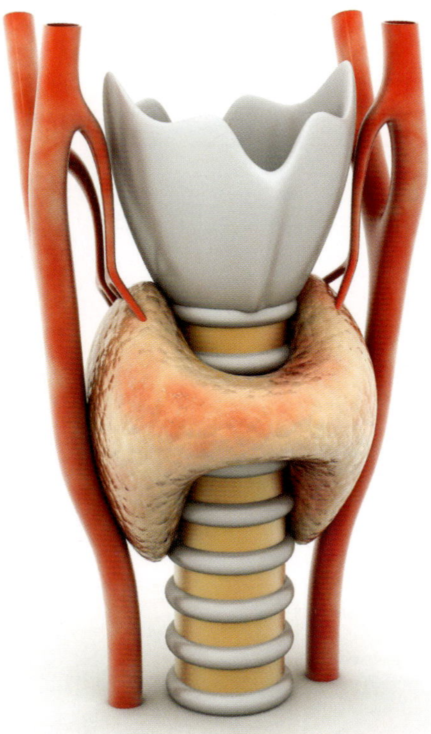

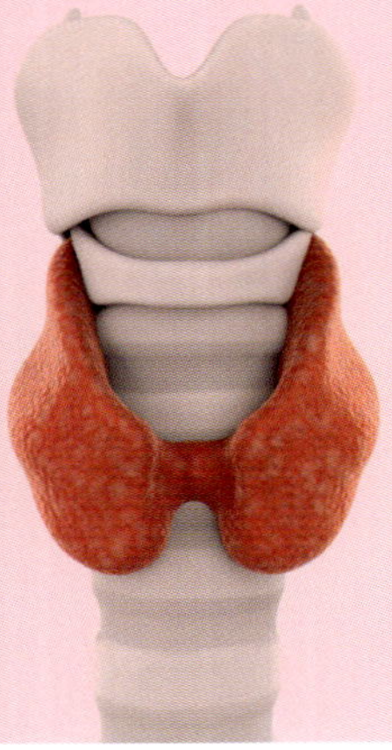

MEDICAL TERMINOLOGY

11
CHAPTER

내분비계
Endocrine System

1 해부학적 용어(Anatomical terms)

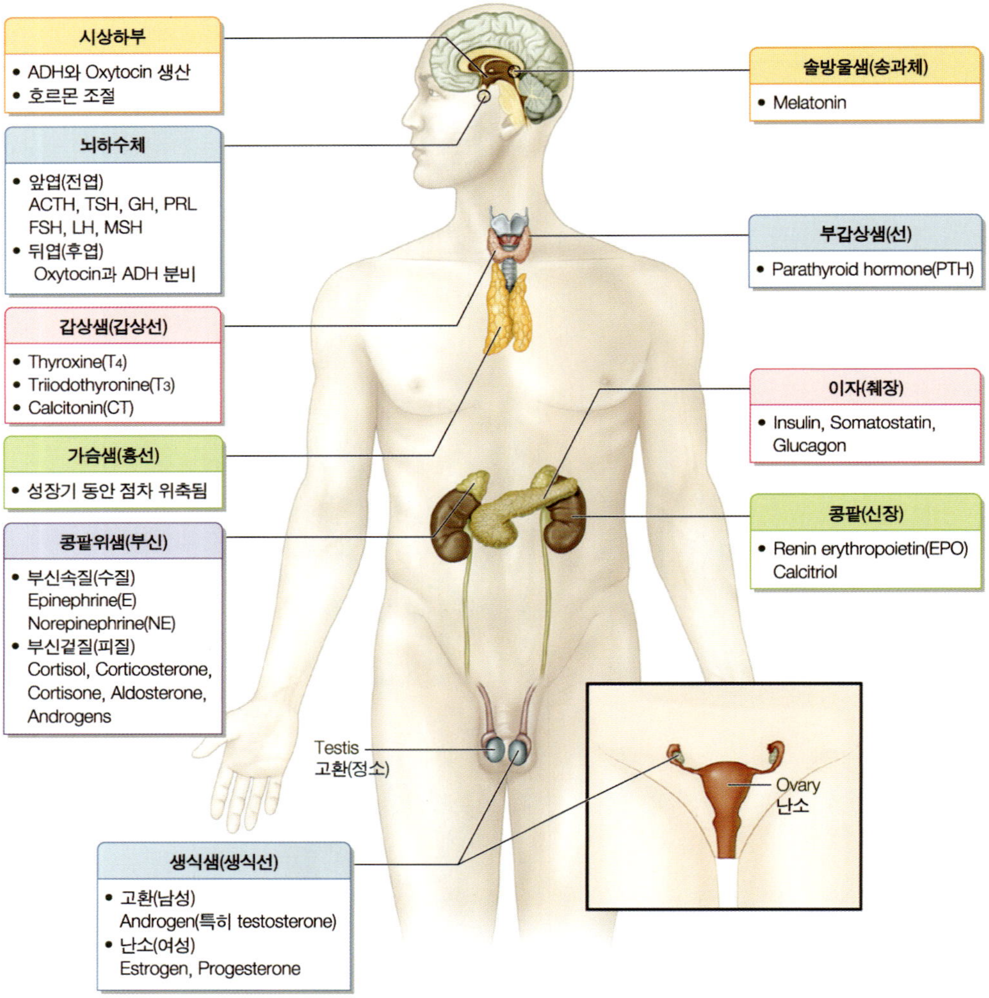

그림 11-1 주요 내부기관

1) 내분비선(Endocrine gland)

분비관 없이 혈액 속으로 호르몬을 직접 분비하는 선으로 9가지 종류의 선으로 구성된다.

용어	의미	설명
adrenal gland, suprarenals	부신, 콩팥위샘	• 신장(kidney) 위에 위치하는 2개의 선(gland)으로 부신피질(adrenal cortex)과 부신수질(adrenal medulla)로 나뉨
ovaries	난소	• 여성의 하복부에 위치한 두 개로 된 선(gland)이며, estrogen과 progesterone을 분비 –estrogen : 여성의 1차 생식기관의 성장을 자극하고 2차 성징을 발달 – progesterone : 임신(pregnancy)시 자궁내막을 제자리에 유지시키고, 월경을 방해하는데 관여. 유선분비를 자극하고 수정란의 착상을 위한 자궁준비를 하여 임신의 유지를 도움
pancreas	췌장	• 위(stomach) 아래에 위치하며 췌장 내에 있는 랑거한스섬(islets of Langerhans)에서 당질(sugars) 대사와 관련된 insulin과 glucagon을 분비 –insulin : 당(sugars)이 혈액(blood)으로부터 신체의 세포(cell)로 이동할 때 필요하고 혈당수준을 저하시킴 –glucagon : 췌장에 있는 내분비조직의 집합체이며 인슐린과 글루카곤을 포함한 다양한 호르몬을 분비하는 여러 세포로 구성되어 있음. 간을 자극하여 포도당을 유리시켜 혈당수준을 증가시킴
parathyroid glands	부갑상선	• 갑상선(thyroid gland) 뒷면 양쪽에 한 쌍씩 4개가 붙어 있고, 칼슘(calcium)을 뼈(bones)에서 혈류(blood stream) 속으로 이동시켜 칼슘이 정상적으로 유지되도록 하는 parathyroid hormone(PTH)을 분비함
pineal gland, epiphysis	송과선	• 뇌(brain)의 제3뇌실에 위치하고, melatonin을 분비. 인간 송과선의 기능에 대해서는 명확하지 않지만 빛에 반응하여 행동과 성적 발달을 조절하는 것으로 알려져 있음
pituitary gland, hypophysis cerebri	뇌하수체	• 대략 완두콩만한 크기이며 뇌(brain)의 접형골(sphenoid bone)내에 위치
thymus gland	흉선	• 종격동(mediastinum)의 흉골(sternum) 뒤에 위치하며, 사춘기 이전의 흉선에서는 림프구(lymphocytes)를 생성하여, 항체 생산 기능을 하고 사춘기가 지나면서 흉선의 크기는 작아짐

용어	의미	설명
thyroid gland	갑상선	• 목(neck) 부분의 기관(trachea) 양쪽에 위치하며, 신진대사(metabolism) 유지에 필요한 thyroxine(T4), triiodothyronine(T3)과 칼슘을 조절하는 calcitonin을 분비

2) 내분비선 분비 호르몬

adrenal cortex에서 분비되는 steroid hormone	• mineral corticoids : sodium, potassium 등의 전해질 조절 –aldosterone : 부신피질에서 분비. 일반적인 신체 기능을 위해 필요한 무기염은 이 호르몬에 의해 조절됨 • glucocorticoids : fats, sugars, proteins의 신진대사에 영향 –cortisol : 부신피질에서 분비. 코티솔은 에너지를 제공하기 위해 글루코스 농도를 증가시켜 스트레스 상태에서 신체를 도와줌 (hydrocortisone 이라고도 함) • androgens, estrogens, progesterones : 이차성징에 영향
adrenal medulla에서 분비되는 catecholamine hormone	• epinephrine(adrenaline) • norepinephrine(noradrenaline)
anterior lobe or adenohypophysis 뇌하수체 전엽 또는 샘하수체	• growth hormone(GH) 성장호르몬 : also called somatotropin 성장호르몬, 신체 모든 조직의 성장을 증진시킴 • thyroid-stimulating hormone(TSH) 갑상선 자극호르몬 : 갑상샘 호르몬 분비를 자극함. 내분비관 중 가장 큼. 갑상선은 후두 아래에 위치해 있으며 협부로 연결된 두 개의 엽으로 구성되어 있음 • 요드티로닌(triiodothyronine(T3))과 티록신(thyroxine(T4)) 호르몬을 분비하는데 이는 호르몬 생성에 요구되는 요오드임. 티록신은 신체 세포의 신진대사에 필요함 • adrenocorticotropic hormone(ACTH) 부신피질 자극호르몬 : 부신피질을 자극하여 피질호르몬을 분비케 함. 스트레스 상황(손상, 통증)에서 신체를 보호하는 것을 도움 • gonadotropic hormones 성선자극호르몬 : 난포자극호르몬(follicle-stimulating hormone; FSH)과 황체형성호르몬(luteinizing hormone; LH) 분비 –follicle-stimulating hormone(FSH) : 난포의 성장과 호르몬 활동을 자극하고 고환의 성장을 자극하고 정모세포의 발달을 증진시킴 –luteinizing hormone(LH) 분비 : 간질세포 자극 호르몬 여성에서 파열난포 자리에 황체발달의 요인이 됨. 남성에 있어서 testosterone의 분비를 자극함 • prolactin(PRL) : 유방조직성장과 유즙분비자극. 임신기간 동안 샘조직의 발달을 촉진시키고, 영아의 출생 이후에는 모유를 생산함 • melanocyte-stimulating hormone(MSH) : 멜라닌세포 자극 호르몬으로 멜라닌(melanin) 색소형성에 관여

posterior lobe or neurohypophysis 후엽 또는 신경뇌하수체	• antidiuretic hormone(ADH) 항이뇨호르몬 : vasopressin, 신세뇨관에서 수분의 재흡수를 증진시킴. 혈관수축을 위해 혈관평활근 조직을 자극함 • oxytocin 옥시토신 : 자궁수축에 관여. 출산과 산후에 자궁의 수축을 촉진함

2 의학용어(Medical terms)

1) 어근, 접두사, 접미사(Root, Perfix, Suffix)

어근(Root)	의미(meaning)
aden/o	gland 샘, 선
adren/o	adrenal gland 부신
parathyroid/o	parathyroid 부갑상선
pituitar/o	pituitary gland 뇌하수체
thyroid/o	thyroid gland 갑상선

2) 증상 및 병리적 용어(Symptomatic & Pathologic terms)

용어	의미	설명
acromegaly	말단거대증, 선단거대증	• 사춘기 이후의 성장호르몬(growth hormone)의 과다분비로 얼굴, 턱, 손, 발 등 사지말단 부위의 뼈가 신장됨 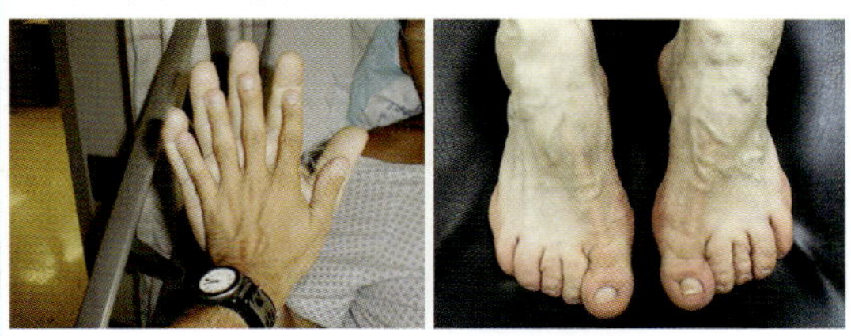
Addison's disease	에디슨 병, 부신기능부전	• 부신기능 저하증으로 부신피질의 glucocorticoid, mineralcorticoid의 부족으로 저혈당증(hypoglycemia), 저나트륨혈증(hyponatremia) 전해질장애, 체중감소(weight loss), 혈압저하, 빈혈, 피부의 melanin 색소 착색 등이 나타남
adenomegaly	샘비대, 선비대	
adenosis	샘증, 선증	• 샘의 비정상적인 상태
adrenal virilism	부신성 남성화증	• 부신피질의 androgen 과다분비로 여성에게 무월경(amenorrhea), 다모증(hirsutism), 여드름(acne), 유방위축 등이 나타남

용어	의미	설명
adrenogenital syndrome	부신성 증후군	• 부신피질의 안드로겐 과잉생산으로 인한 남성화 현상이 초래된 상태로서 선천적 또는 후천적으로 발생할 수 있으며, 보통 부신종양으로 인함
adrenomegaly	부신비대	
aldosteronism	알도스테론증	• 알도스테론(aldosterone)의 분비 과다로 인하여 전해질 대사에 이상을 가져온 상태
Conn syndrome	콘증후군	• 부신종양으로 인한 고알도스테론증을 말함
Cushing's syndrome	쿠싱 증후군	• 부신피질의 과형성증 또는 종양에 의해 호르몬 과다분비로 발생하며, 가장 현저한 증상은 비만증으로 동체(trunk), 얼굴(moonface), 목덜미(buffalo hump) 등에 현저하게 나타남. 또한 고혈당(hyperglycemia), 골다공증(osteoporosis), 다모증(hirsutism)이 나타남 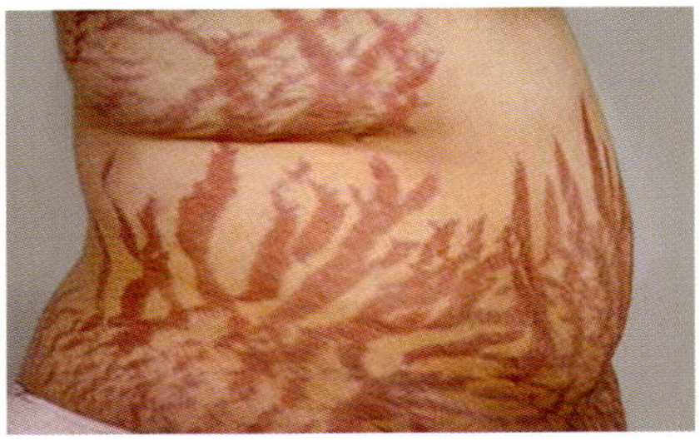
diabetes mellitus	당뇨병, 진성당뇨병	• 당뇨병은 인슐린(insulin)의 분비 부족으로 생기는 질병으로, 증상은 당뇨(glycosuria), 다식(polyphagia), 다뇨(polyuria), 다음다갈증(polydipsia) 등이 있고, 당뇨병은 두 종류로, IDDM(insulin dependent diabetes mellitus)은 어린 시절에 발생하는 당뇨병이고, NIDDM(non-insulin dependent diabetes mellitus)은 성인에게 발생하는 것으로 나뉨
dwarfism	왜소증	• 갑상선기능저하증(크레틴병, 점액수종), 뇌하수체기능저하(하수체성 왜소증), 부신 및 성선의 기능장애(성조숙성 왜소증) 등이 있고, 그 외에 영양장애, 대사장애(신장, 간의 기능장애), 염색체이상다운증후군(Down's syndrome) 터너증후군(Turner's syndrome), 뼈형성장애(골형성부전, 구루병) 등이 있음
endemic goiter	지방병성 갑상선종	• 정상음식물에 요오드성분의 함량이 적은 지방에서 발생하는 갑상선 비대를 말함

용어	의미	설명
exophthalmos	안구돌출증	• 안구의 염증, 안구종양, 갑상선 기능항진증 등에서 볼 수 있음 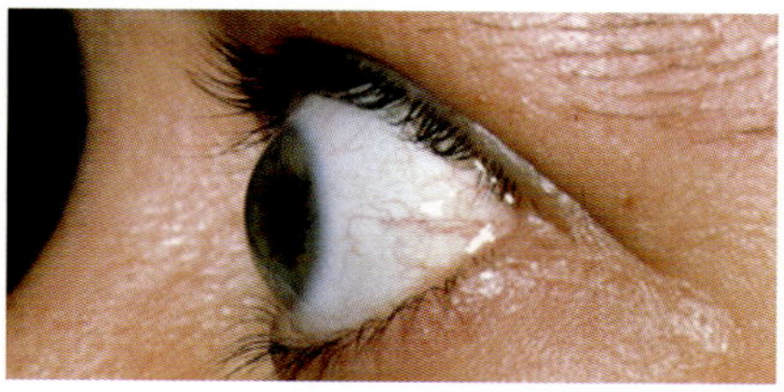
gigantism	거인증	• 사춘기 이전의 성장호르몬(growth hormone)의 과다분비로 발생
glycosuria	당뇨	• 혈액 속의 글루코오스가 특정 원인에 의해 세뇨관의 재흡수 능력을 초과하여 소변으로 많은 양의 글루코오스가 배출되는 현상
goiter	갑상선종	• 갑상선의 비대로서, 목 앞부분의 종창을 초래
Hashimoto disease	하시모토 병	• 자가면역장애로 인한 만성 갑상선염을 말함
hirsutism, hypertrichosis	(남성형)다모증	• 여성에게 체모가 많이 나는 것으로 steroid 약의 복용, 부신기능항진증 등에서 볼 수 있음
hyperparathyroidism	부갑상선 기능 항진증	• 부갑상선 호르몬의 증가로 뼈에서 calcium이 혈액 속으로 이동하여 골절(fracture)과 골다공증(osteoporosis), 신결석(renal calculi), 과칼슘혈증(hypercalcemia), 근육약화 등이 나타남. 외과적 치료는 부분적 부갑상선절제술(parathyroidectomy) 시행
hyperthyroidism	갑상선 기능 항진증	• 갑상선 호르몬의 과다생산에 의해 오며, 증상은 안구돌출증(exophthalmos), 심계항진(palpitation), 행동과다(excessive activity), 정서적 불안정(nervousness), 갑상선비대, 체중감소, 더위를 차지 못하는 것 등이 나타남
hypocalcemia	저칼슘혈증	
hypoglycemia	저혈당증	
hypokalemia	저칼륨혈증	
hyponatremia	저나트륨혈증	
hypoparathyroidism	부갑상선 기능 저하증	• 부갑상선 호르몬의 부족으로 calcium이 뼈(bone)로부터 혈액 속으로 이동할 수 없어, 근육(muscle)과 신경(nerve)이 약해지고, 근경련(muscle spasm)이 있는 tetany가 발생

용어	의미	설명
hypothyroidism	갑상선 기능 저하증	• 갑상선 기능저하로 발생되며, 피로(fatigue), 신체적 정신적으로 무기력해지고 변비(constipation) 체중증가 등이 나타남 –cretinism 크레티니즘 : 영아기나 어린 시절에 나타나는 갑상선 기능저하증으로 선천적 질환이며, 신체적 정신적 발육이 지연되고 추위를 타고, 맥박이 늦고, 키가 작고, 비만(obesity)한 외모를 보임 –myxedema 점액수종 : 성인에게 나타나는 갑상선 기능 저하증으로 후천적 질환이며, 피부가 건조하고 차고 두껍고, 부종(edema)이 있으며 죽상경화증(atherosclerosis)이 나타나기도 함 –ketoacidosis 케톤산증 : 조절되지 않는 당뇨병일 때 과도한 지방대사 결과로 신체에 비정상적인 케톤체의 축적으로 인한 산증을 말함
pheochromocytoma	크롬친화세포종, 갈색세포종	• 부신수질의 종양으로 epinephrine과 norepinephrine을 과도 분비하여, 고혈압(hypertension), 심계항진(palpitation), 두통(headache), 얼굴이 붉어지고, 땀이 나는 등의 증상이 있음
progeria	선천성 조로증	• 어린이 시기에 노쇠현상이 나타나는 것으로 체구가 작게 되고 안면과 치골부위의 체모가 없어지고, 피부에 주름이 많아지게 되는 등의 증상이 있음 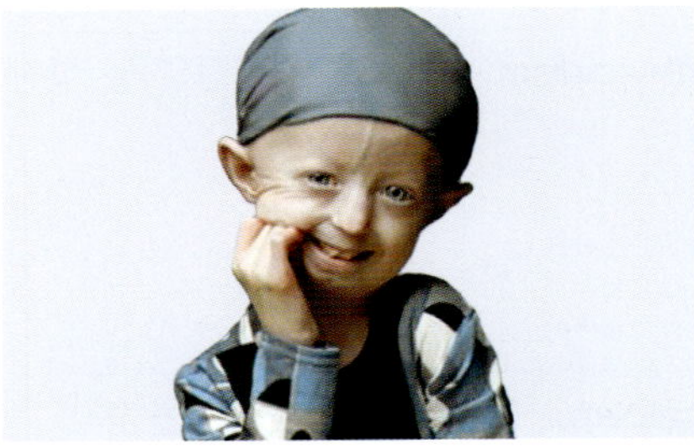
tetany	테타니	• 근육의 경련상태로 저칼슘혈증 및 다른 요인으로 인해 발생
thyroid storm	갑상선 위기	• 치료되지 않았거나 제대로 치료되지 않는 갑상선기능항진증 환자에서 나타나며 갑작스럽게 발생하는 갑상선 중독 현상으로 질병이나 외상으로 인해 올 수 있음
thyrotoxicosis	갑상선 중독증	• 과다한 갑상선호르몬으로 인한 상태
virilism	남성화	• 여성에게 남성의 2차 성징이 나타나는데, 부신피질(adrenal cortex)의 기능항진에서 나타남

용어	의미	설명
von Recklinghausen disease	신경섬유종증 1형, 폰레클링하우젠병	• 다발성 신경섬유종 및 피부의 밀크커피색반점 등을 특징으로 하는 질환 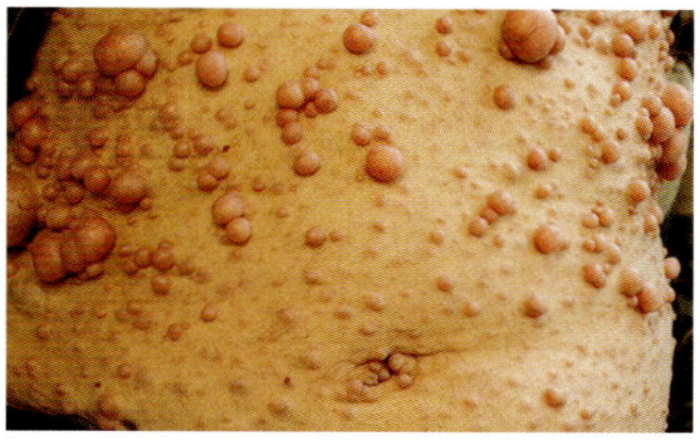

Exercises 다음의 용어들을 읽고 관련 있는 것끼리 연결하세요.

thyrotoxicosis •	• 거인증
gigantism •	• 안구돌출증
dwarfism •	• 갑상선 중독증
exophthalmos •	• 소인증
hypothyroidism •	• 갑상선 기능 저하증

3) 치료 및 수술 용어(Treatment & Surgical terms)

용어	의미	설명
adenectomy	샘적출술, 선절제술	
adrenalectomy	부신절제술	
hypophysectomy	하수체절제술	
parathyroidectomy	부갑상선절제술	
thymectomy	흉선절제술	
thyroidectomy	갑상선절제술	
transsphenoidal adenomectomy	경접형동 선종 절제술	• 접형동을 통해 뇌하수체 종양을 제거하는 것 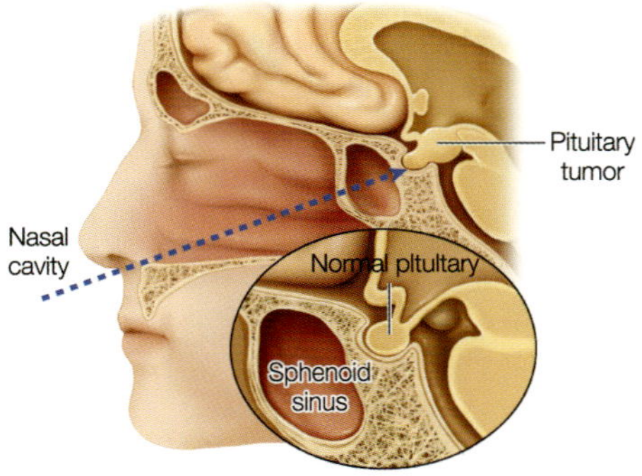

4) 진단 검사(Laboratory & Special procedures)

용어	의미	설명
Chvostek's sign	크브스테크 징후	• hypocalcemia의 tetany hypocalcemia 발생 시 안면신경을 두드리면(tapping) 안면 근육의 단일 수축(twitching) 또는 구축(contracture)을 유발하여 안면신경의 과흥분 상태를 말함
fasting blood sugar (FBS)	공복 시 혈당	• 8시간에서 10시간 공복 후 혈액 채취하여 혈당을 측정
free thyroxine index (FTI, T7)	유리 갑상선 호르몬 지수	• 갑상선 기능장애를 진단하기 위해 사용되며, T3와 흡수된 T4의 양에 기초하여 계산한 것
glycosylated hemoglobin test(HbA1c)	당화혈색소 검사	• 혈색소와 결합한 포도당치를 측정하는 검사로서 2~3개월에 걸친 평균 혈당치를 반영하며 당뇨병의 장기간 치료를 평가하는데 사용됨
oral glucose tolerance test(OGTT)	경구 당부하검사	• 공복 시 포도당을 투여한 후 혈장 포도당치를 측정하는 것 • 포도당 투여 2시간에 측정한 혈당치가 200mg/dL이거나 그 이상이면 당뇨병을 의미
radioactive iodine uptake test(RAIU)	방사선 요오드 흡수 검사	• 갑상선의 기능을 평가하는 것으로서, 갑상선이 방사성 요오드를 흡수하는 것을 측정하는 검사
radioimmunoassay(RIA)	방사선 면역분석 검사	• 방사성 호르몬 물질과 특수 항체를 사용하여 혈장 내 호르몬치를 측정하는 검사
thyroid-stimulating hormone level	갑상선 자극 호르몬 수준	• 혈액 내 갑상선자극 호르몬의 양을 측정하는 검사 • 갑상선 항진증 진단과 갑상선대체요법을 받는 환자의 모니터링에 사용
thyroxine level(T4)	티록신수준	• 혈액내의 티록신 양을 직접 측정하는 혈액 검사 • 평균치보다 과도한 수치는 갑상선 항진증을 나타내고 평균보다 적은 수치는 갑상선 저하를 나타냄
thyroxine-binding globulin(TBG) test	타이록신 결합 글로불린검사	• 혈액 내 T4와 결합하는 주단백질을 측정하는 검사
water deprivation test	수분 제한 검사	• 요붕증의 여러 가능한 원인 중 발병 원인을 감별

5) 약어(Abbreviations)

약어	원어	의미
ACTH	adrenocorticotropic hormone	부신피질자극호르몬
ADH	antidiuretic hormone	항이뇨호르몬
BMR	basal metabolic rate	기초대사율
DI	diabetes insipidus	요붕증
DM	diabetes mellitus	당뇨병
FBS	fasting blood sugar	공복 시 혈당
FSH	follicle-stimulating hormone	난포자극호르몬
FTI, T7	free thyroxine index	유리 갑상선 호르몬지수
GH	growth hormone	성장호르몬
HbA1c	glycosylated hemoglobin	당화혈색소 검사
IDDM	insulin dependent diabetes mellitus	인슐린 의존성 당뇨병
LH	luteinizing hormone	황체형성호르몬
NIDDM	non-insulin dependent diabetes mellitus	비인슐린 의존성 당뇨병
OGTT	oral glucose tolerance test	경구 당부하검사
PTH	parathyroid hormone	부갑상샘 호르몬
RAIU	radioactive iodine uptake	방사성 요오드 섭취율
RIA	radioimmunoassay	방사선 면역분석검사
T4	tetraiodothyronine, thyroxine	테트라요오드타이로닌, 타이록신

EXERCISES

1

다음 그림을 보고 해부학적 명칭을 쓰시오.

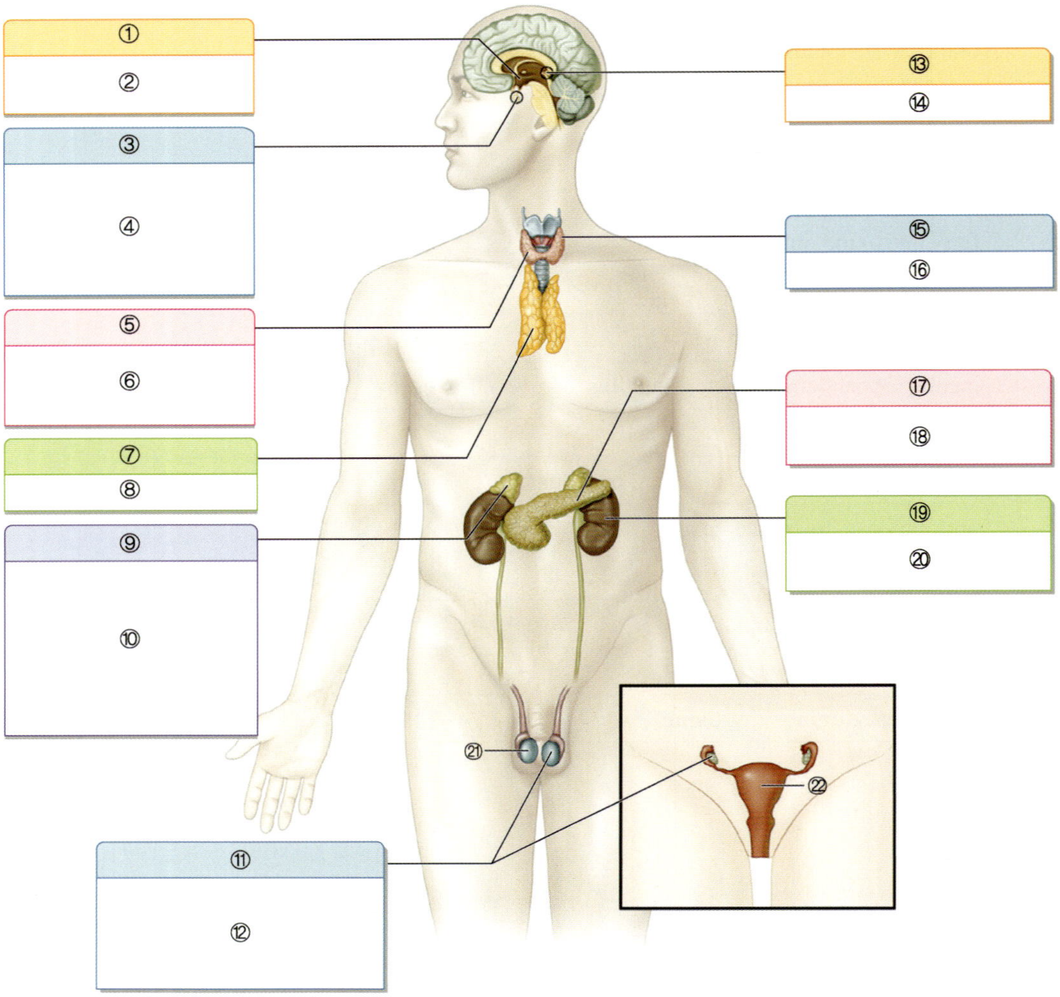

2

임상사례 (Clinical case)

52세 황씨는 최근 두통(①), 복시(②), 시력 상실(③), 코(④), 입술(⑤), 귀(⑥), 혀(⑦)의 비대, 손발 비대 증상이 나타났다. 내분비 검사 후 뇌하수체 기능 항진증(⑧)인 말단비대증(⑨) 진단을 받게 되었다.

3

임상사례 (Clinical case)

45살 정 여사는 최근 다뇨(①), 다갈(②), 두통(③), 식욕부진(④), 체중 감소(⑤), 탈수(⑥) 증상이 심해져 병원을 방문하게 되었다. 수분제한검사(⑦) 및 요비중 검사(⑧)를 통해 요붕증(⑨)이란 진단을 받게 되었다. 병원 치료 후 이뇨작용이 있는 커피와 차 등은 섭취를 금할 것을 교육 받으며 퇴원하였다.

4

임상사례 (Clinical case)

폐경기(①)에 가까워온 박 여사는 요즘 들어 피부에 홍반(②)이 생기고 머리카락은 가늘고 부드러워지고 체중감소(③), 오심(④), 설사(⑤), 복통(⑥)이 나타나고 가끔씩 심계항진(⑦)을 느낀다. 목을 만져보니 갑상선(⑧) 비대(⑨)가 느껴져 병원을 방문하게 되었다. 갑상선 기능항진증(⑩)인 Grave's disease을 진단받고 전체 갑상선 절제술(⑪)을 받았다. 수술 한 후 출혈(⑫), 호흡곤란(⑬), 회귀후두신경 손상(⑭), 저칼슘성 테타니(⑮), 갑상선 위기(⑯)가 나타나지 않는지 관찰하였다.

5

임상사례 (Clinical case)

갑상선 절제술(①)을 한 박 여사는 무기력(②)해지고 부정맥(③)이 나타나 병원을 방문하게 되었다. 간호사의 신체사정 시(④) 검사(안면신경의 과흥분상태), (⑤)검사(팔을 혈압기 커프로 압박할 시 손과 손가락에 강직)에서 양성 반응이 나타나 부갑상선 기능 저하증(⑥)으로 진단 받았다. 치료 및 간호로 Ca gluconate, Ca chloride, 기도 개방, 칼슘 및 vit D제제 투여를 받았다.

6

임상사례(Clinical case)

80대 김 할아버지는 최근 팔(①)과 다리(②)에 쉽게 멍(③)이 들고, 얼굴(④)에 여드름(⑤)이 나고 달덩이 같은 얼굴(⑥)로 변하였다. 또 얼굴과 몸에 털이 증가하고 복부(⑦)는 비만(⑧)이 되고 사지(⑨)는 가느다란 해져서 병원을 방문하게 되었다. 일반적인 검사를 통해 김 할아버지는 쿠싱 증후군(⑩)을 진단받게 되었다. 외과적인 방법으로 부신절제술(⑪)을 받고 평생 호르몬 투여를 받아야 한다고 교육을 받고, 영양교육으로 고단백, 저염식, 저칼로리, 저탄수화물식이를 하라고 설명을 들었다.

7

임상사례(Clinical case)

35살 황씨는 잦은 야간으로 인해 많은 피로(①)가 쌓인 가운데 최근 체중감소(②)가 심해졌고, 다뇨(③), 다갈(④), 다식(⑤) 증상이 나타나 병원을 방문하게 되었다. FBS(⑥) 130mg/100ml, 경부 당부하 검사(⑦), 당화혈색소 분석(⑧) 10%로 당뇨병(⑨)을 진단받게 되었다. 식이요법과 운동을 통해 혈당을 조절하려고 노력하였으나 당이 조절되지 않아 발(⑩)에 괴사(⑪)가 초래되어 발 관리를 받고 있다.

8

갑상선 기능저하로 발생되는 질환를 표현한 용어는 무엇인가요?

① glycosuria ② goiter ③ hyperthyroidism
④ hypothyroidism ⑤ thyrotoxicosis

Answer |

1. 해부학용어 참조 **2.** ① headache, ② double vision, ③ loss of sight, ④ nose, ⑤ lips, ⑥ ear, ⑦ tongue, ⑧ hyperpituitarism, ⑨ acromegaly **3.** ① polyuria, ② polydipsia, ③ headache, ④ anorexia, ⑤ weight loss, ⑥ dehydration, ⑦ water deprivation test, ⑧ specific gravity of urine, ⑨ diabetes insipidus **4.** ① menopause, ② erythema, ③ weight loss, ④ nause, ⑤ diarrhea, ⑥ abdominal pain, ⑦ palpitation, ⑧ thyroid gland, ⑨ hypertrophy, ⑩ hyperthyroidism, ⑪ thyroidectomy, ⑫ bleeding, ⑬ dyspnea, ⑭ recurrent laryngeal nerve injury, ⑮ hypocalcemia tetany, ⑯ throid crisis **5.** ① thyroidectomy, ② lethargy, ③ arrhythmia, ④ Chvostek's sign, ⑤ Trousseau's sign, ⑥ hyporparathyroidim **6.** ① arm, ② leg, ③ contusion, ④ face, ⑤ acne, ⑥ moon face, ⑦ abdomen, ⑧ obesity, ⑨ limbs, ⑩ Cushing's syndrome, ⑪ adrenalectomy **7.** ① fatigue, ② weight loss, ③ polyuria, ④ polydipsia, ⑤ polyphagia, ⑥ fasting blood sugar(FBS), ⑦ oral glucose tolerance test(OGTT), ⑧ glycosylated hemoglobin(HbA1c) test, ⑨ diabetes mellitus, ⑩ foot, ⑪ ulcer **8.** ④

미로찾기

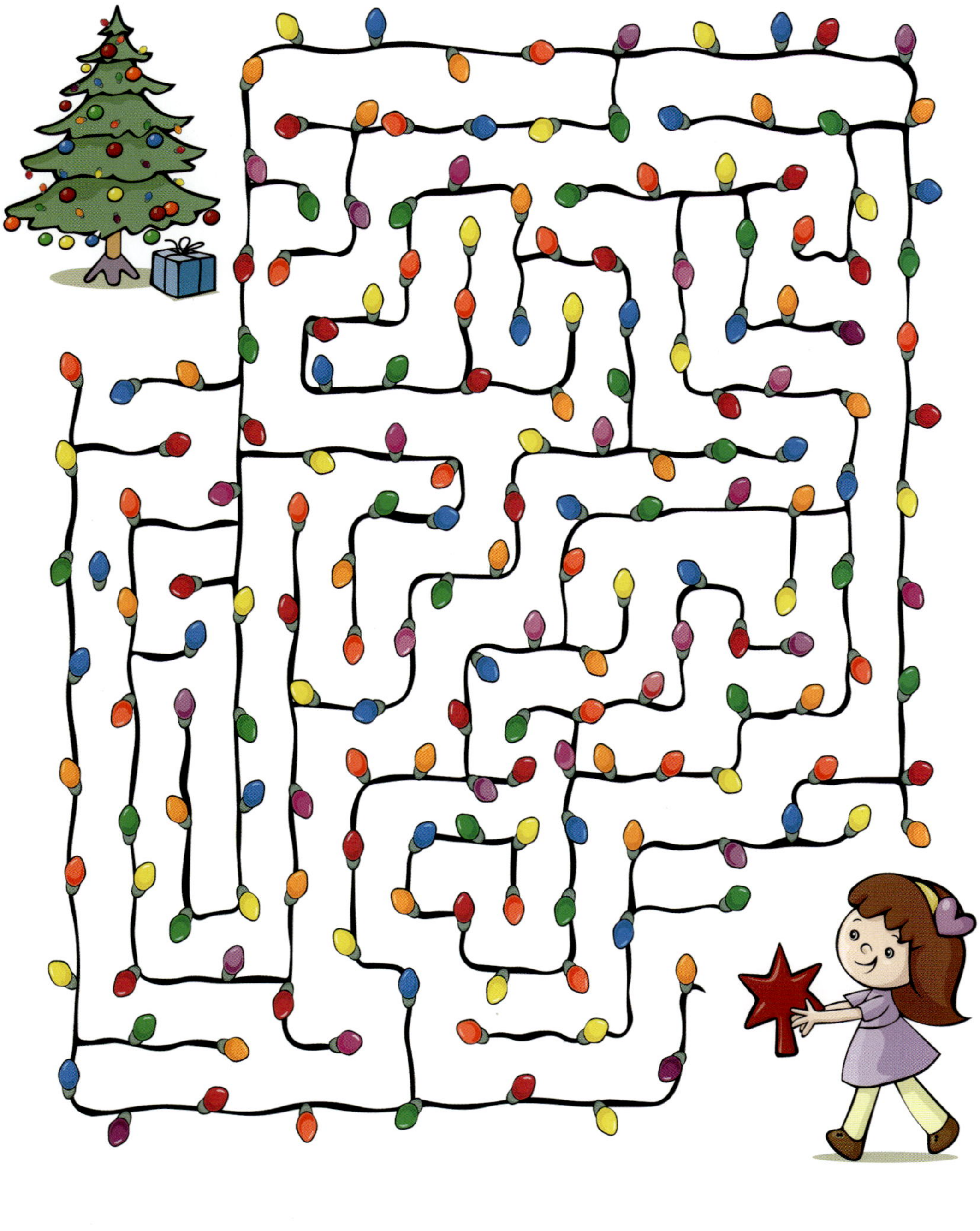

MEDICAL TERMINOLOGY

MEDICAL TERMINOLOGY

12

C.H.A.P.T.E.R

남성생식계

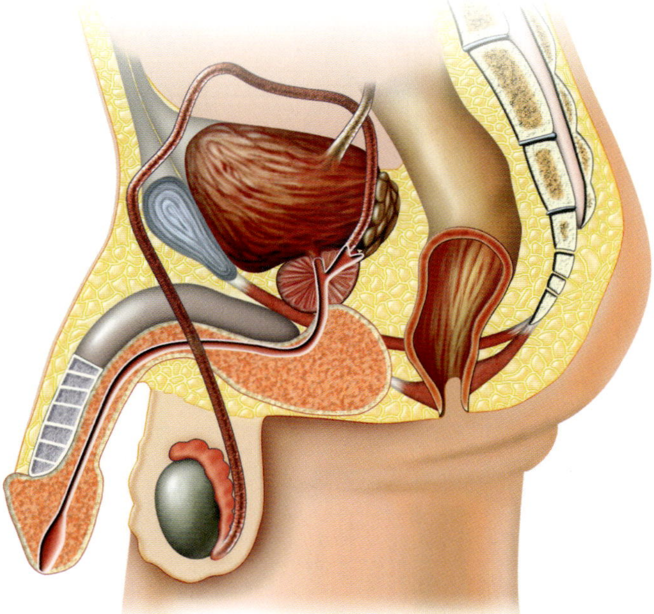

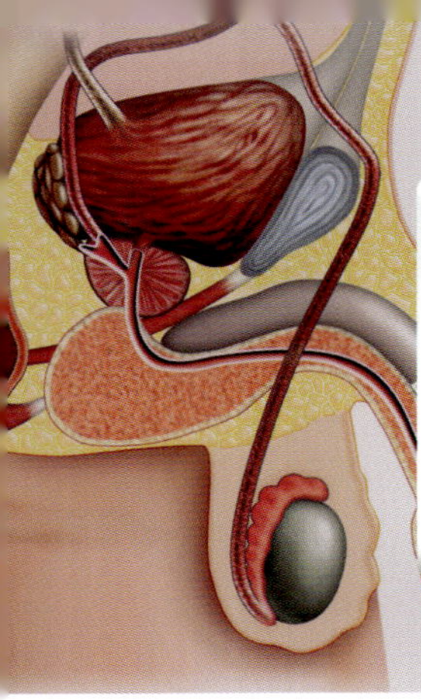

MEDICAL TERMINOLOGY

12 CHAPTER

남성생식계
Male Reproductive System

1 해부학적 용어(Anatomical terms)

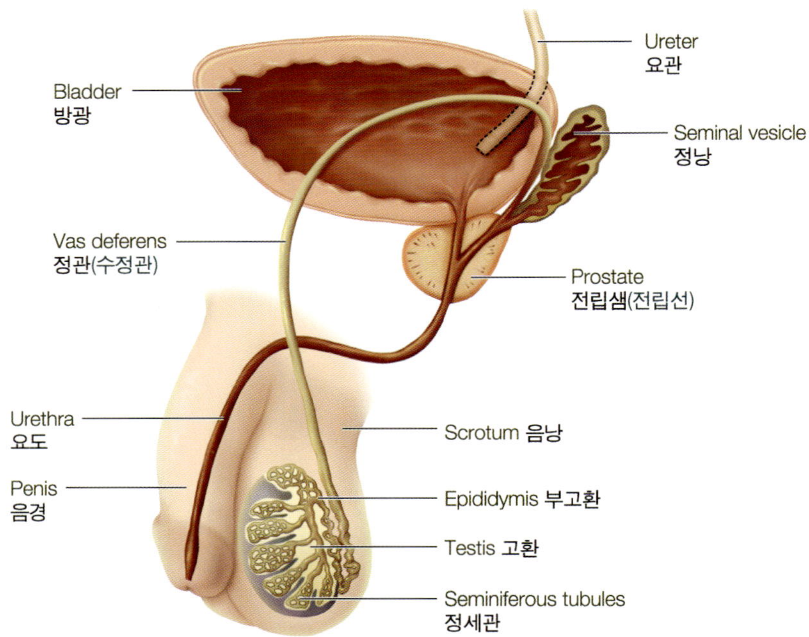

그림 12-1 남성 생식관과 부속샘의 연결

용어	의미	설명
Cowper's glands, bulbourethral glands	쿠퍼선, 요도구선	• 전립선 아래 위치하며, 요도의 액체(fluid)를 분비
ejaculation	사정	
epididymis, epididymides	부고환	• 정자의 저장, 이동, 성숙을 제공하는 고환 위의 꼬불꼬불한 관이며 정관으로 이어짐
genitalia(genitals)	성기, 생식기	
glans penis	음경귀두	• 음경 끝부분의 팽대한 부분

용어	의미	설명
penis	음경	• 2개의 음경해면체와 1개의 요도해면체를 피부와 피하조직이 싸고 있는 남성 외부생식기. 가운데는 요도에 의해 관통되고 있으며, 음경(penis)의 끝은 피부가 접혀져 있어 음경귀두를 싸고 있는데 이를 포피(foreskin)라 함
prostate gland	전립선	• 방광 아래에 위치하여, 요도의 가장 아랫부분을 둘러싸고 있음 • 정액(semen)의 한 성분이 되는 알칼리성 분비물을 형성하는 선(gland)으로, 이 분비물은 요도(urethra)의 산도를 중화시켜 정자(sperm)의 운동성(motility)을 유지해줌
scrotum	음낭	• 고환, 부고환을 싸고 있는 주머니로 복벽의 일부가 돌출되어 형성된 것
semen	정액	• 사정 시에 분비되는 액체로 정자, 정액 및 다른 분비물로 구성
seminal vesicles	정낭	• 두 개의 주선은 정관으로 열린 방광의 기저에 위치하고, 선은 정액을 만드는 진한 액체를 분비
seminiferous tubules	정세관	• 고환 속에 있고 정자가 발육하는 가는 관으로 고환 내 900개의 꼬인관
sperm	정자	• 난자와 결합할 때 아주 작은 남성 배아 세포는 배아로 발달되는 수정란을 생산
testis, testicle	고환	• 첫 번째 남성 성기관, 한 쌍의 타원형 모양으로 음낭 내에 위치함 • 정자와 테스토스테론을 생산
testosterone	테스토스테론	• 주요 남성호르몬으로서 기능은 남성생식기관의 발달과 수염과 같은 이차성징의 발달을 자극하는 것임
urethra	요도	
vas deferens, ductus deferens, seminal duct	정관	• 정자를 부고환에서 요도로 운반하는 관으로, spermatic cord(정삭)는 신경, 림프, 동맥과 정맥과 함께 각각의 정관을 둘러싸고 있음 • 정관은 방광과 연결되어 있고 요도를 통해 소변을 배출

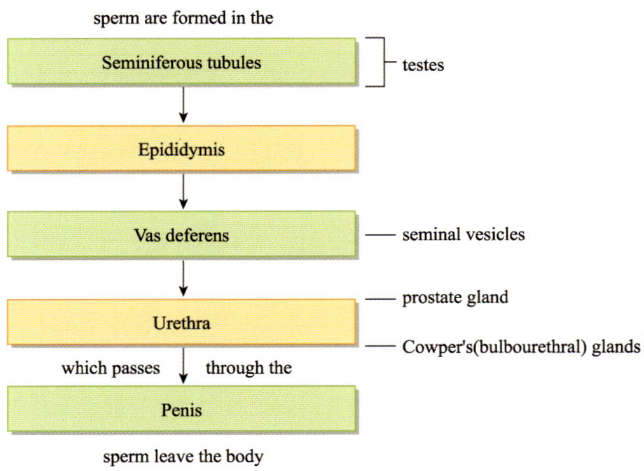

그림 14-2 The passage of sperm from the seminiferous tubules in the testes th the of the body

2 의학용어(Medical terms)

1) 어근, 접두사, 접미사(Root, Perfix, Suffix)

어근(Root)	의미(meaning)
test/o; orchid/o	testicle; testis 고환
prostat/o	prostate gland 전립샘
vas/o	vas deference 정관

2) 증상 및 병리적 용어(Symptomatic & Pathologic terms)

용어	의미	설명
adenocarcinoma of prostate, prostate cancer	전립선암	
andropathy	남성병증	• 남성질환(고환염과 같이 남성에게 나타나는 질환)을 말함
anorchism	무고환증	• 선천적으로 편측 또는 양측 고환이 없는 경우를 말함
azoospermia, aspermia	무정자, 정자결여증	• 정자가 없는 상태(정액 혹은 사정 시 정자가 없는 상태)
balanitis	귀두염	
balanorrhea	귀두루	• 음경귀두에서 배출되는 분비물

용어	의미	설명
benign prostatic hypertrophy(BPH)	양성전립선 비대증	• 60세 이상 남성에게 흔히 발생하며, 전립선이 비대되어 요도(urethra)를 누르면, 충분한 배뇨를 하지 못하며, 요정체, 요로감염증, 수신증(hydronephrosis)이 나타남 • 치료는 전립선절제술(prostatectomy)을 시행하는데, 특히 요도(urethra)를 통해 전립선 조직을 잘라내는 시술을 경요도절제술(transurethral resection of prostate TUR or TURP)이라 함
cryptorchism	잠복고환	• 고환이 음낭 속으로 내려오는 것이 정지되어, 복강이나 서혜관 내에 위치하는 상태로(태아기 동안 고환은 신장 주변의 복강에서 발달되어지며, 출생 전 음낭으로 하강하게 된다), 고환고정술(orchiopexy)을 시행
epididymitis	부고환염	
epispadias, epispadia	요도상열	• 요도가 음경 위의 표면쪽으로 열려있는 상태로 치료는 요도성형술(urethroplasty)을 시행
Erectile dysfunction(ED)	발기부전	• 성교 시 충분히 발기되지 않거나 혹은 발기 상태를 유지할 수 없는(impotence라고도 함) 상태
hydrocele	음낭수종	• 고환 내 또는 정관을 따라 액체가 저류한 상태로 음낭이 부어오르며, 외과적으로 수류절제술(hydrocelectomy)이 필요하기도 함
oligospermia	정자감소증	• 정자의 수가 부족한 상태(정액 속에 정자가 부족한 것으로 불임의 원인으로 작용)
orchiepididymitis	고환 부고환염	
orchitis, orchiditis, testitis	고환염	
phimosis	포경	• 포피구가 작거나 귀두와 유착되었기 때문에 포피가 반전이 불가능한 상태로, 치료는 포경수술(circumcision)을 시행
priapism	지속발기증, 음경강직증	• 비정상적으로 발기가 지속되는 상태로 통증과 압통이 동반
prostatitis	전립선염	
prostatocystitis	전립선방광염	
prostatolith	전립선결석	
prostatorrhea	전립선루	• 전립선에서 배출되는 분비물
prostatovesiculitis	전립선 정낭염	

용어	의미	설명
testicular carcinoma	고환암	• 고환의 악성종양으로, 융모막암(choriocarcinoma), 태생기 암(embryonal carcinoma)정상피종(seminoma), 기형암종(teratocarcinoma) 등이 있음 • 방사선치료(radiotherapy), 화학요법(chemotherapy), 고환절제술(orchiectomy) 등으로 치료

Exercises 다음의 용어들을 읽고 관련 있는 것끼리 연결하세요.

hydrocele •	• 고환염
anorchism •	• 음낭수종
aspermia •	• 잠복고환
cryptorchism •	• 무고환증
orchitis •	• 무정자

3) 치료 및 수술 용어(Treatment & Surgical terms)

용어	의미	설명
balanoplasty	귀두성형술	
castration	거세술	
circumcision	포경수술	• 포경(phimosis)시 시행하며, 포피를 절개하여 귀두가 항상 보이도록 하는 수술 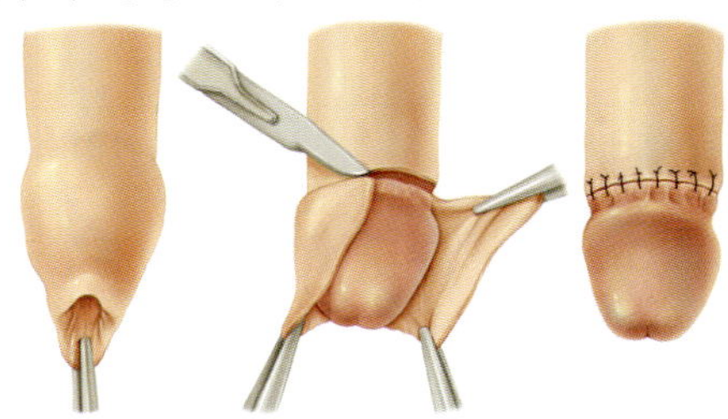
epididymectomy	부고환절제술	
hydrocelectomy	음낭수종절제술	
orchidopexy, orchiopexy	고환고정술	
prostatectomy	전립선절제술	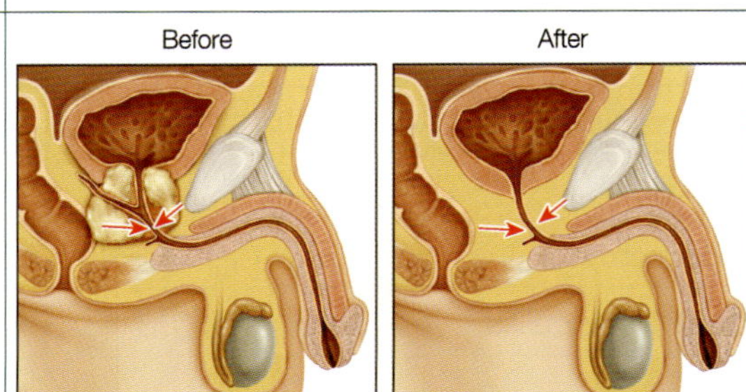

용어	의미	설명
radical prostatectomy(RP)	근치적 전립선 절제술	• 정낭, 정관의 경우에 따라서는 골반의 림프절과 함께 전립선을 제거하는 수술 • 치골 뒤 회음부 접근이나 복강경으로 시행되며 전립선암 치료에 이용
transurethral incision of the prostate gland(TUIP)	경요도 전립선 절개술	• 전립선과 방광 경부를 작게 절개함으로 요도를 넓히는 수술적 시술로 전립선 조직은 제거하지 않음 • TUIP는 전립선 비대가 심하지 않은 경우 TURP 대신 시행되어지는 방법
transurethral resection of the prostate gland(TURP)	경요도 전립선 절제술	• 요도에 삽입된 절제경으로 전립선 조직들을 제거
vasectomy	정관절제술	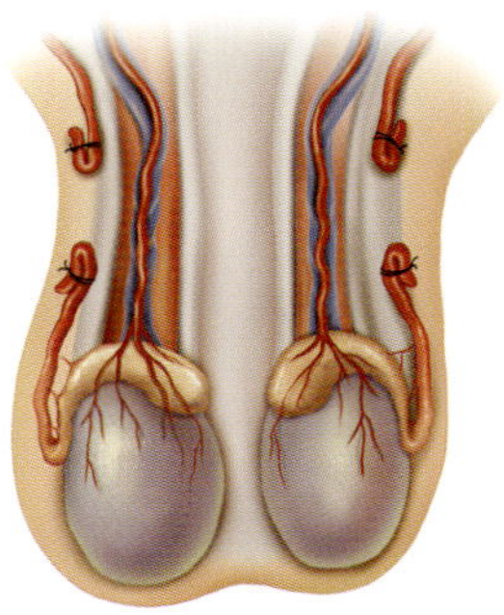
vasovasostomy	정관문합술	• 정관수술을 시행한 남성을 대상으로 양쪽 정관을 인위적으로 연결하여 기능을 회복시켜주는 수술
vesiculectomy	정낭절제술	• 정낭의 적출술

4) 진단 검사(Laboratory & Special procedures)

용어	의미	설명
digital rectal examination (DRE)	직장수지검사	• 의사가 손가락을 직장 안으로 삽입하여 직장벽을 통해 전립선의 모양과 크기를 진단하는 신체 검사법 • 전립선 비대증과 전립선암을 진단하기 위해 시행 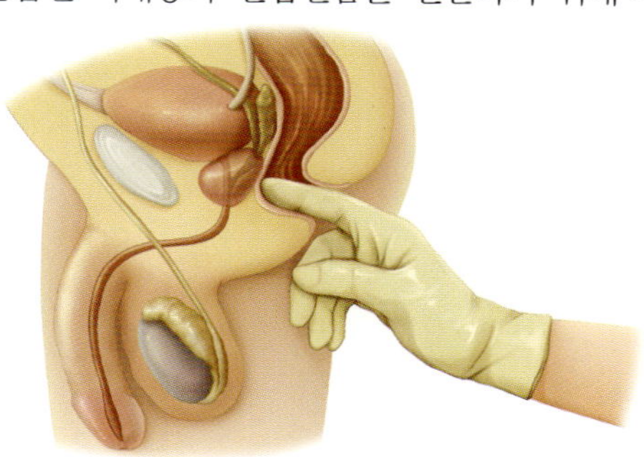

용어	의미	설명
prostate-specific antigen (PSA)	전립선특이항원	• 혈액 속 전립선 특이 항원의 수치를 측정하는 혈액검사
semen analysis	정액분석	
transrectal ultrasound	경직장 초음파	• 전립선암을 진단하기 위해 시행하는 초음파 검사로 직장 안에 삽입한 변환기에 의해 음파를 주고 받음 • 음파는 전립선 영상으로 전환되어짐 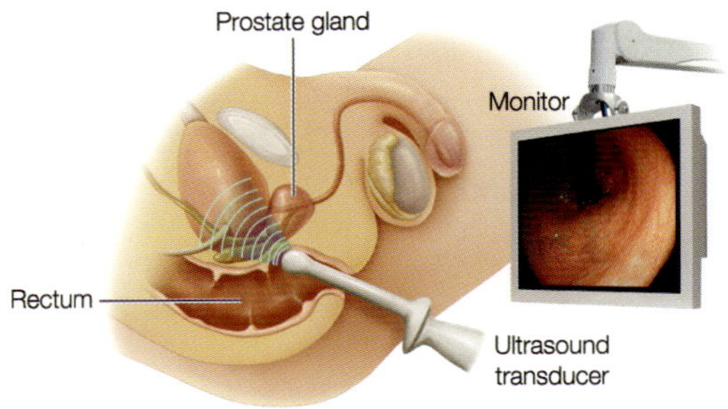
transurethral microwave thermotherapy(TUMT)	경요도 초단파 열치료	• 초단파열을 사용하여 과도하게 비대된 전립선을 제거하는 치료법

5) 약어(Abbreviations)

약어	원어	의미
BPH	benign prostatic hypertrophy	양성전립선 비대증
DRE	digital rectal examination	직장수지검사
TUIP	transurethral incision of the prostate gland	경요도 전립선 절개술
TURP	transurethral resection of the prostate gland	경요도 전립선 절제술

1

다음 그림을 보고 해부학적 명칭을 쓰시오

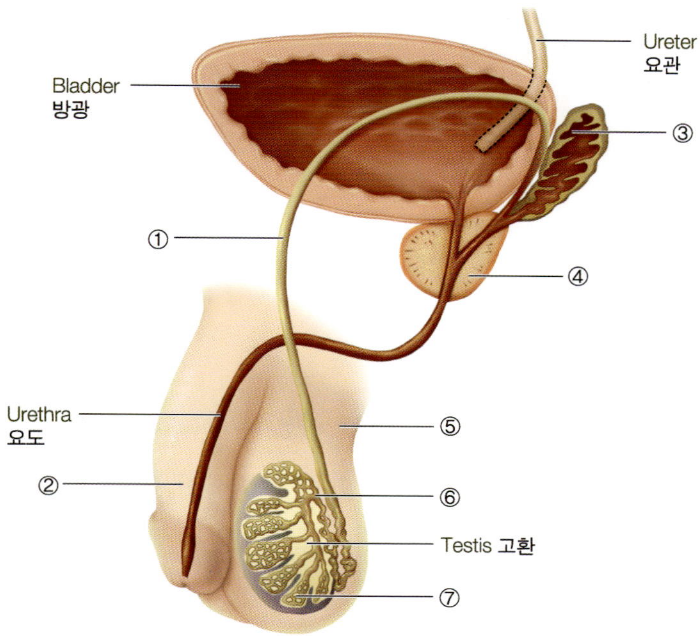

2

임상사례 (Clinical case)

마을에 건강검진을 나와 처음으로 건강검진을 받아본 황 할아버지는 직장수지검진(①)을 통해 전립샘비대증(②)을 진단받았다. 면담 시 배뇨곤란(③), 혈뇨(④), 야뇨증(⑤), 감소된 소변 줄기, 소변을 본 후 방울방울 떨어진다고 이야기 했다. 진료 후 경요도 초단파 열치료(⑥)를 받은 후 출혈(⑦)과 카테터(⑧)의 배액 상태를 확인하고 24시간 침상 안정 후 조기이상, 심호흡(⑨), 기침(⑩)을 격려하였다.

3

고환이 음낭 속으로 내려오는 것이 정지되어, 복강이나 서혜관 내에 위치하는 상태를 표현한 용어는 무엇인가요?

① aspermia ② cryptorchism ③ hydrocele
④ phimosis ⑤ prostatitis

Answer |

1. 해부학용어 참조 2. ① digital rectal examination(DRE), ② prostate hypertrophy, ③ dysuria, ④ hematuria, ⑤ nocturnal enuresis, ⑥ transurethral microwave thermotherapy(TUMT), ⑦ bleeding, ⑧ cather, ⑨ deep breathing, ⑩ cough 3. ②

상처와 힐링

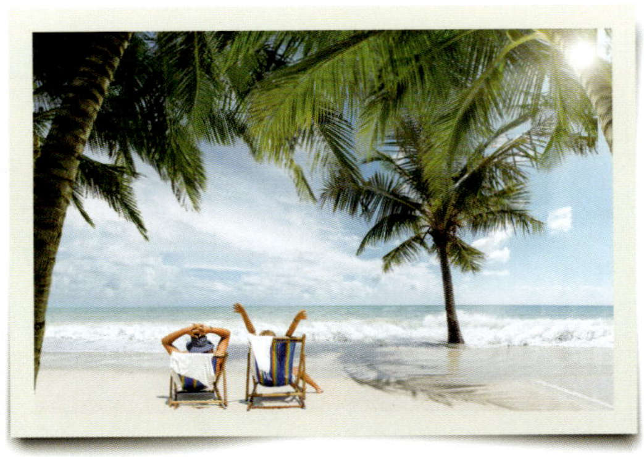

진짜 치유는 상처와 정면으로 대면하는 데에서 시작된다.
절망의 바닥에서 비로소 시작되는 상처와의 건강한 싸움

언제부터인가 '힐링'이라는 말이 우리 삶의 거의 모든 영역에서 회자되고 있다. 도처에 힐링이라는 기표가 떠다닌다는 것은 우리가 그만큼 아프다는 뜻이다. 얼마나 괴롭고 힘들면, 얼마나 상처가 깊으면 매사에 힐링을 외치겠는가. 힐링이라는 말은 '헬조선'이라는 말과 더불어 우리 사회의 병리현상을 잘 보여주는 단어다. 힐링은 이제 우리 모두에게 다급하고 절실한 현실이 되어 힐링과 관련된 '장사'도 성황이다. 바야흐로 힐링이 산업이 된 것이다. 힐링 여행, 힐링 패키지, 힐링 메뉴, 힐링 캠프, 힐링 연수, 힐링 콘서트, 힐링 뮤지컬, 힐링 문화체험, 힐링 드라마, 힐링 파크, 힐링 육아교실, 힐링 축제, 힐링 데이트, 힐링 인문학 등등 셀 수 없이 다양한 힐링 '상품'이 성행하고 있다. 이 정도면 우리나라 사람들은 거의 대부분 환자들이라는 것이 아닌가. 도대체 세계 어느 나라에서 이렇게 힐링이 구호가 되고, 상품이 되고, 산업이 되고 있을까.

상처와 힐링에도 개인적 · 사회적 차원이 있다. 사회 단위의 힐링은 대체로 요원하며 당장 이뤄지지 않는다. 그러다 보니 사람들은 사적인 차원에서 힐링을 찾는다. 그러나 구조적인 문제가 힐링 상품의 사적인 소비로 해결될 리 만무하다. 힐링 상품은 소비의 대가로, '힐링 받았다'는 순간의 판타지를 선사한다. 마치 최면술에 걸린 사람처럼 힐링 받았다고 느낄 때, 소비자들은 치유를 받고 있는 것이 아니라 힐링의 환상을 소비하고 있는 것이다.

힐링 상품에 몰려드는 사람들은 대부분 자신의 내부와 대면하기를 두려워한다. 그것은 마치 괴물의 심연을 들여다보는 것처럼 고통스러운 일이기 때문이다. 그래서 힐링을 찾는 대부분의 사람들은 상처를 들여다보는 대신 회피하고 있는 편을 택한다. 힐링 상품들은 대부분 일시적으로 이 '회피하기'와

'잊기'를 도와주는 마취제 혹은 진통제 같은 것이다. 그러니 문제는 힐링 받은 여행, 힐링 받은 음식점, 힐링 받은 바닷가의 호텔 등 힐링 받은 그 모든 공간에서 돌아오는 순간, 다시 그들을 빤히 쳐다보고 있는 상처와 대면하게 되는 것이다. 해결되지 않은 질환은 계속적인 치유를 요구한다. 힐링이 꼬리에 꼬리를 물고 다른 힐링에 대한 요구로 이어지는 이유가 바로 이것이다. 그러니 온 나라가 힐링 문화, 힐링 산업, 힐링 소비로 가득 차게 되고, 사람들은 입만 열면 힐링 이야기를 한다. 문제는 그 어느 힐링 '시장'에도 진정한 힐링은 없다는 것이다.

그러므로 상처를 대면하는 방식에 대해 고민하지 않으면 안 된다. 상처는 달콤한 판타지로 피하거나 덮는다고 치유되는 것이 아니다. 값싼 위로는 짧은 시간으로 끝날뿐더러 상처와 진정으로 대면할 수 있는 기회를 지연시킨다는 점에서 (치유는커녕) 질환을 더욱 깊게 만들 뿐이다. 진짜 치유는 상처와 정면으로 대면하는 데서 시작된다. 상처를 열고 그 내부를 들여다보며 그것의 원인을 고통스럽게 분석할 때 제대로 된 힐링이 시작된다. 물론 이 과정은 마치 쓴 약과도 같아서 괴롭고 견디기 힘들 것이다. 그러나 절망의 바닥까지 내려가지 않는 한 상처의 원인은 보이지도 않고 실감으로 다가오지도 않는다. 오히려 바닥까지 내려가지 않는 한 상처의 원인은 보이지도 않고 실감으로 다가오지도 않는다. 오히려 바닥까지 내려가 모든 것을 다 보았을 때, 되튀어 오르는 것 외에 다른 방법이 없을 때 상처와의 건강한 싸움이 비로소 시작되는 것이다.

이 경우에도 우리가 잊지 말아야 할 것이 있다. 질환에도 층위가 있다는 사실이다. 사회적 질환과 개인적 질환은 늘 맞물려 있고 뒤섞여 있어 잘 구분이 가지 않는다. 사회적 질환은 개인의 사적 경험을 통해 해결되지 않는다. 그러나 힐링 산업은 개인적 차이를 무시하고 시스템의 문제 또한 건드리지 않는다. 그것은 무차별적이고 평준화된 전략으로, 치유가 아니라 (망각 요법을 통한) '치유로부터의 도피'를 조장한다. 그러니 시장에서 값싼 위로를 기대하며 부족한 시간과 재원을 낭비할 일이 아니다. 진정한 힐링은 환부와 고통스럽게 대면하는 '외로운' 시간에서 시작되기 때문이다.

오민석 문학평론가·단국대 교수 영문학

[출처 : 중앙일보] [삶의 향기] 상처와 힐링

MEDICAL TERMINOLOGY

13

C.H.A.P.T.E.R

여성생식계

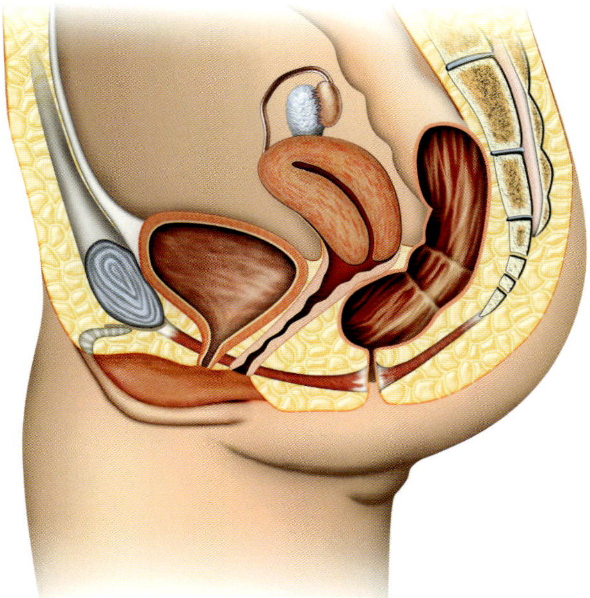

13 CHAPTER 여성생식계 Female Reproductive System

1 해부학적 용어(Anatomical terms)

1) 외음(Vulva) : 여성의 외부생식기를 총칭하며, 다음을 포함한다.

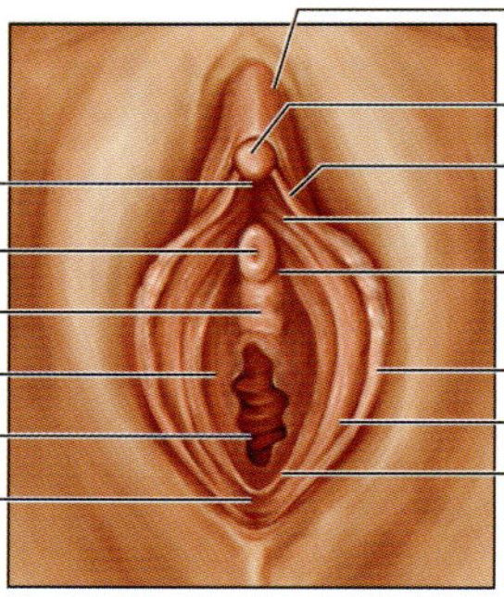

그림 13-1 여성 외부생식기관의 구조

용어	의미	설명
Bartholin's glands	바르톨린선	• 한쌍의 점액분비 선이 질의 양쪽과 질구 바로 위쪽에 위치하며, 성적 자극이 있는 동안 윤활제의 역할을 하는 점액이 분비
clitoris	음핵, 클리토리스	• 남성의 음경에 해당하는 기관으로 요도의 앞쪽에 위치하고 있는 혈관분포가 풍부한 발기성 조직
hymen	처녀막	• 자궁의 입구에 있는 막의 주름(주름막)
labia major	대음순	• 여성의 성기 가장 바깥쪽에 해당하는 부분
labia minor	소음순	• 여성의 생식기 중간에 해당하는 부분
mons pubis	치골구, 음부	
perineum	회음	• 여성과 남성의 골반저부분 • 여성의 경우 대개 질 입구와 항문 사이에 위치하고 있음
vagina	질	• 자궁과 신체 바깥쪽을 연결하는 3인치(7.8cm)의 관
vestibule	전정	• 음핵, 소음순 사이의 함몰부위를 말함

2) 자궁 및 골반 지지구조(Uterus and Pelvic Supporting Structures)

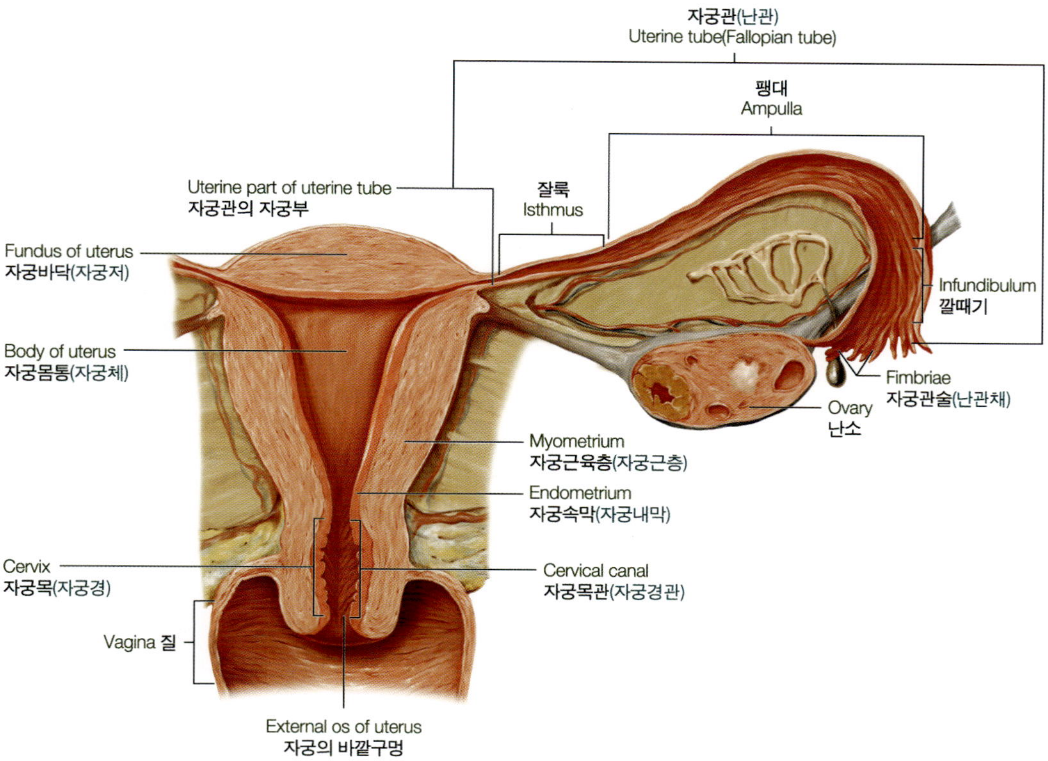

그림 13-2 자궁의 구조

용어	의미	설명
ligament of uterus	자궁인대	• 자궁은 골반강 내에서 광인대(grand ligament), 자궁천골인대(uterosacral ligament), 원인대(round ligament) 등에 의해 지탱
uterus	자궁	• 방광과 직장 사이에 위치하며, 길이는 7.5cm, 가로는 5cm의 크기 –cervix uteri 자궁경 : 자궁경부의 내부를 자궁경관(cervical canal)이라고 하며, 자궁강과 자궁경관의 접합부를 내구(internal os), 자궁경관과 질의 접합부를 외구(external os)라고 함 –corpus uteri 자궁체 : 자궁의 중심 부분으로 자궁체의 내부를 자궁강(uterine cavity)이라 함 –fundus uteri 자궁저 : 둥근 부분 자궁의 위쪽 –isthmus uteri 자궁협부 –uterine wall 자궁벽 ◦ endometrium 자궁내막 : 자궁의 내층, 내막 ◦ myometrium 자궁근층 : 자궁의 근 중간층 ◦ perimetrium 자궁외막 : 자궁 표면을 덮고 있는 바깥 얇은 층

3) 난소와 난관(Ovaries and Fallopian Tubes)

용어	의미	설명
fimbriae	난관채	• 자궁관의 끝에 자유롭게 움직이는 손가락 모양의 돌기
ova(sing ovum)	난자	• 발육, 배출시키는 내분비작용을 하는 기관으로 표면은 회백색이며 피질과 수질로 나눠져 있음
ovaries(sing ovary)	난소	• 아몬드 모양을 닮은 한 쌍의 기관으로 골반 안에 위치. 난자(ovum)의 발육, 배출과 hormone을 생산하는데 그 과정은 다음과 같음 –corpus albicans 백체 : 황체(corpus luteum)는 퇴화하여 회백색의 결합조직인 백체(corpus albicans)로 됨 –corpus luteum 황체 : 파열(rupture)된 그라프 난포(graafian follicle)에서 난자(ovum)가 나가고 난 뒤, 형성되는 황색액체로 찬 선상 집단으로, 만일 난자가 수정이 되면 황체는 커지며 수개월간 존재. 반면에 수정이 되지 않으면 퇴행하고 위축. 황체는 hormone인 progesterone을 분비 –ovarian follicle 난포 : 원시난포(primordial follicle)가 발달되어 그라프난포(graafian follicle)가 되고 그라프난포 속에서 난자(ovum)가 들어있어, 난자가 성숙하면 그라프 난포(graafian follicle)가 터지면서(rupture) 난자(ovum)가 난소(ovary) 밖으로 나와 난관으로 가는데 이를 배란(ovulation)이라 하며, 보통 한 달에 한 번씩 나타남. 난포에서는 hormone인 estrogen을 분비
uterine tubes, oviducts, fallopian tubes, tuba uterina	난관	• 난소(ovary)로부터 난자(ovum)가 자궁(uterus)으로 가는 통로로, 난자(ovum)와 정자(spermatozoa)의 수정(fertilization)이 일어남. 난관은 팽대부(ampulla), 협부(isthmus), 간질부(interstitial, intramural), 누두(infundibulum) 등 4가지 부분으로 구분

4) 유방(Breast)

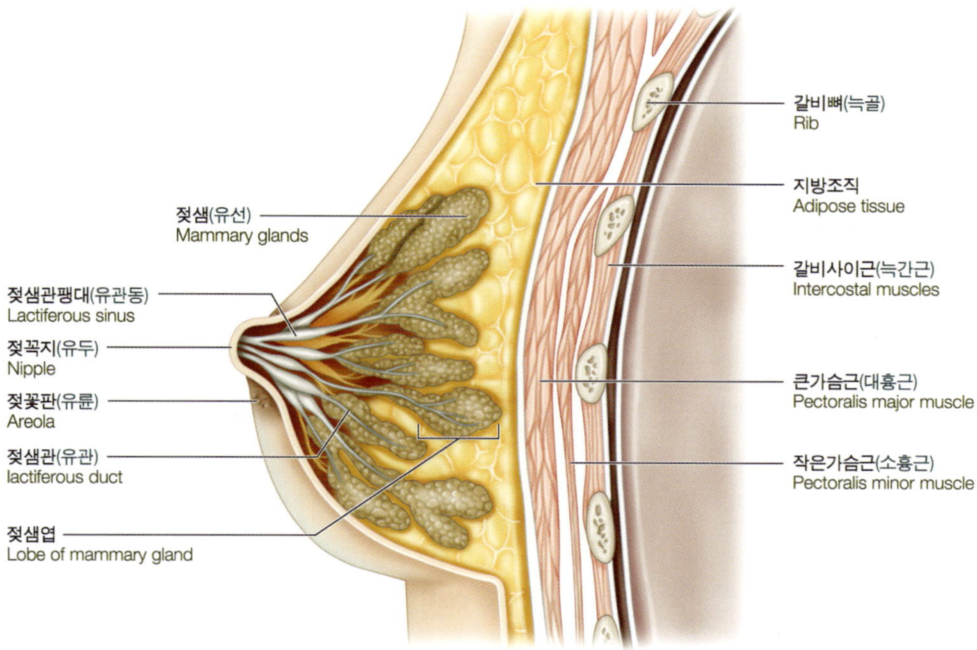

용어	의미	설명
areola mammae	유륜	• 유방 젖꼭지 주병의 착색된 부분
lactiferous ducts	유관	• 젖샘관이며 유선에서 만들어진 분비물을 유두까지 나르는 관
mammary gland	유선	• 여성의 젖을 생성하는 샘으로 각 유방은 15~20로 분할 혹은 엽으로 이루어져 있어 유즙분비 작용으로, 포상조직(alveolus tissue)에서 생성된 우유(milk)는 유관(mammary duct), 팽대부(ampulla), 유관(lactiferous duct)을 통해 유두(nipple)로 유출
mammary papilla	유두, 젖꼭지	• 젖의 한가운데에 도드라진 부분이며 유방 앞표면의 착색된 용기이며, 유선이 그 위에 위치함
nipple	유두	• 젖꼭지 부분

2 의학용어(Medical terms)

1) 어근, 접두사, 접미사(Root, Perfix, Suffix)

어근(Root)	의미(meaning)
colp/o; vagin/o	vagina 질
episi/o; vulv/o	vulva 외음
gynec/o	female 여성
hyster/o; uter/o	urerus 자궁
mast/o; mamm/o	breast 유방
ovari/o; oophor/o	ovary 난소
perine/o	perineum 회음
salping/o	fallopian tube 난관

2) 증상 및 병리적 용어(Symptomatic & pathologic terms)

(1) 외음과 질 질병(Vulva and Vaginal Disease)

용어	의미	설명
atresia of hymen	폐쇄처녀막	• 질폐쇄로 여성의 성기 일부가 막혀있는 상태
atresia of vulva	외음폐쇄	• 외음의 유착
Bartholin adenitis	바르톨린선염	• 바르톨린선 안에 세균이 침입하여 일어나는 염증
colpitis, vaginitis	질염	• 질점막의 세균감염에 의한 염증
rectovaginal fistula	직장질루	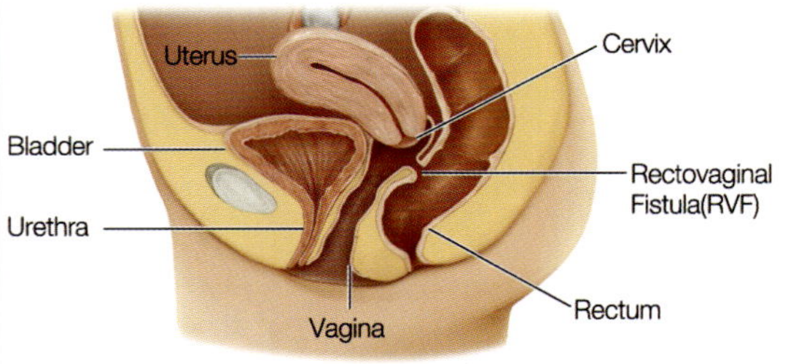
vesicovaginal fistula	방광질루	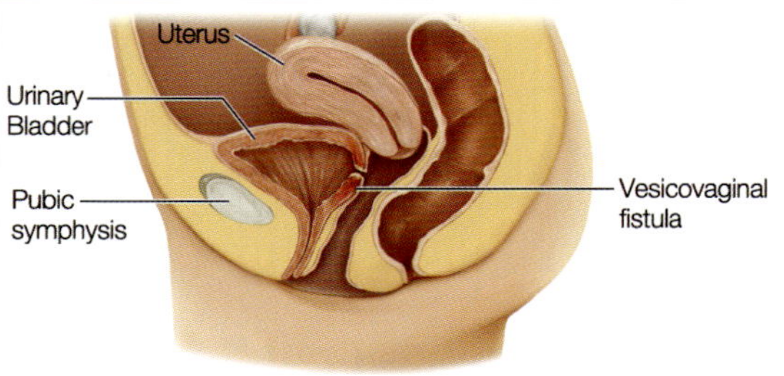
vulvitis	외음염, 음문염	• 대음순과 그 주변에 넓게 일어나는 염
vulvovaginitis	음문질염	• 분만시 질전정, 음문의 상처를 유발하는 것

(2) 자궁과 골반지지 구조 질병(Uterus and Pelvic Supporting Structures Disease)

용어	의미	설명
adenomyosis	샘근육증, 선근증	• 근육내로 자궁내막의 증식상태를 말함
cervical cancer	자궁목암, 자궁경부암	• 세포 형성이상에서 암성으로 진행한 경부의 악성 종양 human papillomavirus(인유두종바이러스)의 감염에 기인
cervicitis	자궁경관염	• 급성 자궁경부염을 곧 치료하지 않으면 만성으로 될 가능성이 많음 • 원인균은 연쇄상구균·포도상구균·임균이며, 증상은 백대하(leukorrhea)가 현저하고, 치료는 항생제나 증상부위의 정도에 따라, 전기소작법(electrocauterization), 냉동요법(cryotherapy), 원추조직 절제술(conization)을 시행
endocervicitis	자궁경내막염	• 자궁경관의 상피세포와 선에 염증이 생기는 상태
endometrial carcinoma	자궁내막암종	• 자궁 내 공간을 덮고 있는 조직으로, 이곳에 발생하는 암을 말함
endometriosis	자궁내막 증식증	• 자궁내막 조직이 난소, 난관, 장, 자궁을 포함한 골반강 내의 내부 여러 곳에서 자궁바깥으로 자란 자궁내막 조직의 비정상적인 조직이 증식하는 상태로, 증식된 자궁내막에서는 생리기간 중 출혈이 이루어짐
endometritis	자궁내막염	• 자궁내막에 국한한 모든 종류의 염증
hysteratresia	자궁폐쇄증	
menometrorrhagia	불규칙 과다 월경, 기능성 자궁출혈	• 월경 시와 월경주기 사이에 자궁으로부터 출혈을 말함
metrorrhagia	자궁출혈	• 불규칙적인 자궁으로 부터의 출혈
myoma of uterus (fibroids)	자궁근종	• 자궁의 평활근과 결합조직섬유의 이상증식에 의하여 근종결절을 만드는 양성종
salpingocele	자궁관헤르니아	• 난관류

(3) 난소와 난관 질병(Ovaries and Uterine Tubes Disease)

용어	의미	설명
Brenner tumor of ovary	브렌너종양	• 난소의 종양으로, 그 구조는 섬유성 결합조직 기질에 상피세포가 줄지어 있는 것
hematosalpinx	자궁관혈증, 난관혈증	• 난관에 혈액이 고인 상태
hydrosalpinx	난관수종	• 난관에 액체가 고인 상태
oophoritis	난소염	• 난소, 난관, 골반결합직 등 골반내장기 염증

용어	의미	설명
oophorosalpingitis	난소난관염	• 난소와 난관에 염증 상태
ovarian cysts	난소낭종	• 난소에 발생하는 낭성 종양으로, 내부가 수액 성분으로 차 있음
pelvic inflammatory disease(PID)	골반염증성 질환	• 자궁을 제외한 골반기관의 염증으로 난관염, 난소염, 자궁내막주위염(endoparametritis)을 포함 • 치료되지 않으면 자궁, 난관, 난소와 다른 골반기관을 포함하여 전이됨 • 상행감염은 불임의 원인이 되며 급성인 경우 태아 패혈증의 결과를 초래
pyosalpinx	난관농증	• 난관에 고름이 있는 상태
salpingitis	난관염	• 난관에 발생하는 염증

(4) 유방 질병(Breast Disease)

용어	의미	설명
amastia	무유방증	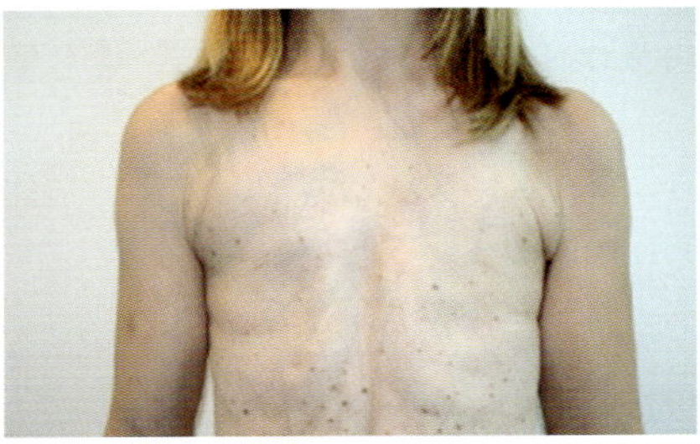
breast carcinoma	유방암	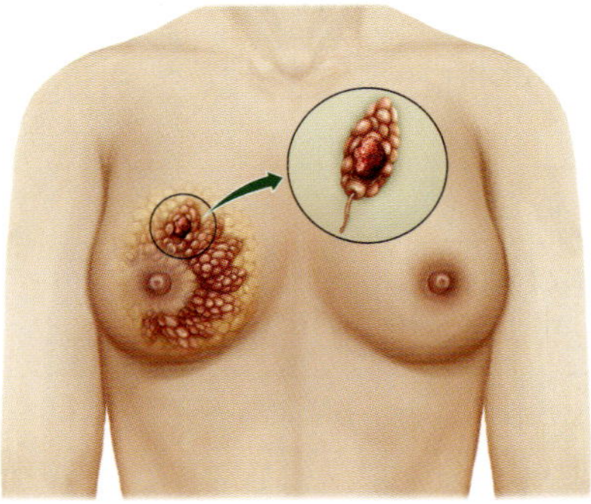
fibrocystic breast disease	유방 섬유낭병	• 유방에 생기는 하나 이상의 양성낭종으로 나타난 장애
mastadenitis	유선염	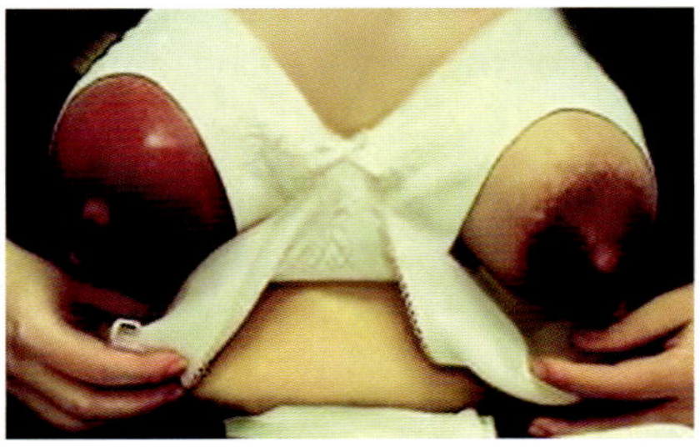

용어	의미	설명
mastitis	유방염	• 유선을 비롯한 유방에 생긴 모든 염증
Paget's carcinoma of nipple		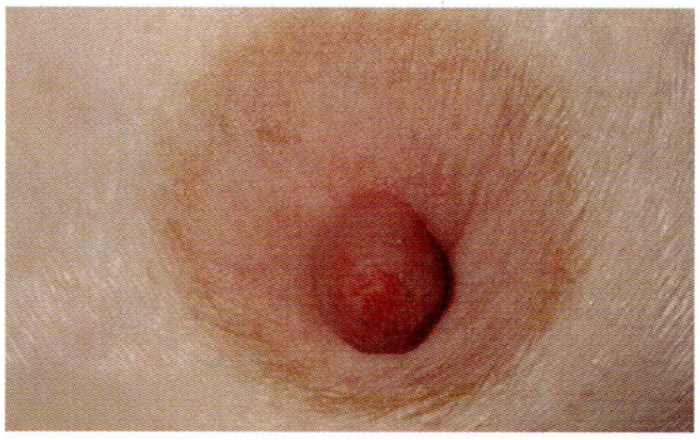

(5) 기타

용어	의미	설명
abortion	낙태, 유산	• 수태의 산물인 배아 또는 생존할 수 없는 태아를 자궁 내에서 만출하는 것
amenorrhea	무월경	• 초경을 경험하지 않은 상태로 원발성과 속발성으로 나눠짐
attitude	태세	• 태아(fetus)의 사지(extremity)와 머리 몸통과의 관계로 대개 태아는 굴곡(flexion) 태세를 갖게 됨
caput succedaneum	산류	• 분만 도중 태아두피 및 피하에 발생하는 부종
cephalopelvic disproportion	아두-골반 불균형	• 태아의 머리가 골반 출구의 경선보다 큰 경우
colostrum	초유	• 분만 후 처음 며칠 동안 젖이 만들어지기 전에 분비되는 유즙액
contraception	피임법, 수태조절	• 원하지 않는 임신을 예방하기 위한 방법
dysmenorrhea	월경곤란증, 월경통	• 월경할 때 간헐적으로 쿡쿡 찌르거나 쥐어짜는 듯한 아랫배 통증
dystocia	난산	• 분만 시간이 길어 모체나 태아에 여러 가지 장애가 일어날 수 있는 상태
eclampsia	자간증	• 임신의 고혈압성 질환으로, 증상은 고혈압(high blood pressure), 부종(edema), 단백뇨(proteinuria), 경련(convulsion)이 있고 심할 경우 혼수(coma)에 빠지기도 함
ectopic pregnancy	자궁외 임신	• 수정된 난자가 자궁강이 아닌, 난관, 난소, 복강 내로 착상된 경우로, 간질임신, 난관임신, 난소임신, 복강임신 등이 있음. 이중 90%는 난관임신
embryo	배아	
fetus	태아	• 임신 초기부터 출생 시까지의 임신된 개체
gestation	임신	

용어	의미	설명
gravida	임부	• 발육을 계속하는 수정란을 그의 체내에 포용하는 상태
gynecomastia	여성형 유방	• 남성유선의 과도한 발육상태를 말함 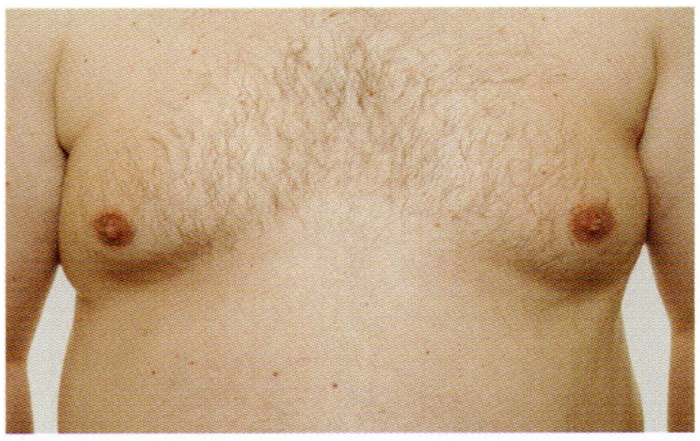
hydatidiform mole	포상기태	• 임신 초기에 수정란 융모막(chorion)의 수포성 증대현상으로 질출혈이 있고, 자궁이 지나치게 커지고, 태동이 없으며, 육안적으로 포도송이처럼 보임 • 단순한 양성(benign)으로 나타나지만 포상기태가 발병된 후 악성(malignant)인 융모막암(choriocarcinoma)이 속발될 수도 있음
hydramnios	양수과다증	• 양수량이 2,000cc 이상일 때
hyperemesis gravidarum	임신오조	• 임신 중의 악성구토
infertility	불임증	• 자손의 생산능력이 감소 또는 상실된 상태
labor	분만, 출산, 진통	
leukorrhea	백대하	• 질 및 자궁 강에서 배출되는 백색의 점소성 분비물
linea nigra	흑선	• 임신 후기에 나타날 수 있는 배꼽부터 치골부까지의 복부에 있는 진한 선 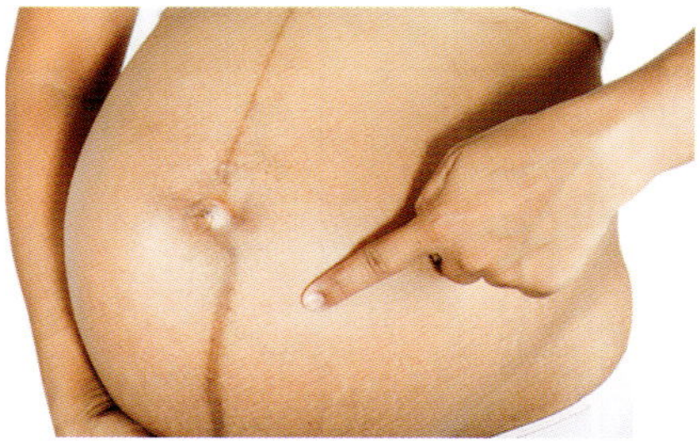
lochia	오로	• 분만 후 제1주 또는 제2주 사이에 나오는 자궁과 질의 분비물로 적색오로(lochia urbra), 장액성 오로(lochia serosa), 백색 오로(lochia alba)의 순서로 나타남
mastalgia, mastodynia	유방통, 유선통	• 유방 부위의 통증을 느끼는 것
meconium	태변	• 태아의 대장 내용물을 말함
menarche	초경	• 처음 월경이 나타나는 것

용어	의미	설명
menopause	폐경	• 여성이 나이가 들면서 난소가 노화되어 기능이 떨어지면 배란 및 여성호르몬의 생산이 더 이상 이루어지지 않는데, 이로 인해 나타나는 현상
menorrhagia, hypermenorrhea	월경과다	• 정규적인 주기의 월경에 일어나는 과도의 자궁출혈이며 월경기간이 보통보다 길어지는 상태
metrorrhagia	(부정)자궁출혈	• 생리기간 이외에 자궁으로부터 출혈이 있는 경우
multipara	경산부	• 분만 시 출산아의 생존여부에 관계없이, 생존가능한 태아에 이른 임신을 2회 이상 경험한 부인
oligohydramnios	양수과소증	• 양수가 300ml 이하인 상태
oligomenorrhea	희박월경, 과소월경	• 월경의 간격이 35～40일 이상으로 길어지는 증상
placenta abruptio	태반조기박리	• 태아가 만출되기 전에 태반이 박리되는 것
placenta accreta	유착태반	• 태반 전체 또는 부분이 자궁근층에 비정상적으로 유착한 상태
placenta previa	전치태반	• 태반이 자궁하부 개구부에 부착한 것으로 그 결과 자궁내구를 덮고 있음 • 산전 모성 사망의 주된 원인으로 분만 시 태아보다 태반이 먼저 나오게 됨 • 임신 후기, 특히 8개월경에 발생하는 무통출혈이 가장 흔히 볼 수 있는 초기 증상 • 상태에 따라 태반이 자궁구를 완전히 덮은 완전(complete) 전치태반, 태반이 자궁구의 변연과 접해 있는 변연성(marginal)전치태반, 자궁구가 부분적으로 태반과 덮여 있는 부분(partial) 전치태반으로 구분함
nullipara	미산부	• 아직까지 생아를 출산한 일이 없는 여성
preeclampsia	자간전증	• 임신성 고혈압성 질환으로 고혈압(high blood pressure), 부종(edema)으로 인한 체중증가(weight gain), 단백뇨(proteinuria), 혹은 알부빈뇨(albuminuria)가 나타남
pregnancy-induced hypertension(PIH)	임신성 고혈압	• 고혈압, 부종 그리고 단백뇨와 관련된 임신 후반기의 독성 상황으로 치료되지 않으면 자간증을 유도할 수 있음 • 전자간과 임신중독증으로 불림
premature	미숙아	• 기관이 완전하게 발달되기 전에 태어나 신생아를 묘사하는 것

용어	의미	설명
premenstrual syndrome (PMS)	월경전 증후군	• 월경 전 증후군으로 월경이 시작되기 10일전에 신체적인 증상이나 감정적인 증상을 동반함 • 긴장이나 과민, 유방통, 부종, 도통 등의 증상을 유발
puerperium	산욕기	• 출산 후 42일의 기간으로, 엄마의 생식기관이 대개 정상으로 돌아오는 기간
stillbirth	사산, 사산아분만	• 출산 때에 태아가 사망해 있는 경우의 분만
uterine inertia	자궁무력증	• 원발성 및 속발성 원인으로 인해 분만시 자궁근육의 수축이 안되어 태아 분만이 되지 않음
vernix caseosa	태지	• 임신 말기의 포유동물 태아의 피부를 덮고 있는 백색 크림모양의 물질 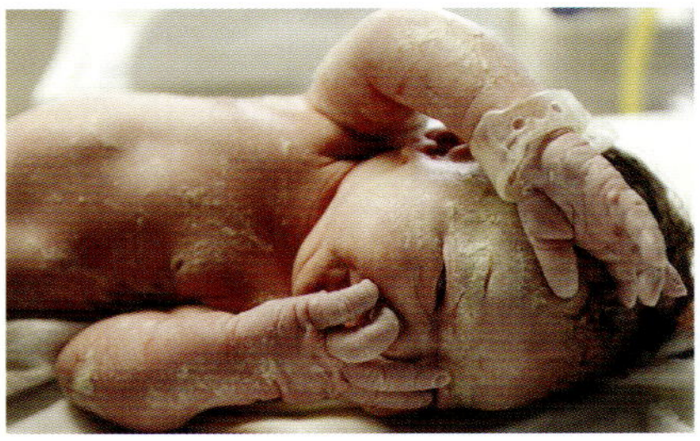

Exercises 다음의 용어들을 읽고 관련 있는 것끼리 연결하세요.

preeclampsia •	• 무월경
endometritis •	• 자궁내막염
amenorrhea •	• 사산
sterility •	• 불임증
stillbirth •	• 자간전증

3) 치료 및 수술 용어(Treatment & Surgical terms)

용어	의미	설명
anterior and posterior colporrhaphy (A&P repair)	전후질봉합술	• 질 벽이 약화되면 방광탈출증(질벽 앞쪽의 방광 돌출)이나 직장탈출증(질벽 뒤쪽의 직장 돌출)이 될 때 A&P repair로 상태를 교정
artificial insemination(AI)	인공수정	• 임신을 목적으로 활동성 있는 정자를 질이나 경관에 넣어줌 • 정자는 남편 것이나 공여자의 것일 수 있음
cervicectomy	자궁목절제술, 자궁경부절제술	• 자궁경부만 광범위하게 도려내는 수술
cesarean section	제왕절개	• 복벽과 자궁을 개복하여 아이를 분만시키는 방법으로 경부제왕절개(cervical c-s), 고전적 제왕절개(classical c-s) 등이 있음
colpectomy	질절제술	• 자궁과 외부를 연결하는 통로를 절제
colpoperineorrhaphy	질회음봉합술	• 파열된 질 및 회음의 봉합
colpoplasty	질성형술	
colporrhaphy	질봉합술	• 질벽을 노출 봉합하는 수술
conization	원뿔절제, 원추조직절제	• 자궁경부의 원뿔 모양을 외과적으로 수술하는 것으로, 자궁경부암을 치료하기 위한 것 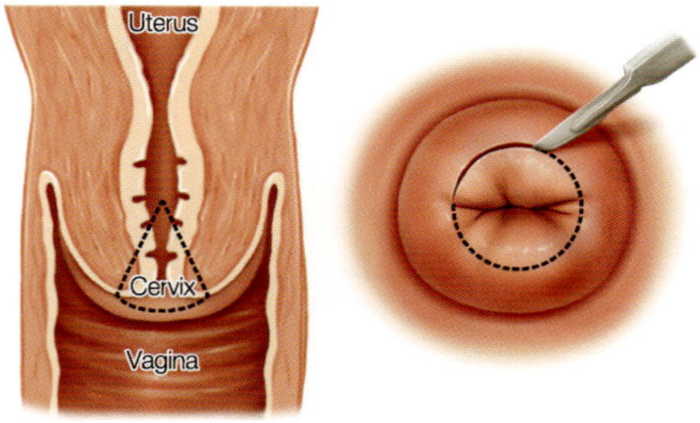
dilatation and curettage (D&C)	소파술	• 큐렛이라는 도구로 자궁 경부의 확장과 자궁내막을 긁어내는 것은 질병의 진단이나 지혈, 자궁내용물을 비우기 위해 수행
hysterectomy	자궁절제술, 자궁적출술	–abdominal hysterectomy 복식자궁절제술 –radical hysterectomy, Wertheim's operation 자궁근치 적출술, 베르트하임수술 –subtotal hysterectomy 부분적 자궁절제술 : 자궁경부를 남기는 자궁절제술 –total hysterectomy 전자궁적출술 : 자궁과 자궁경부의 절제 –vaginal hysterectomy 질식자궁절제술
hysteropexy	자궁고정술	• 자궁을 제위치에 고정하는 수술

용어	의미	설명
hysterosalpingo-oophrectomy	자궁난관난소절제술	• 자궁, 난관, 난소를 제거하는 수술
in vitro fertilization(IVF)	시험관수정	• 불임 문제를 해결하기 위해 배양 접시나 검사관에서 난자와 정자를 수정시키고, 세포 분열하여 보통 8세포기에 자궁강 내로 넣어주는 보조 생식술의 한 방법
mammoplasty	유방성형술	• 유방의 외과적 복원(종양의 제거 후 크기의 확대 또는 축소, 고정, 복원 등을 위해 시행)
mastectomy	유방절제술	• 유방의 외과적 제거 –partial mastectomy 부분유방절제술 –radical mastectomy 근치유방 적출술 –simple mastectomy 단순유방 절제술
myomectomy	근종적출술, 근종절제술	• 근종 부분을 절개하고 근종을 외피에서 들어내 제거한 후 그 부분을 봉합
oophorectomy, ovariectomy	난소적출술	• 난소를 제거하는 수술
salpingectomy	난관절제술	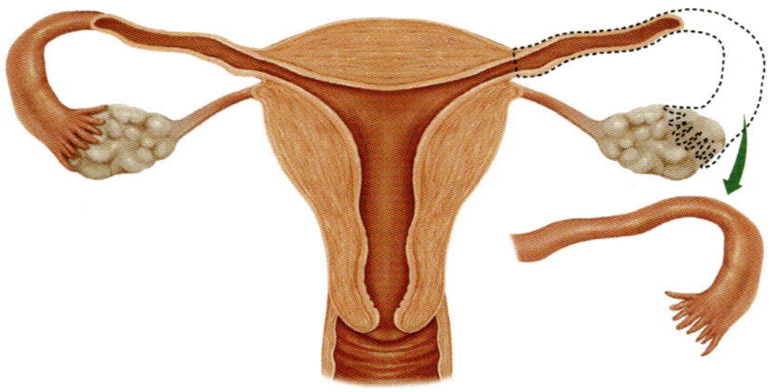
salping-oophorectomy	난관난소절제술	
salpingostomy	난관개구술	• 난관의 인공적인 벌림 작업(개임의 복원을 위해 시행)
tubal ligation	난관결찰	• 불임을 하기 위해 자르거나, 묶거나, 소작하여 난관을 폐쇄하는 것(tubal sterilization이나 "tying of tubes"라고도 함) 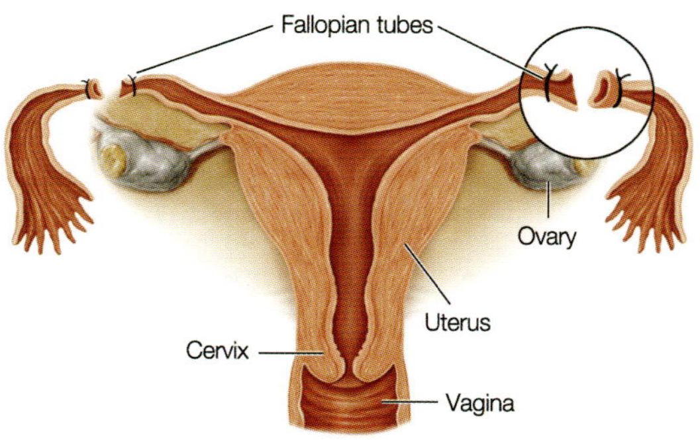

4) 진단 검사(Laboratory & Special procedures)

용어	의미	설명
amniocentesis	양막천자	• 임신 기간 중 태아의 문제나 염색체 이상을 알아보기 위해 산모의 양수를 채취하는 검사 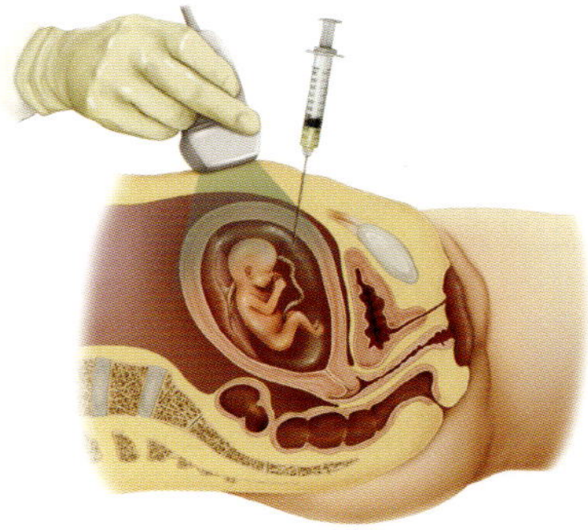
amniotomy	양막절개	• 분만을 유발시키기 위해 인공적으로 양막(amnion)을 파열시키는 것
hysteroscope	자궁경	• 자궁(자궁강)의 검사를 위한 기구 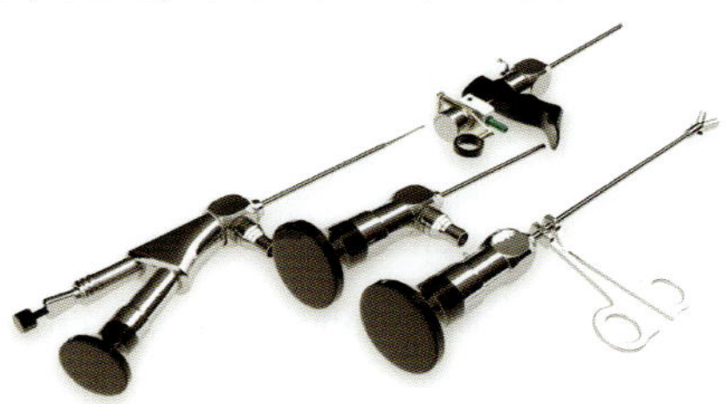
hysteroscopy	자궁경검사	• 자궁(자궁강)의 시각적 검사
mammogram	유방조영상, 유방촬영상	• 유방의 방사선 영상
mammography	유방조영술	• 유방의 방사선 영상이다. 컴퓨터화된 방사선이나 직접적인 디지털 X-선 촬영을 통해 얻을 수 있는 것으로 디지털 유방조영술(digital mammography)이라고도 함
speculum	검경	• 시진(시각적 검사 또는 검진)을 위해 체강을 여는 기구(장비) 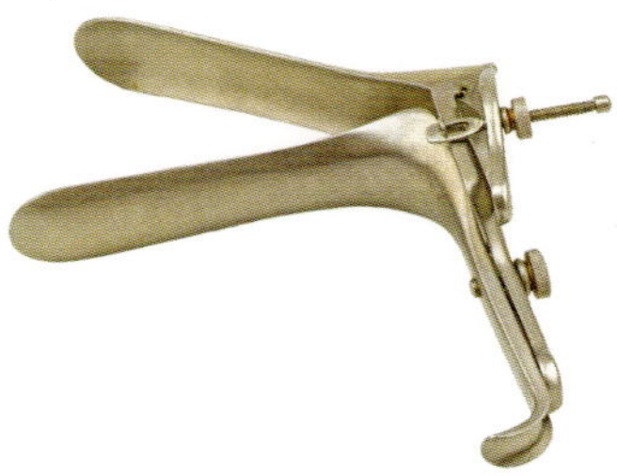
vacuum extraction	흡인분만술	• 진공을 응용한 태아의 만출을 유도하는 분만 방법

5) 약어(Abbreviations)

약어	원어	의미
A&P repair	anterior and posterior colporrhaphy	전후질봉합술
AI	artificial insemination	인공수정
BSO	bilateral salpingo-ligation	양측자궁관－난소절제술
BTL	bilateral tubal-ligation	양측자궁관결찰
C/S, C-section	cesarean section	제왕절개
D & C	dilatation and curettage	자궁경관확장과 내막 소파술
EDC	estimated day of confinement	출산예정일
FHT	fetal heart tones	태아심장박동
HCG	human chorionic gonadotropin	융모성샘자극호르몬
IUD	intrauterine device	자궁내장치(피임기구)
IVF	in vitro fertilization	시험관수정
LMP	last menstrual period	최종월경기
PID	pelvic inflammatory disease	골반염증 질환
PIH	pregnancy-induced hypertension	임신성 고혈압
PMS	premenstrual syndrome	월경전 증후군
TAH	total abdominal hysterectomy	복식전자궁절제술
TVH	total vaginal hysterectomy	질식전자궁절제술
TVS	transvaginal sonography	질경유(경질) 초음파 촬영술

1

다음 그림을 보고 해부학적 명칭을 쓰시오.

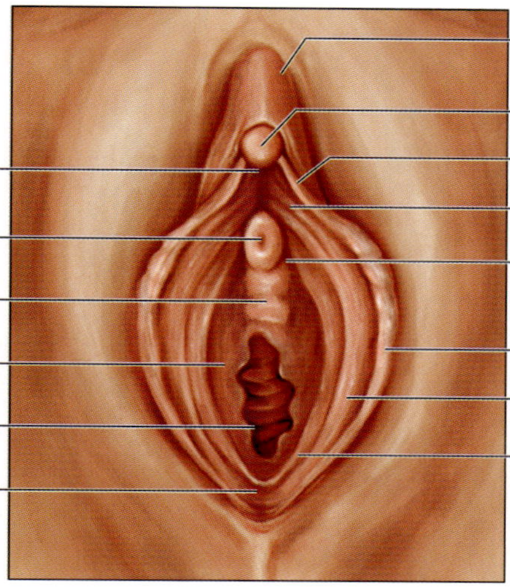

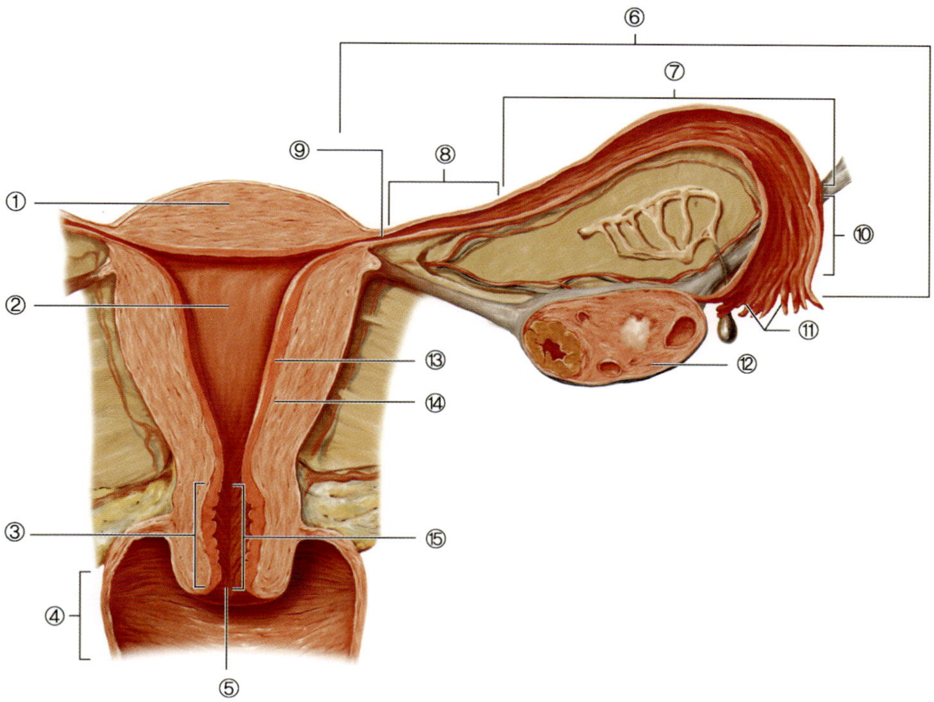

2

임상사례(Clinical case)

셋째를 출산한 45살 유 산모는 모유수유 하는 중 유방(　①　)에 통증 없이 딱딱하고 불규칙한 모양의 덩어리가 만져졌다. 병원 면담 시 이른 초경(　②　)이 있었고, 어머니와 언니가 유방암(　③　) 진단을 받고 치료를 받았다. 유방촬영술(　④　)과 생검(　⑤　)통해 유 산모도 유방암 진단을 받았다. 부분유방절제술(　⑥　)을 받은 후 수술한 쪽의 부종(　⑦　)이 생기지 않는지 관찰하고, 수술한 쪽 팔로는 무거운 물건 드는 것은 금지하도록 교육받았다.

3

임신의 고혈압성 질환으로, 증상은 high blood pressure, edema, proteinuria, convulsion이 있고 심할 경우 coma에 빠지기도 하는 질환를 표현한 용어는 무엇인가요?

① abortion ② amenorrhea ③ dysmenorrhea
④ dystocia ⑤ eclampsia

4

여성이 나이가 들면서 난소가 노화되어 기능이 떨어지면 배란 및 여성호르몬의 생산이 더 이상 이루어지지 않는데, 이로 인해 나타나는 현상를 표현한 용어는 무엇인가요?

① lochia ② mastalgia ③ menarche
④ menopause ⑤ menorrhagia

5

태반이 자궁하부 개구부에 부착한 것으로 그 결과 자궁내구를 덮고 있는 상태를 표현한 용어는 무엇인가요?

① placenta abruptio ② placenta accreta ③ placenta previa
④ premature ⑤ uterine inertia

6

월경이 시작되기 10일전에 신체적인 증상이나 감정적인 증상을 동반하는 상태를 표현한 용어는 무엇인가요?

① preeclampsia ② pregnancy-induced hypertension
③ premenstrual syndrome ④ puerperium
⑤ stillbirth

Answer |

1. 해부학용어 참조 2. ① breast, ② menarche, ③ breast cancer, ④ mammography, ⑤ biopsy, ⑥ partial mastectomy, ⑦ edema 3. ⑤ 4. ④ 5. ③ 6. ③

함께 웃어 보아용

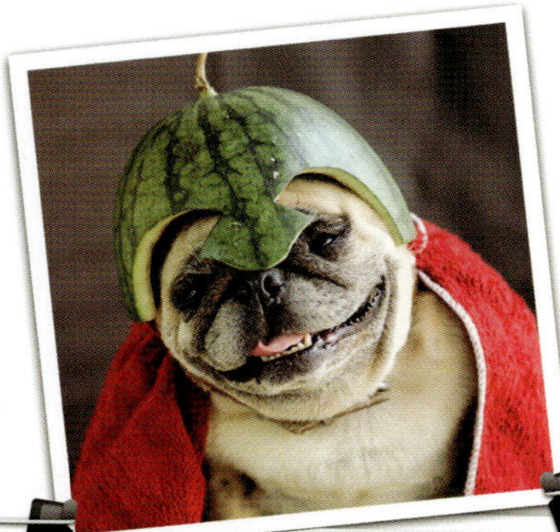

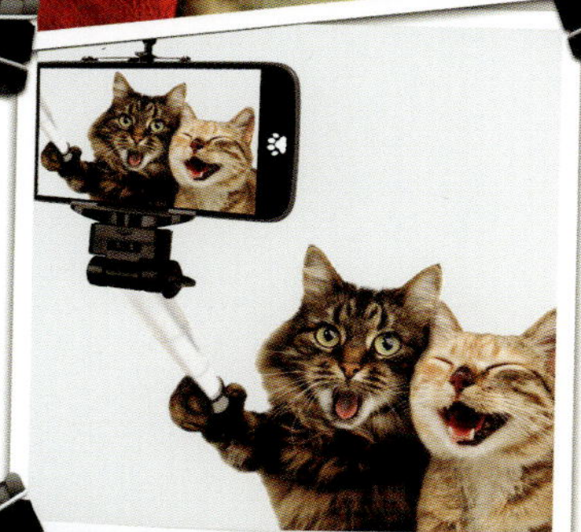

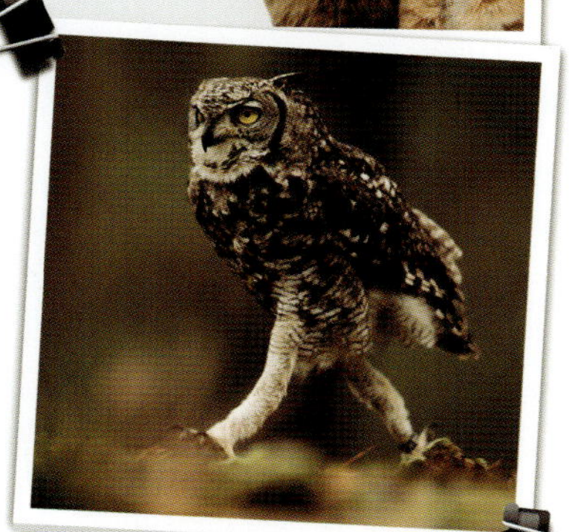

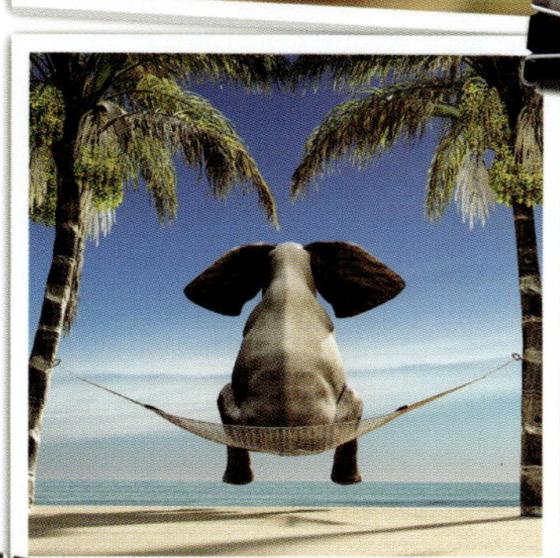

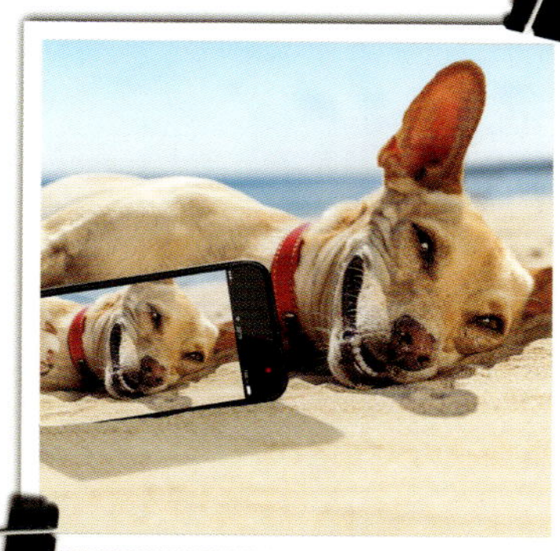

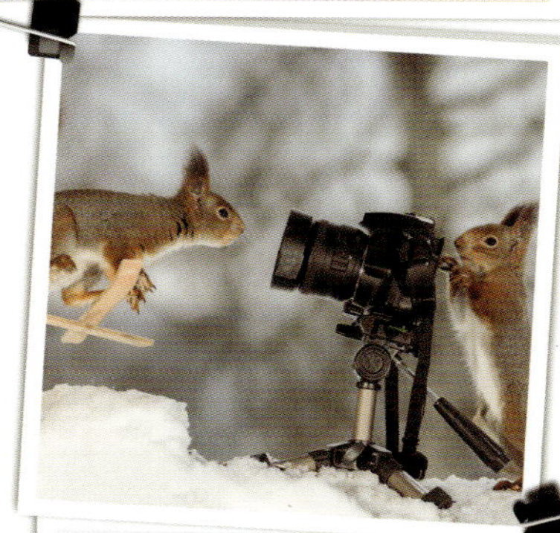

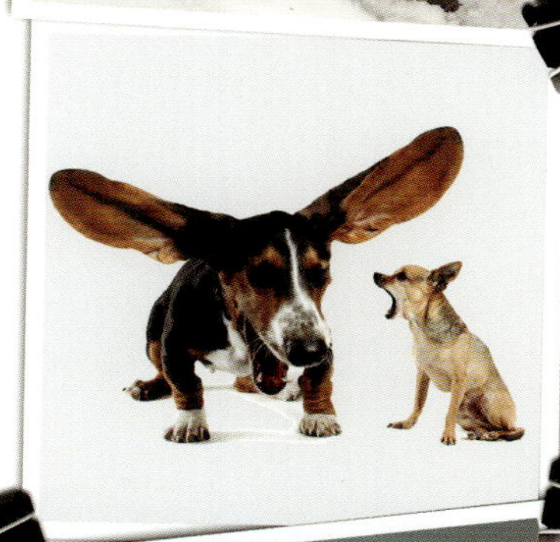

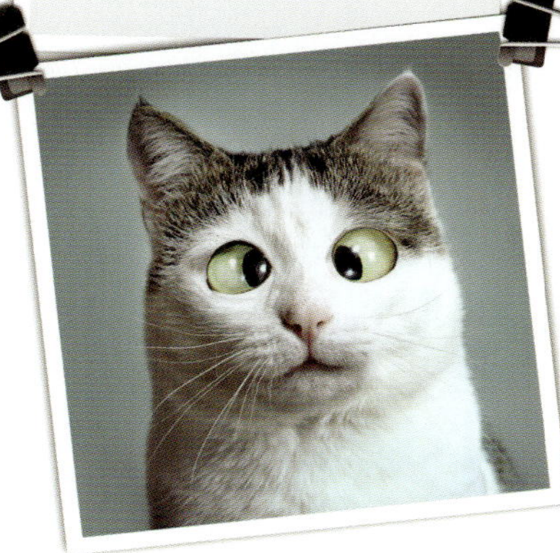

MEDICAL TERMINOLOGY

MEDICAL
TERMINOLOGY

14

C.H.A.P.T.E.R

정신장애

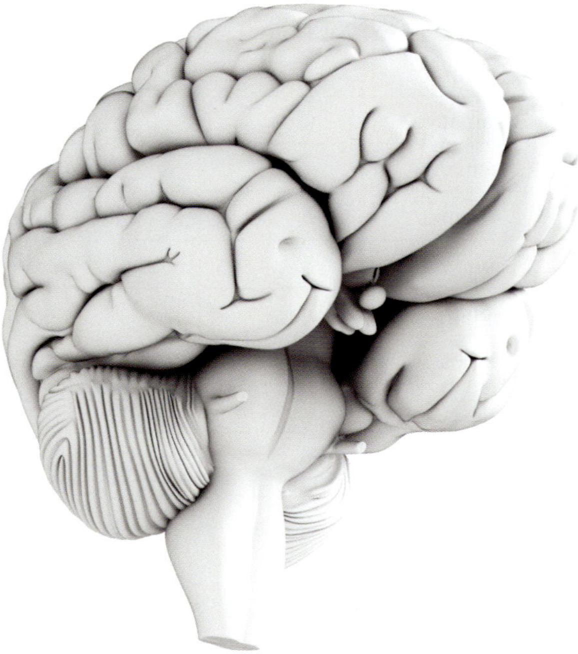

MEDICAL TERMINOLOGY

14 CHAPTER

정신장애
Psychiatric Disorders

1 의학용어(Medical terms)

1) 어근, 접두사, 접미사(Root, Perfix, Suffix)

어근(Root)	의미(meaning)
anxi/o	anxiolytic 불안한, 걱정되는
aut/o	autoinfection 자신
hallucin/o	hallucinogen 환각
hypn/o	hypnosis 수면
iatr/o	iatrogenic 치료, 의사
ment/o, phren/o, psych/o	mentality 정신
neur/o	neurosis 신경
somat/o	somatopsychosis 신체
schiz/o	schizophrenia 갈라짐, 분열
-thymia	dysthymia 마음, 정신
-phobia	acrophobia 공포, 두려움
-phoria	dysphoria 감정
-kinesia	hyperkinesia 운동
-pathy	apathy 감정
-somnia	insomnia 수면
-mania	collectomania 강박적 몰두

2) 증상 및 병리적 용어(Symptomatic & Pathologic terms)

용어	의미	설명
acrophobia	고소공포증	높은 곳을 두려워하는 공포장애
agoraphobia	광장공포증	집을 떠나서 낯선 곳에 가기를 두려워하는 공포장애

용어	의미	설명
aggression	공격성	• 분노, 화, 증오에 따른 강압적으로 목적이 있는 행위로서 언어나 행동으로 표현
ambivalence	양가성	• 상반되는 감정이 동시에 존재하는 상태
amnesia	기억상실, 건망증	
anorexia nervosa	신경성 식욕부진증	• 식욕부진, 체중감소, 무월경의 특징적인 증상을 보이며 환자들은 자신들이 비만하다고 생각하며, 살찌는 것에 대한 강박적 충동으로 밥맛이 없고 나중에는 음식을 혐오하게 됨
antisocial personality disorders	반사회적 인격장애	• 가정과 사회에 큰 불편과 물의를 일으키며, 타인의 권익을 침해하는 반사회적 행동이 만성적으로 반복되는 이상성격
anxiety	불안	• 특정한 대상이 없는 막연한 두려움
autism	자폐증	• 외부 정보에 의하여 수정을 받지 않는 주관적·자기중심적인 사고 또는 행동이 우세한 상태
borderline personality disorders	경계성 인격장애	• 대인관계·행동·기분·자기에 대한 평가나 느낌 등 여러 방면에서 일률적인 양상없이 자주 변화되는 이상성격
bulimia	병적과식, 폭식증, 식욕이상항진	• 주로 여성에게 일어나며 수면, 복통, 자발성 구토가 일어날 때까지 대식을 계속하는 발작이 특징이며, 먹는 것을 자발적으로 멈추지 못한다는 두려움과 대식 후에 오는 자기비난, 우울한 심정 등이 나타남 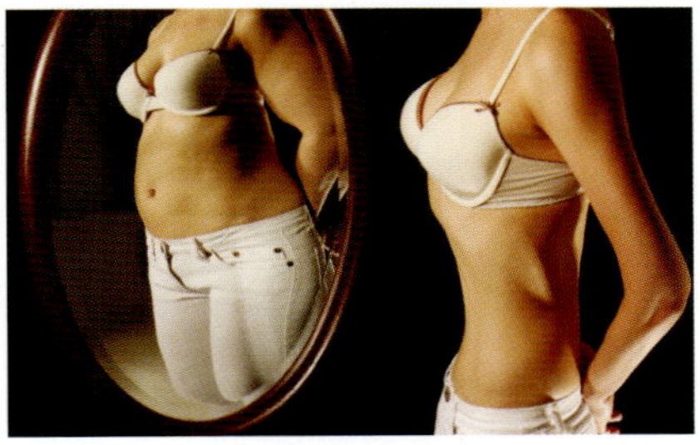
bulimia nervosa	신경성 폭식증	• 구토나 설사제를 남용한 후에 폭식을 유발하는 식이장애
cachexia	악액질	• 심각하게 손상된 건강, 영양결핍 그리고 에너지 소모
claustrophobia	밀폐공포(폐쇄), 협소공포	• 감금 될까 두려워서 좁은 곳을 무서워하는 공포장애
compulsion	강박(행위)	• 자신의 행동의 불필요하다는 것을 알면서도 그 행동을 반복하지 않고는 견딜 수 없는 병적인 상태

용어	의미	설명
confabulation	작화증	• 최근의 기억 장애가 있는 환자가 무의식적으로 가상적인 이야기로 이를 메우는 것
conversion	전환	• 불안이 신체증상으로 나타나는 무의식적인 방어기전
conversion disorder	전환장애	• 감각기관이나 수의운동의 극적인 기능상실을 주증상으로 하는 장애로, 실제 신체적 질병없이 단순히 심리적 갈등이 일어나는 경우로 과거 히스테리라는 병명이었음
delirium	섬망	• 사고, 기억, 감각 등의 인식과정의 전반적 장애로 현실에 대한 판단력이나 지남력의 장애
delirium tremens	진전섬망	• 장기간 심한 폭주를 계속하던 사람이 다른 신체질환 또는 외상 등으로 갑자기 음주를 중단했을 때 나타나는 섬망상태
delusion	망상	• 허망한 생각으로, 타인이 자기를 해치거나 해롭게 할 것이라고 믿는 피해망상(persecutory delusion), 자기 자신을 실제보다 더욱 위대한 사람으로 믿는 과대망상(grandiose delusion), 주위에서 일어나는 사실이 모두 자신과 관련되어 일어난다고 믿는 관계망상(delusions of reference) 등이 있음
dementia	치매	• 일단 정상평균치의 지능까지 발육되었다가 어떤 이유 등으로 인하여 영구적으로 지능상태가 평균치 이하로 저하되어 있는 상태
disorientation	지남력상실, 부위감각상실	• 주위환경 중 공간(space), 시간(time) 및 사람(person)을 인지하는 능력이 상실된 상태
dissociation	해리, 분리	• 감정적 갈등을 해소하고, 개인을 불안에서 해방시키기 위한 무의식적 정신작용 과정인 방어기전의 하나
dysphoria	불쾌감	• 못마땅하여 기분이 좋지 않은 느낌
exhibitionism	노출증	• 자신의 신체, 특히 성기를 노출시켜 성적 만족을 갖는 경우
fetishism	페더시즘	• 남성 특유의 변태성욕으로 여성의 물건으로 성적 만족을 반복해서 갖는 것
hypochondriasis	심기증, 건강염려증	• 비현실적으로 자신이 중병을 가지고 있다는 공포나 믿음에 사로잡혀 있고, 신체증상이나 감각을 비정상으로 생각함을 주증상으로 함

용어	의미	설명
hallucination	환각	• 외부의 자극이 없는데도, 마치 외부에서 자극이 들어온 것처럼 지각하는 현상 • 지각의 종류에 따라 환청(auditory hallucination), 환시(visual hallucination), 환촉(tactile hallucination), 환미(hallucination of taste), 환후(olfactory hallucination) 등이 있음
illusion	착각	• 받아들여진 자극이 잘못 판단되는 현상
incoherent	지리멸렬	• 도무지 줄거리를 알 수 없는 이야기를 계속하는 경우
involutional melancholia	퇴행기(갱년기) 울병	• 갱년기에 나타나는 우울증으로 죄책감(guilt), 불면증(insomnia), 체중감소(weight loss) 등이 나타남
mania	조병	• 과대적 정동상태, 의기양양, 자극성 항진, 대변, 운동성 증가를 특징으로 하는 정신장애의 병상으로 특히 조울병의 조형임
major depression	주요우울	• 한 번 또는 그 이상의 중한 우울 기간이 있고 조증과 경조증의 과거력이 전혀 없는 것이 특징적인 정신장애
manic-depressive illness	조울병	• 조증과 우울증의 변화가 심한 정동장애
narcissistic personality disorders	자기애적 인격장애	• 자기만 중요하게 생각하고 자기만 위할 줄 아는 인격장애
negativism	거부증	• 주어진 것에 대해 저항하거나 반대하는 행동
obsession	강박관념, 편집상태	• 어떤 생각에서 벗어나려 하는데도, 벗어나지 못하고 반복해서 같은 내용의 생각 때문에 고통을 받는 경우
obsessive-compulsive disorder	강박장애	• 자신의 의지와는 무관하게 어떤 특정한 생각이나 행동이 계속 반복되는 증상을 가진 장애
paranoid personality disorders	편집(망상)성 인격장애	• 부당한 의심, 사람을 믿지 않고 지나치게 과민(hypersensitivity)하고 정서의 제한 등을 보임
passive-aggressive personality disorders	피동공격성 인격장애	• 사회생활이나 대인 관계에서, 자기가 해야 할 일이 있을 때 그것을 삐뚤어진 방법으로 상대방을 난처하게 하는 행동양상이 두드러진 이상 성격
phobia	공포증	• 특정한 대상에 대한 심한 두려움

용어	의미	설명
schizophrenia	조현병	• 주요 정신병의 하나로 뇌의 기질적 장애 없이 사고(thought), 정동(affect), 감각(perception) 등 인격의 각 측면에서 특이한 와해를 일으킴 • 괴기 망상(bizarre delusions)이나 환각(hallucinations), 지리멸렬(incoherence) 등으로 인해 작업이나 사회관계, 가정을 이끌어 갈 능력이 없음
schizoid personality disorders	정신분열성 인격장애	• 타인에 대해 따뜻하고 부드러운 느낌이 없고 무관심하고, 사회적 관계 형성 능력의 결함 등을 보임
sexual masochism	성적 피학성애	• 성적 상대자로부터 괴로움을 당함으로써 성적 만족을 갖는 경우
sexual sadism	성적 가학성증	• 성적 흥분을 위하여 타인에게 심신에 괴로움을 주는 경우
social phobia	사회공포증, 대인공포증	• 다른 사람들이 자기를 볼 수 있는 상황을 두려워하고 그런 상황에 처하면 수치심을 느끼는 공포장애
somatization disorder	신체화장애	• 지속적이고 복합적인 신체증상을 호소하나, 실제로는 신체질환이 없으며 심리적 요인으로 인해 일어나는 신체형 장애
transsexualism	성전환증, 성도착증	• 자신의 성에 대해 불편과 성전환 수술을 받고 반대 성으로 살고 싶은 욕망이 최소한 2년 이상 계속된 것
transvestism	의상(성)도착증	• 성적 흥분을 위하여 남성이 여성의 옷을 입는 변태
voyeurism, scopophilia	관음증, 절시증	• 타인의 성행위나 성기를 봄으로써 성적 만족을 갖는 경우
zoophobia	동물공포	• 파충류, 쥐, 벌레, 고양이, 개 등을 두려워하는 공포장애

Exercises 다음의 용어들을 읽고 관련 있는 것끼리 연결하세요.

hallucination •	• 망상
phobia •	• 자폐증
delusion •	• 정신분열증
autism •	• 환각
schizophrenia •	• 공포증

3) 치료 및 수술 용어(Treatment & Surgical terms)

용어	의미	설명
behavioral therapy	행동요법	• 행동장애의 치료를 위하여 학습이론(learning theory)을 체계적으로 적용시키는 요법 • 사회적으로 적응할 수 있도록 행동의 변화를 가져오게 하는 데 있음
cognitive therapeutic exercise	인지운동치료	• 작업치료 방법 중 하나이고 인지과정(지각, 주의집중, 기억, 판단, 언어)의 활성화를 통한 기능적 신경재조직화를 함으로써 행동 장애, 학습 장애, 운동 장애를 개선시키는 인지운동요법을 말함
electric convulsive(shock) therapy(ECT, EST)	전기경련(충격)요법	• 전기충격으로 인공적인 경련을 일으켜 치료효과를 보는 것으로 우울증(depression)에 가장 효과적임
family therapy	가족요법	• 환자의 증상은 가족상호간의 역동적 관계의 표현이며 산물로써, 치료자는 전가족을 만나 그들의 갈등과 문제를 이해하여 환자를 치료하는 방법
group psychotherapy	집단정신요법	• 여러 환자를 집단으로 만나 치료하는 형태로 고통을 덜어주고 긍지를 회복시키며, 병식의 획득, 행동이나 사회적 관계의 개선을 목표로 함
hypnotherapy	최면(술)요법	• 시술자와 환자 사이에 일어나는 특수상황으로 최면을 이용해 신경증적 장애치료에 많이 이용해왔음
milieu therapy	환경요법	• 환자가 접하고 있는 모든 환경이 치료적이어야 한다는 이론으로 의사뿐만 아니라 의료요원, 타환자, 병원시설, 규칙, 제도, 기구 등 모든 것이 치료자가 되어야 한다는 것
play therapy	놀이요법	• 놀이를 통해 정신과 환자에 있어서 직접적 의사 전달이 어려웠던 감정이나 갈등을 표출시키도록 하는 치료방법
psychoanalysis	정신분석학	• 프로이드(Freud) 이론에 의한 정신치료로 인간심리를 좌우하는 주요한 역동적인 힘, 세력의 근본은 무의식(unconsciousness)에 있으며, 정신질환이 생기는 까닭은 오디푸스 콤플렉스(Oedipus complex)가 해결되지 못한 상태에 기인한 무의식적 갈등 때문이라고 생각하는 특수형태의 정신치료
psychotherapy	정신요법	• 약물에 의하지 아니하고, 심리적인 기술로서 병을 치료하는 방법

4) 약어(Abbreviations)

약어	원어	의미
AD	Alzhemia dementia disease	알쯔하이머 치매
ADHD	attention deficit hyperactivity disorder	주의력 결핍과다 활동 장애
DT	delirium tremens	진전섬망
ECT	electric convulsive therapy	전기경련(충격)요법
MA	mental age	정신연령
MDI	manic depressive illness	조울증
OBS	organic brain syndrome	기질성 뇌증후군
OMS	organic mental syndrome	기질성 정신증후군
PTSD	post-traumatic stress disorder	외상 후 스트레스장애

1 임상사례 (Clinical case)

박 여사는 치매(①)에 걸리신 어머니를 모시고 살고 있다. 최근 어머니는 환각(②), 착각(③), 지남력 장애(④), 망상(⑤)이 심해지고, 공격성(⑥)과 상동증(⑦)이 생겨 정신요법(⑧)과 놀이요법(⑨)을 하게 되었다.

2

높은 곳을 두려워하는 공포장애를 표현한 용어는 무엇인가요?

① acrophobia ② agoraphobia ③ claustrophobia
④ phobia ⑤ transsexualism

3

식욕부진, 체중감소, 무월경의 특징적인 증상을 보이며 환자들은 자신들이 비만하다고 생각하는 상태를 표현한 용어는 무엇인가요?

① amnesia ② anorexia nervosa ③ autism
④ bulimia ⑤ bulimia nervosa

4

자신의 행동의 불필요하다는 것을 알면서도 그 행동을 반복하지 않고는 견딜 수 없는 병적인 상태를 표현한 용어는 무엇인가요?

① anxiety ② compulsion ③ delirium
④ delusion ⑤ dementia

5

감정적 갈등을 해소하고, 개인을 불안에서 해방시키기 위한 무의식적 정신작용 과정인 방어기전를 표현한 용어는 무엇인가요?

① disorientation ② dissociation ③ dysphoria
④ exhibitionism ⑤ fetishism

6

어떤 생각에서 벗어나려 하는데도, 벗어나지 못하고 반복해서 같은 내용의 생각 때문에 고통을 받는 상태를 표현한 용어는 무엇인가요?

① illusion ② mania ③ negativism
④ obsession ⑤ schizophrenia

Answer |

1. ① dementia, ② hallucination, ③ illusion, ④ disorientation, ⑤ delusion, ⑥ aggression, ⑦ stereotypy, ⑧ pschotherapy, ⑨ play therapy **2.** ① **3.** ② **4.** ② **5.** ② **6.** ④

미로찾기

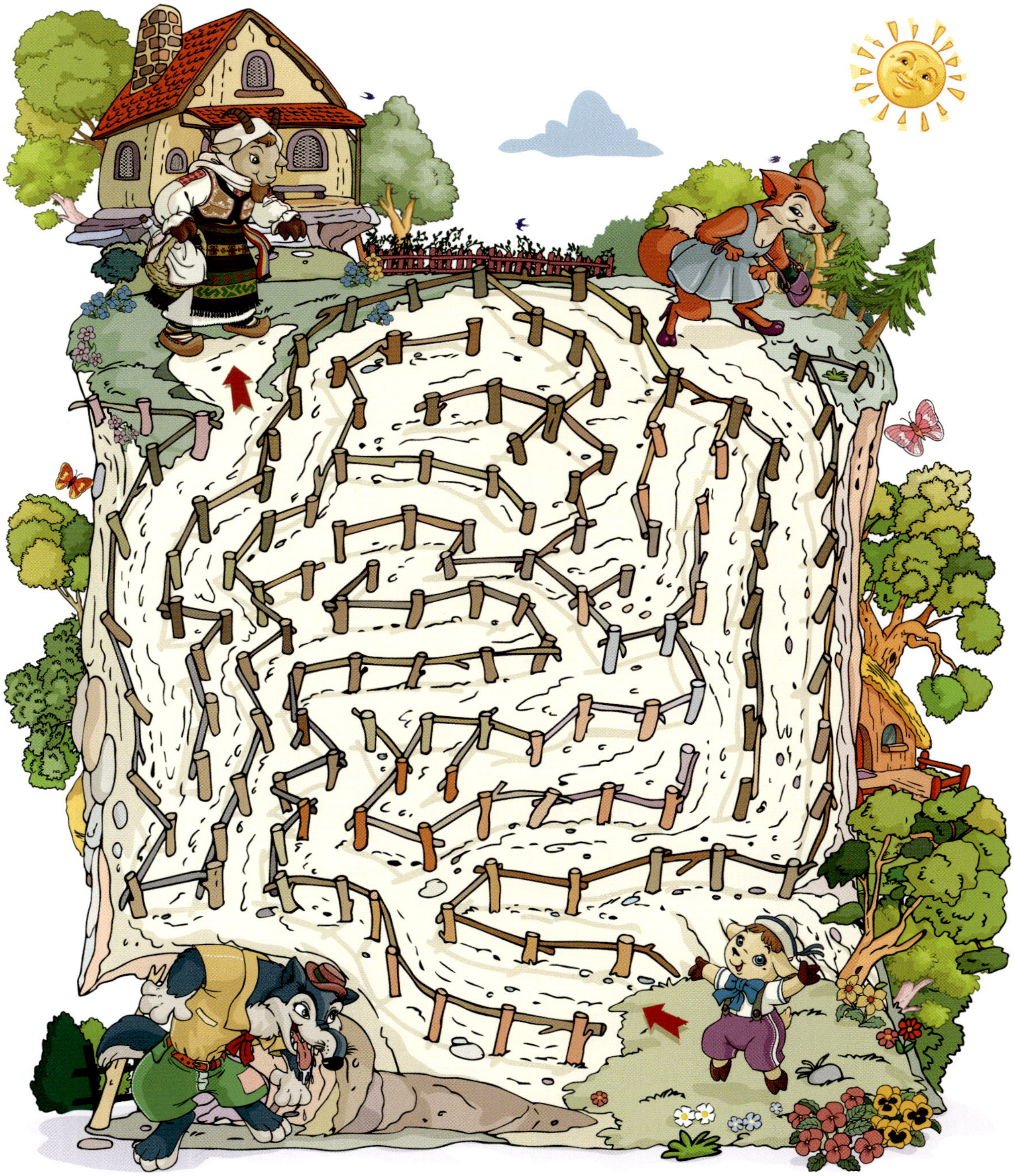

부록

• 임상 및 병동 부서 관련 용어 •

번호	용어	약어	의미
1	Absolute bed rest	ABR	절대안정
2	Acute gastro enteritis	AGE	급성 위장관염
3	acute glomerulonephritis	AGN	급성 사구체신염
4	acute lymphocytic leukemia	ALL	급성 림프성 백혈병
5	Acute myelocytic leukemia	AML	급성 골수성 백혈병
6	Acute Myocardial infarction	AMI	급성 심근경색증
7	Acute Pharyngeal tonsillitis	APT	급성 인후편도염
8	acute pyelonephritis	APN	급성 신우신염
9	Acute renal failure/acute respiratory failure	ARF	급성 신부전/급성 호흡부전
10	Advanced gastric cancer	AGC	진행된 위암
11	After Skin Test	AST	피부반응검사 후
12	Angina pectoris	AP	협심증
13	Angiocardiography	ACG	심혈관 조영법
14	ante cibum, before meal	a.c.	식전
15	Antepatum Neonatal Care	ANC	산전진찰
16	Anterior cruciate ligament	ACL	전방 십자 인대
17	Aortic resursitation	AR	대동맥역류
18	Appendicitis	Appe	맹장염, 충수염
19	Arterial blood gas analysis	ABGA	동맥혈액가스분석
20	Arterial blood pressure	ABP	동맥혈압
21	arteriosclerotic cardiovascular disease	ASCVD	동맥경화성 심혈관질환
22	arteriosclerotic heart disease	ASHD	동맥경화성 심장질환
23	Atrial fibrillation	Af	심방세동
24	Atrial Flutter	AF	심방조동
25	bacillus calmette-guerin	BCG	결핵 예방접종
26	barium enema	Ba-enema, BE	바륨 관장
27	basalmetabolicrate	BMR	기초 신진 대사율
28	benign prostatic hypertrophy	BPH	양성 전립선 비대증
29	biopsy	bx	생검
30	bis in die	b.i.d.	하루 두번
31	Bladder irrigation	BI	방광세척
32	blood pressure	BP	혈압
33	Blood sugar test	BST	혈당 검사
34	Blood urea nitrogen	BUN	혈액뇨질소
35	Bone Densitometry	BMD	골밀도검사

번호	용어	약어	의미
36	bone marrow transplantation	BMT	골수이식
37	Bronchial asthma	BA	기관지 천식
38	Bronchofiberscopy	BFS	기관지 내시경
39	cardiopulmonary resuscitation	CPR	심폐소생술
40	Centeal venous pressure	CVP	중심 정맥압
41	Cerebrospinal Fluid	CSF	뇌척수액
42	Cerebrovascular accident	CVA	뇌졸증
43	Cervix	Cx	경부
44	Cesarean Section	C/S	제왕 절개술
45	chest x-ray	CXR	흉부 X선
46	Chief Complaint	C.C	주호소
47	Chronic Obstructive Pulmonary Disease	COPD	만성 폐쇄성 폐질환
48	Chronic renal failure	CRF	만성신부전
49	common Bile Duct	CBD	총담관
50	complete bed rest	CBR	절대안정
51	complete blood count	CBC	전혈구 검사
52	Computed Tomography	CT	컴퓨터 단층 촬영술
53	Congenital Heart Disease	CHD	선천성 심질환
54	Congenital Heart Failure	CHF	울혈성 심부전
55	Coronary arteriography	CAG	관상동맥 조영술
56	coronary artery bypass graft	CABG	관상동맥 측로 이식
57	coronary artery disease	CAD	관상동맥 질환
58	Death on arrival	DOA	도착시 사망
59	Deep Breathing & Encourage Coughing	DB&EC	심호흡과 기침격려
60	Deep vein thrombosis	DVT	심재정맥 혈전증
61	Degenerative arthritis	DA	퇴행성 관절염
62	Degenerative Joint Disease	DJD	퇴행성 관절질환
63	Diabetes Insipidus	DI	당뇨병성 요붕증
64	Diabetes Mellitus	DM	당뇨병
65	diagnosis	dx	진단
66	Dislocation	D/L	탈구
67	Disseminated Intravascular Coagulation	DIC	파종성 혈관내 응고 증후군
68	Do not resuscitation	DNR	소생시키지마라
69	Drug intoxication	DI	약물중독
70	Dysfunctional Uterine Bleeding	DUB	기능부전성 자궁출혈

번호	용어	약어	의미
71	Early gastric cancer	EGC	조기위암
72	Electrocardiogram	EKG	심전도
73	Electroencephalogram	EEG	뇌전도
74	Electromyography	EMG	근전도
75	Endoscopic retrograde cholangiopancreatography	ERCP	내시경적 역행성 담관췌장검사법
76	Epidural Hematoma	EDH	경막외 혈종
77	Esophago gasto duodenoscopy	EGD	식도, 위, 십이지장 내시경
78	Estimates Date Of Confinement	EDC	분만예정일
79	Extracorporeal shock Wave Lithotripsy	ESWL	체외 충격파 쇄석요법
80	Fasting blood sugar	FBS	공복시 혈당
81	Fetal heart rate	FHR	태아 심박수
82	Fever of Unknown Origin	FUO	원인 불명열
83	fracture	Fx	골절
84	Gall bladder	GB	담낭
85	Gastrofiberscophy	GFS	위내시경
86	Grade exercise test	GXT	운동부하검사
87	gutta(drop)	gtt	방울
88	height	Ht	신장, 키
89	hemoglobin	Hb, Hgb	헤모글로빈, 혈색소
90	Hepatocellular carcinoma	HCC	간세포암
91	Herniated intervertebral disc	HIVD	추간판 탈출증
92	High blood pressure	HBP	고혈압
93	history	Hx	병력
94	history of present illness	HPI	현재 병력
95	Hodgkin's lymphoma	HL	호지킨 림프종
96	impressions	Imp	인상, 진단
97	In vitro fertilization	IVF	체외수정
98	Incision & drainage	I&D	절개 및 배농
99	intake and output	I&O	섭취와 배설
100	Intensive care unit	ICU	중환자실
101	intra muscular	I.M.	근육내
102	Intravenouspyelography	IVP	경정맥 신우 조영술
103	Intracranial hemorrahge	ICH	두개내 출혈
104	Intracranial pressure	ICP	두개내압
105	Intrauterine Pregnancy	IUP	자궁내 임신

번호	용어	약어	의미
106	intravenous	IV	정맥 내
107	Irritable Bowel Syndrome	IBS	과민성 대장 증후군
108	Keep vein open	KVO	정맥 확보
109	Kidney Transplanation	KTP	신장이식
110	kidney, ureter, bladder	KUB	신장 수뇨관 방광
111	last menstrual period	L.M.P	최종 월경기
112	left lower quadrant	LLQ	좌측 하부 4분의 1
113	left upper quadrant	LUQ	좌측 상부 4분의 1
114	liquor, liquid	Liq.	액체
115	Livercirrhosis/ Lung cancer	LC	간 경변증/ 폐암
116	Loss of Consciousness	LOC	의식소실
117	Magneticresonanceimaging	MRI	자기 공명 영상
118	Methicillin resistant staphylococcus aureus	MRSA	메티실린내성황색포도상구균
119	mid-night	MN	자정
120	Myocardial infarction	MI	심근경색
121	nausea and vomiting	N/V	오심과 구토
122	negative	neg	음성
123	non Hodgkin's lymphoma	NHL	비호지킨 림프종
124	non per os, nothing by mouth	NPO	금식, 경구투여금지
125	Nonsteroidal Antiinflammatory Drug	NSAID	비 스테로이드계 함염증약
126	normal saline	NS(N/S)	생리식염수
127	nothing by mouth	NPO(npo)	금식
128	occupational therapy	OT	작업요법
129	Oculus dexter	OD	우측 눈
130	Oculus sinister, orthopedic surgery	OS	좌측 눈, 정형외과
131	Oculus unitas	OU	양안
132	Ointment	oint	연고
133	Para Nasal Sinus	PNS	부비동
134	pasthistory	PHx	과거력, 기왕력
135	patient	pt	환자
136	physical examination	PE	신체검진
137	physical therapy	PT	물리요법
138	Premature Ventricular Contraction	PVC	심실조기수축(심실성기외수축)
139	preoperative	preop	수술 전
140	postoperative	postop	수술 후

번호	용어	약어	의미
141	pro re nata, As required whenever necessary	PRN	필요시마다
142	Pulmonary Function test	PFT	폐기능 검사
143	pulse	P	맥박
144	quaque 2 hora, every two hour	q.2h	매2시간마다
145	quatrc in die	q.i.d.	하루 4회
146	Range of motion	ROM	관절가동범위
147	Red blood cells	RBC	적혈구
148	Respiration	R	호흡
149	review of systems	ROS	체계의 사정
150	Rheumatoid Arthritis	RA	류마티스성 관절염
151	right lower quadrant	RLQ	우측 하부 4분의 1
152	right upper quadrant	RUQ	우측 상부 4분의 1
153	Rule out	R/O	의심되는
154	short of breath	SOB	가쁜 숨
155	signal, signature	sign	신호, 서명
156	Sips of water	SOW	물만 조금씩 마시기
157	Subdural hematoma	SDH	경막하 혈증
158	symptoms	Sx	증상
159	syrup	syr.	시럽
160	tabella. Tablet	tab.	정(錠)
161	temperature	T	체온
162	temperature, pulse, respiration	TPR	체온, 맥박, 호흡
163	ter in die, three times a day	t.i.d.	하루 세번
164	Tonsillectomy & Adenoidectomy	T&A	편도절제술&아데노이드절제술
165	Total Abdominal Hysterectomy	TAH	복식 전 자궁 적출술
166	Total Knee Replacement Arthroplasty	TKRA	슬관절 전치환술
167	TotalParenteralNutrition	TPN	총 비영구 영양
168	Trans thoracic echocardiography	TTE	경흉곽 초음파 심장 촬영술
169	transurethral resection of prostate	TURP	전립선 경요도 절제술
170	treatment	TX	치료
171	uppergastrointestinal	UGI	상부 위장계
172	Upper gastrointestinal series	UGI series	상부 위장관 조영술
173	Upper respiratory infection	URI	상기도 감염
174	Urinary Tract Infection	UTI	요로 감염
175	Ventricular Fibrillation	Vf	심실세동

번호	용어	약어	의미
176	Ventricular Septal Defect	VSD	심실중격결손
177	verbal order	V/O	구두지시
178	vital signs	VS	활력징후
179	weight	Wt	중량, 체중
180	white blood cells	WBC	백혈구
181	Within normal limits	WNL	정상범위내
182	Internal medicine	IM	내과
183	General Surgery	GS	일반외과
184	Thoracic and Cardiovascular Surgery	CS / TS	흉부외과
185	Neurosurgery	NS	신경외과
186	Orthopedic Surgery	OS	정형외과
187	Plastic & Reconstructive Surgery	PS	성형외과
188	Obstetrics and Gynecology	OBGY	산부인과
189	Delivery room	DR	분만실
190	Pediatrics	PED	소아과
191	Newborn room	NR	신생아실
192	Dermatology	DERMA	피부과
193	Urology	URO	비뇨기과
194	Orphthalmology	OPHT	안과
195	ear, nose, throat	ENT	이비인후과
196	Neurology	NR	신경과
197	Psychiatry	NP	신경정신과
198	Family Medicine	FM	가정의학과
199	Dentistry	DENT	치과
200	Operation room	OR	수술실
201	Emergency room	ER	응급실
202	Medical intensive care unit	MICU	내과계 중환자실
203	Surgical intensive care unit	SICU	외과계 중환자실
204	Neurosciences intensive care unit	NSICU	신경계 중환자실
205	Cardiac Surgery intensive care unit	CSICU	심장계 중환자실
206	Coronary Care unit	CCU	관상동맥 환자진료부
207	Neonatal intensive care unit	NICU	신생아 중환자실
208	Pediatric intensive care unit	PICU	소아과 중환자실
209	Outpatient Department	OPD	외래진료부
210	Central supply room	CSR	중앙 공급실

참·고·문·헌

- 김영순 외 공저(2017) 보건의료인을 위한 의학용어. 현문사
- 김지희 외 공저(2017) Pacific Gross Anatomy 2판. 퍼시픽북스
- 김현지 외 공저(2014) 의학용어. 퍼시픽북스
- 박상연 외 공저(2013) 그림으로 보는 의학용어 문제풀이. 현문사
- 박상연 외 공저(2013) 그림으로 보는 의학용어. 현문사
- 이강이 외 공저(2013) 건강사정. 현문사
- 이성란 외 공저(2017) 알기 쉽게 풀이한 새 의학용어. 현문사
- 이인모 외 공저(2016) 의학용어: 보건의료 언어. 수문사
- 정형재 외 공저(2017) 그림과 마인드맵 의학용어 5판. 정담미디어
- 권은하 외 공저(2011) 기초 의학용어. 수문사
- Carolyn J 저(2016) 건강사정 7판. 정담미디어
- David M. Alland 저(2017) 사례를 기반으로 한 의학용어 3판. 정담미디어
- Juanita J. Davies 저(2012) 의학용어. 정담미디어

MEDICAL TERMINOLOGY

I·N·D·E·X

ㄱ

ㄷ

ㄹ

INDEX

ㅇ

INDEX

INDEX

INDEX

ㅎ

A

B

D

E

F

G

INDEX

M

INDEX

T

MEDICAL TERMINOLOGY

개정 2판

재미있게 배우는

의학용어

MEDICAL TERMINOLOGY

개정 2판 발행 2022년 7월 29일

저 자 김현지, 임은정

발행인 이 웅 현

발행처 **퍼시픽북스**

서울시 중구 충무로 29 아시아미디어타워 501호

TEL. 02-2272-7766(代) / FAX. 02-2272-7166

E-mail : papu77@daum.net

ISBN 979-11-6375-362-9

정가 30,000원

MEDICAL TERMINOLOGY